U0257821

2014年第七届国家级教学成果特等奖项目
2016年中国工程院重大咨询研究项目
2016年中国高等教育学会"十三五"规划重大项目
2017年中国学位与研究生教育学会重点项目

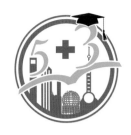

# 临床医学"5+3"模式的构建与实践

### "5+3"项目复旦大学课题组

**负 责 人** 汪 玲

**顾　　问** 黄 红　陆 靖　桂永浩
　　　　　 束金龙　张 勘　周 蓉

**学术秘书** 谢静波　何 珂

**主要成员** 教育管理研究：谢静波　先梦涵　尤小芳
　　　　　 卫生政策研究：尹冬梅　包江波　姜友芬
　　　　　 毕业后教育实践：郑玉英　汤罗嘉　何 珂
　　　　　 研究生教育实践：吴海鸣　吴鸿翔　陈兆君
　　　　　 本科生教育实践：钱海红　赖雁妮　程 娌

復旦大學出版社

# 著者简介

汪玲,女,汉族,1959 年 10 月生于安徽省郎溪县。二级教授,博士生导师。

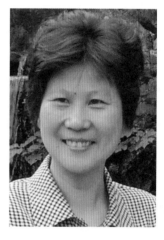

1987 年毕业于上海医科大学公共卫生学院,获医学博士学位,1993 年破格晋升为教授。1997～2012 年,历任上海医科大学教育处副处长、学工部部长,复旦大学研究生院副院长。1990～1991 年和1995～1996 年曾分别在日本国立保健医疗科学院做博士后研究和访问学者。曾随国务院学位办代表团出访哈佛大学、多伦多大学、剑桥大学、巴黎第五大学、海德堡大学、隆德大学、卡罗林斯卡医学院、墨尔本大学、莫斯科大学等,随国家留学基金委代表团赴立陶宛、拉脱维亚和爱沙尼亚等国举办中国高等教育展。

现任复旦大学上海医学院副院长和复旦大学医学教育研究所所长。兼任全国医学专业学位教育指导委员会委员兼副秘书长,中国学位与研究生教育学会学术委员会委员和医药科工作委员会副主任;中国医药教育协会整合医学教育分会副会长;中国高等教育学会医学教育专业委员会理事,中华医学会医学教育分会委员;中华预防医学会儿少卫生分会常委、上海预防医学会儿少卫生分会主任委员;上海医学会医学教育分会副主任委员;上海市预防医学会和上海市医师协会理事。

作为第 1 完成人获国家级教学成果特等奖(2014 年)、上海市教学成果特等奖 2 项(2013、2017 年)、上海市青年科技博览会金奖(1993 年)和上海市卫生科技进步三等奖(1989 年);作为第 2 完成人获中国研究生教育成果二等奖(2016

年)、国家级教学成果二等奖(2014 年)和上海市教学成果特等奖(2013 年),以及上海市教学成果一等奖 3 项(2013、2017、2017 年)和二等奖 3 项(2009、2009、2017 年)。已培养数十名研究生,在国内外学术期刊上发表研究论文 200 余篇。

曾荣获 1991 年国家教委"有突出贡献的中国博士";1992 年上海市"三八红旗手";1993 年卫生部"全国首届百名中青年医学科技之星";1994 年上海市首届"十佳科技启明星";1999 年上海高校优秀学生工作者;2013 年度上海市对口援疆"沪疆杯"立功竞赛优秀组织奖;2014 年上海市育才奖。

# 让医学教育改革破茧成蝶(代序)

## ——记国家级教学成果特等奖、复旦大学等单位"5+3"临床医学人才培养模式

复旦大学等单位探索建立了"5+3"临床医学人才培养模式,通过5年临床医学本科教育加3年住院医师规范化培训,着重培养有临床实践能力的合格医生。经过5年实践,已培养出合格医生600余名,其中不少毕业生扎根基层医院。

近日,每四年评选一届的国家级教学成果奖颁布。由复旦大学牵头,上海交通大学、同济大学、上海中医药大学、第二军医大学等高校共同参与的《我国临床医学教育综合改革的探索和创新》,获得第七届高等教育国家级教学成果特等奖,实现了上海市高等教育在国家级教学成果特等奖方面的"零突破"。同时,在9月20日举行的中美医学教育高层论坛上,作为临床医学教育综合改革核心的"5+3"人才培养模式,得到了与会专家的高度评价。该成果因何获奖?有何魅力?记者近日进行了采访。

**学生因何青睐?**

**"双重身份"破解学医年限长、投入大难题**

在复旦大学附属中山医院,记者见到了正在门诊忙碌的复旦大学临床医学专业硕士三年级学生李苗,她同时还有另外一个身份——中山医院的住院医师。"双重身份"让她格外忙碌,"恨不得把时间分成两半来用"。然而,令李苗欣慰的是,她不需要像从前那样在获得硕士学位后再进行两到三年的住院医师规范化培训(简称"规培"),只要考核合格就可以在毕业前获得住院医师规范化培训合格证书,并获得临床医学硕士专业学位,让她节省了不少时间。

李苗所属的这种人才培养模式被称为"5+3"模式。所谓"5+3",是指5年

临床医学本科教育再加上 3 年住院医师规范化培训,学生合格毕业后可以拿到《执业医师资格证书》《住院医师规范化培训合格证书》《研究生毕业证书》和《硕士学位证书》4 个证书,简称"四证合一"。

"这种培养方式让我们医学生看到了希望,虽然在读研这 3 年辛苦一些,但投入有了效果,不用再像我现在这样要经过'九九八十一难'才能取得'真经'。"本科毕业于河南中医药大学,去年在上海中医药大学获得硕士学位,目前正在上海市第七人民医院进行"规培"的张海英告诉记者,不断延长的学习年限让近 30 岁的她感到难以承受。

"临床医学教育只是培养了合格的医学毕业生,却没有培养出经过规范化培训的合格医生。"复旦大学卫生政策副研究员包江波告诉记者。在我国,学医年限长、投入大、产出慢,让很多学生"畏医""弃医"。"出现这种情况实际上是因为教育和卫生的不兼容。在传统的医学教育版图中,医学院校以学校围墙为界,形成了一个相对封闭的教育生态。在学校学习的知识并不能在医院里付诸实践,其中不乏临床医学博士不会做阑尾手术的极端例子,而为了弥补学校和医院之间的'鸿沟',只能不断增加培养年限。"包江波认为,"5＋3"实现了学用结合,让学生大部分时间都在临床"操刀"实践,避免了重复培养和资源浪费。

"政治理论课、英语课和基础理论课以上海市统一组织的网络课程学习为主,邀请名师讲解。专业理论课由各培训医院组织,采取专题讲座、病例分析、学科前沿进展等多种方式进行,并在临床轮转过程中完成。"上海市"5＋3"项目工作小组成员何珂告诉记者。

从 2010 年上海市整体开始实践以来,"5＋3"培养模式越来越受到学生的青睐。复旦大学招生办主任丁光宏告诉记者:"以前,因为学医既辛苦,耗时又长,每年招生的医科分数线在复旦几乎垫底。而在去年和今年,医学生的录取分数都排在了前面。"

"除了避免重复培训外,吸引我的另一点是待遇明显比以前好多了。"一名今年报考"5＋3"项目的学生给记者算了一笔"经济账":他在校期间可以拿到作为医师的基本工资和医院发的奖金,加起来每个月超过 3000 元。"这让我们的生活没有压力。虽然平时学习辛苦一些,但是觉得很值。"这名学生说。

"刚毕业就获得了'四证',在以后的职称晋升和工资待遇上具有明显优势,这大大加强了对本科毕业生参加'规培'的吸引力。"何珂说。

**社会凭啥认可?**

**教学与实践深度融合,一上手就能派上大用场**

在复旦大学党委书记朱之文看来,医学教育改革必须服务于国家医改需求。"5+3"专业学位研究生培养的核心在于坚持以职业需求为导向,以临床实践能力培养为重点,改变了以往临床硕士培养"重科研、轻临床"的倾向,因此毕业生在处理常见病和突发情况时表现得游刃有余。

"以前,临床医学专业学位硕士忙于完成导师手中的项目课题,大部分时间都待在实验室里,真正留给临床的时间并不多,很多医学院校的临床医学专业学位和科学学位课程设置与教学要求完全相同,这让学生无所适从。"张海英告诉记者。而"5+3"培养方案明确要求"学位论文应紧密结合临床实际,以总结临床实践经验为主"。这从根本上杜绝了在培养中将临床医学专业学位硕士等同于科学学位硕士的情况。

"用人单位给我们的反馈是,'5+3'培养的医生就是不一样。很多基层医院都反映,他们跟过去的医学毕业生相比,一来就能用,感觉知识面很广、技能很高。"上海市卫生计生委人事处处长许铁峰说。

"我们严格按照《上海市住院医师规范化培训细则》对学生进行临床技能训练,在3年内完成10余个科室的轮转培训。例如,内科的学生到消化科轮转3个月,带教老师必须要在3个月内教会学生规定病种的诊断、治疗及临床操作技术。3年的时间都排满了临床实践的课程。"复旦大学附属中山医院教育处的老师告诉记者。"5+3"项目学生在每个科室轮转完之后,还面临着严格的出科考核,只有通过者才能进入下一个科室轮转,最终还要通过上海市级层面统一组织的"六站式"结业考核。

有一次李苗给病人做完胃镜后,病人身体状况出现异常,各项指标检查也不正常。这个时候她有点心慌,立即向带教老师汇报,老师指导她及时应对才化险为夷。"原来是病人出现了心肌梗死,在处理过程中我吓出了一身冷汗,多亏带教老师的沉着应对,我也在这个过程中积累了宝贵的经验,以后遇到这种情况心里就有底了。"李苗的例子很好地说明了经过 3 年严格锤炼,学生学到了真本事,毕业后走上工作岗位就会很容易上手。

为了给更多的社区和乡镇医院培养合格医生,复旦大学、上海交通大学、同济大学等院校不断扩大"5＋3"全科临床硕士的招生规模。学生毕业以后全部面向基层医院就业。"通过全科医生的培养,推进分级诊疗制度的建立。期待以后不论在大城市,还是小城镇,不论在三甲医院,还是社区医院,老百姓都能找到会看病的合格临床医生。"复旦大学副校长、上海医学院院长桂永浩说。

**培养单位为何叫好?**

**理顺教学体系,解开"镣铐"跳舞**

长期以来,我国医学教育多种学制学位并存,有人将其比喻为临床医学人才培养"多台唱戏、同台不同戏"。这不利于标准化、规范化、同质化的临床医生培养。

为了解决这一问题,2005～2009 年,国务院学位办委托复旦大学在"中国医学学位体系及其标准研究"课题中负责对全国 40 余所医学院校近 1 500 位临床医学导师进行问卷调查。调查发现,5 年制本科生和临床医学专业硕士有着巨大社会需求,应予以保留。无论是 5 年制还是长学制医学教育的毕业生都应当接受住院医师规范化培训以提高临床技能。

"2009 年,复旦大学初步形成'5＋3'临床医学人才培养模式雏形。"全国医学专业指导委员会委员、本成果第 1 完成人汪玲告诉记者。2010 年以来,复旦大学作为组长单位,引领实践"5＋3"模式,负责上海市临床医学专业学位综合改革整体推进和质量保障体系建设;上海交通大学则重点探索学位课程改革和基地建设;同济大学率先尝试学制改革,停招非"5＋3"临床硕士;上海中医药大学、第二军医大学也开始了积极的探索实践。

"同济大学把原来所有七年制教育模式完全转为'5＋3'模式,理顺了医学学制学位体系,把硕士研究生的培养和学生将来所从事的职业紧密结合起来,得到老师的一致好评。"同济大学常务副校长陈以一说。

"5＋3"模式还解除了一直戴在医学教育的一副"镣铐"。1999 年 5 月,我国正式施行《执业医师法》,规定"未经医师注册取得执业证书,不得从事医师执业活动"。医学生必须在临床工作1年才能参加国家统一举行的执业医师资格考试,获执业医师资格后才有临床处方权。

在这样的情况下,由于没有处方权,所有未取得执业医师资格的临床医学专业学位研究生不能独立处置病人和进行手术,导致临床医学专业学生的临床能力训练难以进行。"其实我们很多老师都有很强的让医学生动手实践的带教意识,但是这样的规定犹如一副'镣铐'束缚住了他们的手脚。"中山医院教育处老师对记者说。

这些限制和缺陷不仅束缚住了老师的手脚,也让培养单位无可奈何。而"5+3"模式通过"四证合一"的制度创新,规定培训医院组织本项目临床医学专业学位硕士在培养期间参加执业医师资格考试,有效地避免了学生所面临的违法行医风险。研究生毕业后也不需要重复进行住院医师规范化培训。

复旦大学校长杨玉良告诉记者,学校的初衷就是想通过"5+3"设计一整套改革体系,使得医学生的培养更加符合国家的需要和整个医疗体制改革的需求,培养医德高尚、医术精湛的好医生,能够真正解决"看病难、看病贵"的问题。

如今,上海各高校已招录5届"5+3"临床医学研究生共2 000余名,已培养出600余名"会看病"的合格医师。"5+3"模式在全国已成功推广到102家临床医学(全科)硕士培养单位和64所医学院校。医学教育改革经过多年探索,正在破茧成蝶。正如复旦大学常务副校长陈晓漫所说,这个成果是项目组成员经过10余年理论研究和实践探索,针对医学人才培养模式瓶颈问题所进行的创新。如果没有教育部、上海市和兄弟院校的大力支持,这么重大的医学教育模式创新是不可能实现的。

(2014年9月24日《中国教育报》教改先锋重大典型报道)

# 前　言

随着我国经济社会发展和生活水平的提高,人民希望有高水平的医疗卫生服务。探索医学教育改革,培养合格临床医师,是提高医疗卫生工作质量和水平的治本之策,对于维护和提升人民群众健康水平、深化医药卫生体制改革、实现"健康中国梦"具有重要意义。

在教育部和上海市大力支持下,复旦大学等高校经过长期理论研究,通过培养体系、教育制度、协同机制和实践教学创新,在临床医学人才培养和教育教学改革方面取得了重大突破,构建了具有中国特色的标准化、规范化临床医师培养模式,即5年本科教育加3年住院医师规范化培训的"5+3"模式,探索了我国研究生临床技能水平提高的根本途径,促进了我国住院医师规范化培训制度的建立健全,明确了我国医学教育结构优化和学制学位调整的方向,实现了由培养合格医学生向培养合格临床医师的重大转变,开创了"教改医改互动,满足人民需求"的成功典范,也引领了我国其他领域专业学位教育模式改革。2014年9月,《我国临床医学教育综合改革的探索和创新——"5+3"模式的构建与实践》获得第七届高等教育国家级教学成果特等奖。

2014年11月27日,教育部、国家卫生计生委、国家中医药管理局在京联合召开医教协同深化临床医学人才培养改革工作推进会,明确我国临床医生培养方向是以"5+3"模式为主体,要求到2020年,基本建成院校教育、毕业后教育、继续教育三阶段有机衔接的具有中国特色标准化、规范化临床医学人才培养体系,为持续提升医疗卫生服务能力和水平、更好保障国民健康提供有力支撑。

2017年7月10日,国家卫生计生委、教育部、国家中医药管理局联合在京召开全国医学教育改革发展工作会议,刘延东副总理出席会议并作了重要讲话。要求落实全国卫生与健康大会和全国高校思想政治工作会议精神,遵循规律,服务需求,优化结构,提升质量,做好医学教育工作,为健康中国建设提供人才保障。

为全面贯彻落实教育部等6部门《关于医教协同深化临床医学人才培养改革的意见》和国务院办公厅《关于深化医教协同进一步推进医学教育改革与发展的意见》,发挥上述国家级教学成果特等奖的引领示范辐射作用,作为上海市"5＋3"模式理论研究和实践探索的牵头高校,我们产生了编写本书的想法。本书的出版和发行,可作为医教协同深化临床医学人才培养改革、推进医学教育改革与发展的参考资料,也可供医学院校及其附属医院医学生、研究生、住院医师、研究生导师以及教学管理者在实践中学习使用。

本书著者汪玲,是上述国家级教学成果特等奖的第一完成人。十余年来,汪玲教授研究团队完成了教育部和上海市委托的20余项医学教育改革研究项目,如中国学位与研究生教育学会重点课题项目《研究生培养模式创新的理论与实践研究》(编号2010W04)、《专业学位研究生教育综合改革与发展研究——以临床医学专业学位为例》(编号2013Y07)、《健康中国建设与医学研究生教育改革发展研究》(编号2017Y0101);中国高等教育学会"十三五"规划重大攻关项目《健康中国建设对医学人才培养的新要求——以临床医学为例》(编号16ZG005);中国工程院2016年重大咨询研究项目《医学院校教育规模布局及人才培养发展战略研究》(编号2016－ZD－11－01－02)。

呈现在大家面前的这本著作,内容均取材于2002年以来汪玲教授公开发表的相关论文(第1作者/通讯作者),主要包括:欧美医学教育制度和医生培养体系借鉴,我国医学学位体系和医学学科目录修订,医学科学学位和专业学位培养模式探索,医学生源质量和培养质量保障体系建设,"5＋3"医学人才培养模式的构建与实践,医教协同下"5＋3"培养模式的若干思考,健康中国建设与医学教育改革发展研究。

在本书成稿和出版过程中,得到了各位领导和同行专家的大力支持,在此表示衷心感谢!

由于水平有限,疏漏之处在所难免,恳请各位专家、学者、同行和读者提出批评建议,以便我们在今后的工作中不断完善。

# 目　录

# 绪论

## 我国临床医学教育综合改革的探索和创新

### ——"5＋3"模式的构建与实践

### 一、"5＋3"模式的构建

在全国医学专业学位研究生教育指导委员会指导下,上海市5所高校经过长期探索,以培养卓越临床医师为目标,多次修订临床医学专业学位培养方案,建设以临床能力为核心的课程体系,创新以网络化为主体的理论课教学方式,加强临床实践能力培养和质量保障体系建设,突出学位论文临床实际应用导向,为国家培养了一大批临床医学应用型高层次专门人才,并在此基础上逐步形成了适合我国国情的以实践能力为核心的"5＋3"临床医学人才培养模式(5年临床医学本科教育＋3年住院医师规培)。

#### (一) 应用型临床研究生培养

早在1984年,北京医科大学和上海医科大学就开始探索应用型临床医学研究生培养。1993年,根据卫生部关于实施《临床住院医师规范化培训试行办法》的通知精神,依托附属医院临床学科专家团队,致力于提高应用型临床医学研究生的实践技能。1997年,教育部和卫生部《临床医学专业学位试行办法》研制小组反复征求专家意见，完成了《临床医学专业学位试行办法》起草工作。

### (二) 临床医学专业学位试行

1998 年以来，北京大学和复旦大学等高校作为首批临床医学专业学位试点单位，通过强化研究生临床轮转出科考核、阶段考核和临床能力毕业考核答辩，提高专业学位研究生的临床技能；通过修订附属医院住院医师规范化培训规定，明确临床硕士须"达到住院医师规范化培训第一阶段培训结束时所要求的临床工作水平"，促进专业学位教育和住院医师规范化培训的结合；通过开展教育部和上海市委托的 18 项重大课题研究，探索临床医学专业学位培养模式改革。

2003～2005 年，在"中国医学教育管理体制和学制学位改革研究"中，具体实施对北美国家医学教育和我国青海、西藏、内蒙古、新疆等地医学院校的调查研究，完成了《对我国医学教育学制和学位改革的建议》等研究报告。

2005～2009 年，在"中国医学学位体系及其标准研究"中，参与对世界主要国家的医学教育调研，负责对全国 41 所医学院校的 1 343 位临床医学导师进行问卷调查，完成了《论临床医学专业学位和专科医师准入制度的相互作用》等研究报告。

### (三) "5＋3"培养模式构建

2009 年，复旦大学附属中山医院启动了面向"行业内社会人"的住院医师规范化培训试点工作。2010～2014 年，在住院医师规范化培训全行业覆盖背景下，上海市各级医疗机构不再聘用未经住院医师规范化培训的医学院校毕业生从事临床工作。复旦大学作为"上海市临床医学硕士专业学位研究生教育综合改革试点"的工作组长单位，上海交通大学、同济大学、上海中医药大学和第二军医大学作为组员单位，共同研制"上海市临床医学硕士专业学位综合改革试点方案"，构建"5＋3"临床医学人才培养模式。

"5＋3"模式通过界定临床医学专业学位硕士同时具备住院医师和研究生的"双重身份",实现了"研究生招生和住院医师招录,研究生培养过程和住院医师规范化培训,专业学位授予标准与临床医师准入制度"的"三个结合"。合格研究生毕业时可获得《执业医师资格证书》《住院医师规范化培训合格证书》《研究生毕业证书》和《硕士学位证书》,简称"四证合一"。

## 二、"5＋3"模式的创新

"5＋3"模式通过培养体系、教育制度、协同机制和实践教学创新,探索了提高研究生临床技能水平的根本途径;促进了我国住院医师规范化培训制度的建立健全;明确了我国医学教育结构优化和学制学位调整的方向;也引领了我国其他领域专业学位教育模式改革。

### (一) 教育制度创新,探索了提高研究生临床能力的根本途径

我国《执业医师法》规定,"未经医师注册取得执业证书,不得从事医师执业活动"。医学生在获得医学学士学位后,必须临床工作1年才能够参加国家统一举行的执业医师资格考试,获执业医师资格后才有临床处方权。一方面,所有医学本科生或尚未取得执业医师资格的临床医学专业学位研究生,由于没有处方权,不可独立处置病人和进行手术,导致临床医学专业学生的临床能力训练难以进行;另一方面,医学院校不同程度沿用科学学位方式培养专业学位研究生,即"重科研轻临床,重论文轻技能",导致毕业研究生临床技能难以胜任岗位实际需求。

"5＋3"模式探索了提高研究生临床实践能力的根本途径。在临床技能方面,"5＋3"临床硕士能够在住院医师规范化培训的标准化实践环境下,逐步达到独立行医所必备的医德医风、专业知识、临床技能等基本要求,胜任常见病、多发病及部分疑难病症的诊疗工作,成为"会看病"的医生。在学位论文方面,明确规定"学位论文类型为病例分析报告或文献综述等,选题应紧密结合临床实际,以总结临床实践经验为主",扭转了"重科研轻临床,重论文轻技能"的倾向,保证了

住院医师规范化培训所需临床轮转时间。在执业资格方面,"5+3"模式以"四证合一"解决了医学教育与执业医师之间的制度矛盾,由培训医院组织"5+3"临床硕士参加执业医师资格考试,临床技能培训不再面临违法行医的问题,并且由于"研究生培养过程和住院医师规范化培训相结合",毕业后也就不再需要重复进行住院医师规范化培训。

**(二) 协同机制创新,促进了住院医师规范化培训制度的建立健全**

"5+3"模式以临床医学专业学位教育改革为突破口,立足教育和卫生两大民生工程,体现了医教协同,对于我国医药卫生体制改革和医学教育改革都具有极其重要的意义。

住院医师规范化培训是医学生成长为合格临床医师的必由之路。长期以来,我国住院医师规范化培训不健全,仅在部分省市开展。我国临床医学本科生年招生规模 13.4 万人,而全国住院医师规范化培训数量只有 4.48 万人。临床医学教育只是培养了合格的医学毕业生,没有培养出经过规范化培训的合格医生。

"5+3"模式有机结合了临床医学教育与住院医师规范化培训。在我国当前人事制度下,具有研究生学历学位者在职称晋升和工资待遇上优势显著。临床医学专业学位教育与住院医师规范化培训有机结合的"5+3"模式,大大增强了住院医师规范化培训对本科毕业生的吸引力,对于建立健全国家层面住院医师规范化培训制度起到了促进作用。

2014 年 2 月,国家卫生计生委等 7 部门在上海召开"建立国家住院医师规范化培训制度"工作会议。会议明确,2015 年我国全面启动住院医师规范化培训工作,2020 年基本建立住院医师规范化培训制度,全国住院医师规范化培训数量将从 2014 年的 4.48 万人增加到 11.2 万人,所有新进医疗岗位的本科及以上学历临床医师均接受住院医师规范化培训。

**(三) 培养体系创新,提供了理顺我国临床医学学制学位体系的改革思路**

长期以来,我国临床医学人才培养体系主体不清晰,多种医学学制学位并存,不利于标准化、规范化的临床医学人才培养。1981年,我国学位制度建立,医学本科教育授予医学学士学位,医学研究生授予医学硕士和博士学位;1988年,试办七年制,授予医学硕士学位;1998年,试行临床医学专业学位授予临床医学硕士和博士专业学位;2001年,教育部批准北京大学等高校试办八年制,授予医学博士学位。

"5＋3"模式填补了国内空白,构建了符合国际惯例、具有中国特色的标准化、规范化"5＋3"临床医学人才培养体系,有助于逐步理顺我国临床医学学制和学位体系。在上海的实践中,同济大学已经停止七年制和非"5＋3"临床硕士招生;上海交通大学创新八年制模式培养多学科背景高层次医学拔尖创新人才;复旦大学接受上海市委托正在开展"临床医学博士专业学位研究生教育与专科医师培训制度有机衔接的方案研究"。

### (四) 实践教学创新,引领了我国专业学位研究生培养模式的教育改革

2009年起,我国改变了全日制硕士研究生以攻读学术型学位为主的局面,大力发展专业学位研究生教育,迄今为止已经在临床医学、工商管理等39个学科举办专业学位硕士教育。

"5＋3"模式突出了能力培养,以培养合格医师为目标,以岗位胜任力为导向,突出职业素养和能力素养培养,严格按照住院医师规培细则,进行临床技能和临床思维训练,加强质量保障体系建设,使得临床医学专业学位教育真正做到了以医生职业为导向,与卫生行业紧密结合,与医师执业资格考试密切衔接,与医师准入实现无缝对接。2013年2月,"5＋3"模式被国务院学位办委托重大课题"中国研究生培养模式的理论与实践研究"引用为"我国硕士研究生培养模式改革的实践探索——应用性人才培养典型案例"。

### 三、"5＋3"模式的实践

迄今,上海各高校已招录"5＋3"项目学生2 193名,已毕业600余名。"5＋3"模式已被成功应用推广到102家临床医学(全科)硕士培养单位和64所医学

院校。预期到 2020 年,全国每年将招录 5 万名"5＋3"项目学生。

**(一)上海整体实践**

"5＋3"模式在实践中通过上海市政府统筹资源配置,建立医教协同机制,着力于医学教育发展与医药卫生事业发展的紧密结合,着力于人才培养模式和体制机制改革的重点突破,着力于医学生职业道德和临床实践能力的显著提升,着力于医学教育质量保障体系的明显加强。

修订培养方案,加强能力训练。复旦大学等高校科学制订临床医学专业学位培养方案并定期修订,合理设置课程体系和培养环节,将医德医风教育和人文精神培养融入专业学习和技能训练过程。通过建立临床技能培训中心和高水平专科实训平台,结合标准化病人等手段,开展相应的梯度式临床技能考核。培训期间研究生须通过国家执业医师资格考试,并通过培训基地组织的日常考核、出科考核、年度考核及上海市级层面统一组织的"六站式"结业考核。

改进课程教学,推进基地建设。复旦大学等高校从临床医学专业学位培养和住院医师规范化培训的实际情况出发,以临床问题为导向,以临床能力为核心,改革课程体系和教学方式。以国家级精品课程和规划教材为基础,建设临床医学专业 18 个学科的 54 门临床理论课程;创新公共课网络化教学方式,供"5＋3"硕士在住院医师规培期间自主选择课程学习时间和进程。依托附属医院临床诊疗能力建设,引导医院加大教学投入,建设临床医学专业学位实践基地。

重视质量保障,强化应用导向。复旦大学等高校不断完善临床医学专业学位招生、培养、学位授予等全过程质量保障制度,加强过程管理。定期培训各附属医院管理干部和指导教师,组织专家检查督导各培训基地研究生培养质量,修订学位授予标准,明确临床医学硕士专业学位论文应紧密结合临床实际,应表明申请人已掌握临床科研基本方法。

## （二）全国应用推广

2011 年 12 月，在全国医学教育改革工作会议上，袁贵仁部长提出要"大力推进以'5＋3'为重点的临床医学人才培养模式改革，促进专业学位教育与住院医师规范化培训的紧密衔接，加快培养高层次、高水平、应用型的医学专门人才"。

2012 年 5 月，教育部、卫生部发布《关于实施临床医学教育综合改革的若干意见》和《关于实施卓越医生教育培养计划的意见》，提出要在我国构建"5＋3"为主体的临床医学人才培养体系。

2013 年 5 月，教育部、国家卫生计生委联合下发《关于批准第一批临床医学硕士专业学位研究生培养模式改革试点高校的通知》，要求北京大学等 64 所试点高校，根据临床医学教育综合改革目标和临床医学硕士专业学位研究生培养规律，制订"5＋3"项目试点方案，做好实施工作。

2014 年 2 月，国家卫生计生委等 7 部门在上海召开工作会议，明确 2015 年我国全面启动住院医师规范化培训工作。

## （三）实践检验成效

对"5＋3"模式人才培养质量的追踪调查结果表明：研究生自我评价，能力素质得到提升；医院问卷调查，临床能力得以强化；社会评价，医院招聘优先录用。人民群众普遍反映："该模式培养的医学生是能满足人民健康需求的'会看病'的好医生，这样的医学人才培养模式既能够全面提升临床医生的能力和水平，又能让我们从中得益受惠，在各级、各类医院都能找到放心医生，不再需要无论大病小病都往大医院跑，'看病难、看病贵'有望得到缓解，'健康中国梦'有望得以实现。"

（本文发表于《研究生教育研究》2015 年第 3 期）

# Reconstruction of a Clinician Training System in China

## BACKGROUND

Since the integration of China in the world in 1978, remarkable achievements and accomplishments have been made in clinician training. However, with the increase in medical demands, the Chinese educational system still faces some challenges. Regardless clinician training, it is imperative that the quality of clinical skills is improved.

For medical professionals, medical education is a life-long course that involves proper education and training in college, postgraduate training, and continuing education. How can we educate and cultivate our students to prepare them for future medical practice? How could the medical school education be integrated into the entire education course?

Upon successful completion of the first-stage medical education, medical students are required to start their second stage of graduate medical education. In the second stage, they are supposed to acquire and master clinical skills to be qualified for independent clinical practice. In developed countries, such as the United States, the United Kingdom, and Australia, standardized residency training (SRT) has been introduced to guarantee the quality of medical services.

Residency training and postgraduate training are 2 different, separate ways for medical graduate students to train in China. However, these 2 training approaches overlap in content and sequence.

Since 1998, Chinese medical schools have been permitted to confer both academic and professional degrees for graduate medical students. An academic degree in clinical medicine requires an emphasis on scientific research rather than on clinical skill. For a long time, Chinese medical schools have trained their students without differentiating between professional and academic degrees. Therefore, the professional master's degree graduates confer relatively weak clinical competence and have difficulty meeting clinical demands.

In 1999, the Law of the People's Republic of China on medical practitioners was formally enacted, which stipulated that anyone who fails to obtain a practice license and be registered as a medical doctor will not be allowed to practice medicine. According to the law, it is mandatory for graduate students of a medical school with a bachelor's degree to undergo at least 1 year of clinical practice before being permitted to take the National Exam of Medical Practitioners. Without a license, professional degree students are strictly prohibited from independently conducting clinical practice.

To cultivate practical skills, a pilot education programme was conducted in Shanghai to integrate SRT into professional degree education with the aim of developing a standardized model nationwide. As a new approach, the "5+3" model can eliminate the risk of illegal clinical practice through mandatory trainee examination passing required for qualified medical practitioners.

## SHANGHAI "5+3" MODEL

To unify the postgraduate medical education and train more professional doctors, an innovative combination of residency and postgraduate training was conducted in Shanghai starting from 2010.

This project was also part of our collaboration with the China Medical Board to systematically study successful experience in medical education and doctor training in the United States and apply those helpful lessons in China with proper adjustment for differences in backgrounds. By implementing advanced medical education theories in accordance with China's circumstances as well as performing multiple empirical studies and field work, trials, and experiments, Shanghai Medical College of Fudan University has gradually established this innovative "5＋3" Medical Education Model focused on the enhancement of practical skills in clinical diagnoses and treatment. This model describes a training programme combining 5 years of undergraduate study in clinical medicine in college with 3 years of postgraduate apprentice training as a resident doctor. This project has been recognized as a successful example of connecting medical education innovations with health reform to meet the growing demand in health care in China.

Because of the following 3 novel combinations, the clinical skills of the "5 ＋3" trainee can meet the practical requirements and avoid repeated residency training.

The first is the combination of the National Graduate Admission Examination with SRT recruitment. In accordance with the demand-oriented principle, the "5＋3" quota depends on the total number of SRT trainees, ie, the clinical needs and capacity of accredited hospitals.

The second refers to the integration of the graduate medical education with the SRT programme. For the curriculum system, the "5＋3" model introduces online courses to facilitate at least 33 months of clinical rotation, as mandated by SRT. Furthermore, the rotation requirement is strictly accomplished in accordance with the SRT policies pertaining to 18 specialties. To distinguish the professional master's degree from an academic science degree, the "5＋3" model clearly requires that the professional master's degree thesis be a case report literature review that is closely related to the clinical practice and experience.

The third is the integration of the professional master's degree with the practitioner registration. In the "5 + 3" model, those who fulfill the requirements of the compulsory courses and clinical rotations of SRT pass the examination of qualified medical practitioners and assessment of clinical capacity. They complete a thesis defence and can be awarded certification of SRT with a diploma and MM degree. Additionally, those who fail to pass the examination of qualified medical practitioners twice will have their SRT terminated and will be dismissed from graduate training.

During the implementation process, the specialized quality assurance system has been developed to guarantee successful practice of the "5+3" model with the help of local health care departments, universities and hospitals. Specifically, the system consists of the management, expert, and working committees for managing the model. The management committee includes the relevant functionaries of Shanghai Municipal Education Commission and Shanghai Municipal Commission of Health and Family Planning as well as the deans of the medical schools in Shanghai. The expert committee includes experts in graduate education and SRT, who are responsible for the relevant policies in that area. The working committee consists of staff members from the Department of Degree Management under the Shanghai Municipal Education Commission, the Department of Research and Education under the Shanghai Municipal Commission of Health and Family Planning, Graduate Schools, and the Department of Hospital Management in the concerned universities. Regular meetings are held to coordinate the various system components.

Headed by Shanghai Medical College of Fudan University, 4 research projects have been conducted since 2010, which are summarized as follows: the blueprint of reform in professional degrees in Shanghai, as indicated by defining professional master's degree candidates as both a graduate student and resident; the working plan of the professional master degree in Shanghai, as indicated by a series of regulations and policies, such as the admissions policies of the professional master's degree and of detailed training programmes of the professional master degree, the signing of professional master's degree agreements, the detailed guidelines of mentor and student management, and the relevant policies of degree awarding for the professional master's degree; the quality control system for the professional master's degree in Shanghai in terms of admission, training, skills and thesis; and the evaluation system and thesis criteria for the professional master's degree in Shanghai.

We have accepted the dual roles of "graduate student" and "resident doctor" for each graduate students majoring in clinical medicine and combined the following procedures over 3 different stages. First, we integrated the recruitment of graduate students and resident doctors. Second, we have incorporated medical education for graduate students and the professional training of resident doctors. Third, we coordinated the standards for medical diploma awarding and professional clinical doctor certification. Upon graduation, our clinical students could simultaneously receive the following 4 certificates: a doctor's qualification for medical practices, a certificate for completing resident doctor training, a graduate student diploma and a clinical master's degree.

In this pilot reform, we enrolled 1112 first-year residents into the postgraduate training system of 3 medical colleges (Fudan University, Shanghai Jiaotong University, and Tongji University) from 2010 to 2012 in Shanghai. They had dual identities, receiving both residency and postgraduate training in 3 years. The postgraduate course was substituted by a residency competency-based course and was mostly taught online. Additionally, the training programme focused on clinical competency. Furthermore, the participants were asked to submit a scientific dissertation at the end of programme. These residents will receive their national medical license, residency certificate, master diploma, and academic certificate when they finish 3 years of training and pass all examinations. As a result, they only spent 8 years (5 years entry-level training plus 3 years of postgraduate training) to complete postgraduate medical education and could choose to enter a specialist training programme.

## TEACHING REFORMS

Shanghai Medical College of Fudan University has a long, glorious history and a fine tradition. It has always been one of the leaders in China's medical education. In recent years, Shanghai Medical College has also implemented medical education reforms to improve the education and training for students to match the new developments of various health reforms and new demands.

Fudan University is one of the pioneer universities appointed by the Chinese Ministry of Education and Ministry of Health to jointly perform the "Outstanding Doctor Education and Training Program" and implement the "Top Innovative Medical Talent Education Model Reform Project".

We have gradually improved our medical student cultivation system through the following 3 approaches :"New Mentorship", "Curriculum System Reform", and "Academic Research Platform Construction" to support the implementation of this programme and cultivate outstanding medical talents who can keep up with the latest developments in modern medical science with a good knowledge base, solid professional skillset, strong innovation initiatives, and substantial growth potential for our country.

To achieve these goals, we have dedicated ourselves to the following efforts:

1. Optimize our curriculum design, transferring our education model from

"knowledge and learning process focused" to "skill and competence oriented". We will continue to focus on the needs of our students and actively implement "small class teaching" and "heuristic teaching" (such as "PBL", problem-based learning) to improve our students' critical thinking;

2. We have always emphasized the training of academic research skills and innovation potentials. We will open our labs and clinical skill learning centers to all the students and create a platform for their academic research and innovative experiments, enhancing our medical students' skills in basic research, clinical thinking, and medical practices.

3. With the "5＋3" model, the advantages of a professional master's degree have emerged, such as a shorter training period, higher income, and better social welfare, which attract 5-year bachelor graduates to choose this model to further their medical education. Focusing on clinical practice, it is imperative that the thesis of a SRT trainee aims to address a clinical problem. With the quality improvement of candidates, professional degree graduates will become the main force in clinical practical research in the near future.

4. With the popularity of the "5＋3" model, a balance has been stuck between professional and academic degrees, as indicated by the decrease in the admission score of National Graduate Entrance Examination for clinical academic degree pursuers. This, in turn, encourages improvement of clinical academic degree education in China. By revising the category of the National Entrance Examination for college students and expanding their coverage, applicants who are armed with the bachelor degrees in basic medicine or biology can be permitted to pursue clinical academic masters. Furthermore, by reconstructing the pathway, the graduates with bachelor degrees and academic master's degrees in clinical medicine can take the examination of qualified medical practitioners and SRT so that they can be trained as high-level clinicians with research competence. Additionally, with the revised training

plan, candidates for academic master's degrees will place more of an emphasis on theoretical competence in laboratory skills.

## CONCLUSION

### 1. Features of "5+3" model

We successfully created an innovative combination pathway for residency and postgraduate training in China. These reforms and innovations incorporate strong Chinese characteristics. In 2014, the Shanghai "5+3" research project led by our university, named "The Exploration and Innovation of Clinical Medical Education Reform in China", won the outstanding prize of National Teaching Achievement Award. Prof. WANG Ling, director of the research team and corresponding author of the current review, was honoured with this top award for her very special contribution.

The "5+3" model can be considered significant in 3 aspects. First, it has introduced innovations to our diploma education system for clinical medicine. Second, it has introduced and validated a new method of enhancing our medical students' practical clinical skills. Third, it has facilitated the standardization of resident doctor training in our country.

The Chinese government has already established the guidelines for a standardized national resident doctor training system. This "5+3" model has largely received increased attention from medical graduates, who are now more likely to participate in a resident doctor training programme. It has also significantly contributed to the establishment of a standardized national resident doctor training system and provided an example for further exploration in the nationwide integration of clinical medical diploma education and resident doctor standardized training, coordinating our medical education reform with the ongoing medical reform in China.

**2. Progress with the "5＋3" model**

In 2011, at the national conference on medical educational reforms, the former Minister of Education, YUAN Guiren spoke highly of the Shanghai-based pilot, noting the "5＋3" model was important to the Chinese health care system and medical educational reform.

In 2012, MOE and MOH jointly issued regulations and policies on the action plan to training qualified clinicians. One of the main tasks was to construct the "5＋3" model.

In 2014, 7 ministries, the National Health and Family Planning Commission, State Commission Office for Public Sector Reform, National Development and Reform Commission, Ministry of Education, Ministry of Finance, Ministry of Human Resources and Social Security, and State Administration of Traditional Chinese Medicine, jointly issued the guidelines on the implementation of SRT by 2020 across the country.

In 2016, the action plan of Healthy China 2030 specifies the need for improvement of the health care service quality, medical treatment standards, training of qualified clinicians, and conduction of further education reforms.

"Healthy China" asks educational and health authorities to create reforms and innovative approaches to more effectively nurture clinical talent as well as to examine new ways of fostering medical talent with Chinese characteristics. Coordinating academic education offered by medical colleges and practical training from hospitals is a highly effective approach to nurture talent.

The next step will be the introduction of a clinical medicine education model, called "5＋3＋X," wherein X stands for "Specialist Physicians."

In 2015, the MOE and National Health and Family Planning Commission authorized the cities of Shanghai and Beijing to conduct the pilot trial of the "5 ＋3＋X" model, which integrates X-specialty training with a doctoral programme.

Upon the completion of SRT, excellent trainees will be encouraged to pursue the "5＋3＋X" model, which integrates X-specialty training with a doctoral programme. The "5＋3＋X" model, which is intended to cultivate high-level skilled practical clinicians, can further "5＋3" graduates' medical education, which is an alternative approach for SRT trainees to further pursue an MD degree.

(《The International Journal of Health Planning and Management》2017 年第 3 期:中国特刊 Special Issue:Healthy China 2030:Where are we now?)

# 第一章 欧美医学教育制度和 医生培养体系借鉴

## 第一节 国外医学门类学科专业设置及其启示

1981 年至今,我国对授予博士、硕士学位和培养研究生的学科、专业目录进行过 3 次调整,医学门类学科专业设置也相应发生变化:1983 年,医学门类有 6 个一级学科,88 个二级学科;1990 年,一级学科仍为 6 个,二级学科减少到 78 个;1997 年,一级学科增加到 8 个,二级学科减少为 53 个。由于中医学、中西医结合和中药学的特殊性,本文没有涉及,而主要针对基础医学、临床医学、口腔医学、公共卫生与预防医学、药学等一级学科展开调研。

### 一、国外医学门类的学科专业设置

医学教育起源于欧洲,发展于美国。1840 年以前,美国只设医学专业;1840 年,美国巴尔的摩牙科学院成立,从此,牙医学科从医学院中独立出来;1918 年,约翰·霍普金斯大学公共卫生学院成立;1924 年,耶鲁大学护理学院成立。

#### (一) 基础医学

在美国 CIP - 2000 学科专业目录中,与基础医学相关的学科专业分布在"生物学与生物医学"和"医疗卫生与临床科学"学科群。美国大学医学院的基础医学学科(系)在医学博士(MD)的教育中至关重要,在前2年基础医学教学阶段,把解剖学、组织学、病理学等形态学科和生理学、生化学、免疫学、药理学等功能学科组合起来集中授课,并有目地渗透临床内容;在后2年内科学、外科学等临床课程教学阶段,又紧密联系组织学、解剖学、生理学、药理学等基础知识来学习器官系统,以加深对疾病的理解和认识。

德国与基础医学相关的学科专业分布在"医学(专业群)"的"临床理论医学"和"医科基础学习"的教学与研究范围(一级学科),下设多个专业领域(二级学科)。

### (二) 临床医学和口腔医学

在美国CIP-2000学科专业目录中,临床医学和口腔医学分布在"医疗卫生与临床科学"学科群:①医学(MD)和牙科学(DDS,DMD);②医学临床科学(MS,PhD);③高级牙科学与口腔科学(MS,PhD)。医学(MD)教育未设立二级学科,其临床医学的学科专业设置体现在医学生毕业后的住院医师培训之中。

德国的临床医学和牙医学(一级学科)均设立有专业领域(二级学科),旨在培养某一专门领域的临床专家。

英国学科专业目录JACS中,"医学和牙医"学科领域设立有"临床医学"和"临床牙医"(一级学科),没有设立二级学科。

### (三) 公共卫生与预防医学

早期该专业以德国和英国为代表。德国着重于培养预防医学专家,学科重点是微生物学、流行病学和生物统计学等;英国着重于培训公共卫生管理人员,学科重点是卫生事业管理和公共卫生监督。

近代以美国为代表,公共卫生学院的使命是"通过教育、研究和服务,促进健康,预防疾病和伤害,确保高效率和经济有效的健康保健服务"。约翰·霍普金斯大学、哈佛大学等一流公共卫生学院全都设置有生物统计学、流行病学和环境健康科学等传统预防医学学科,环境健康科学覆盖了自然环境(环境卫生)和生产环境(职业卫生)两方面的内容;多数学校设置有卫生政策与管理和卫生服务、人口与家庭健康、妇幼卫生、健康行为与健康教育、营养学等公共卫生学科。

**(四) 药学**

美国、德国、英国和日本的大学在药学专业设置上自主权很大,如美国的药学专业超过 60 个,大多集中在临床药学、药物化学、药剂学、药理与毒理学、药事管理等学科。

为保证药物的合理临床应用,美国实行的是执业药师制度。目前,所有药学院都已经实施药学博士(Pharm D)临床药学教育计划,以培养临床应用型药剂师。

## 二、中外医学门类学科专业设置的比较

在对医学专业设置情况进行中外比较时,我们注意到:①学科专业目录的作用不同。中国的学科专业设置是指令性的;而国外大多是指导性的。②授予学位的类型不同。中国按学科门类授予学位,医学门类又分为"医学科学学位"和"医学专业学位"两种类型;国外按学科大类授予学位,并予以学位的补充说明。③医学教育层次的定位不同。中国的基础医学、临床医学、口腔医学、公共卫生和药学,既有研究生教育,也有本科生教育;美国的医学院、牙医学院、公共卫生学院、药学院大多是"专业研究生院",进行的是"学士后教育"。

**(一) 基础医学**

国外与基础医学相关的学科专业设置大多被统计在"医学"领域,如德国是分布在"医学"专业群中的"临床理论医学"和"医科基础学习"的教学与研究范围,下设多个专业领域。表 1-1 为中、德两国基础医学学科专业设置比较。

表 1-1　中、德两国基础医学学科专业设置比较

| 中国基础医学二级学科 | 德国医科基础学习专业领域 | 德国临床理论医学专业领域 |
| --- | --- | --- |
| 人体解剖与组织胚胎学 | 解剖学 | |
| 免疫学 | | 免疫学 |
| 病原生物学 | | 病毒学、卫生微生物学 |
| | | 寄生虫学 |

续表

| 中国基础医学二级学科 | 德国医科基础学习专业领域 | 德国临床理论医学专业领域 |
|---|---|---|
| 病理学与病理生理学 | | 病理学、神经病理学 |
| 法医学 | | 法医学 |
| 放射医学 | 核医学 | 放射诊断学 |
| 航空、航天与航海医学 | | 医学疗养学和气候学 |

### (二) 临床医学、口腔医学

国外口腔医学专业设置相对简单,临床医学差异则较大。中国、德国等国的临床医学均设立有专业领域(二级学科);美国的医学 MD 未设立二级学科,其临床医学的学科专业设置体现在医学生毕业后的住院医师培训之中。表 1-2 为中、美、德 3 国临床医学学科专业设置的比较。

表1-2 中、美、德3国临床医学学科专业设置比较

| 中国二级学科(研究方向) | 美国住院医专科(亚专科) | 德国专业领域 |
|---|---|---|
| 内科学(心血管病、血液病、呼吸系病、消化系病、内分泌与代谢病、肾病、风湿病、传染病) | 内科学(心血管病、血液病、呼吸系病、消化系病、内分泌与代谢病、肾病、风湿病、传染病等) | 内科学<br>风湿病学 |
| 儿科学 | 儿科学 | 儿科学 |
| 老年医学 | 家庭医学(老年医学) | 全科医学、老年医学 |
| 神经病学 | 神经病学 | 神经病学 |
| 精神病与精神卫生学 | 精神病学 | 精神病学 |
| 皮肤病与性病学 | 皮肤病学 | 皮肤病与性病学 |
| 影像医学与核医学 | 放射学、核医学 | 放射治疗学 |
| 临床检验诊断学 | 在相应专科的亚专科 | |
| 护理学 | | |
| 外科学(普外科、骨外科、泌尿外科、胸心外科、神经外科、整形外科、烧伤外科、野战外科) | 外科学(儿外科、手外科、血管外科) | 外科学<br>泌尿科学 |
| | 泌尿科学 | |
| | 胸外科学 | |
| | 神经外科学 | 神经外科学 |
| | 整形外科学 | 矫形外科学 |
| | 结肠直肠外科 | |

续表

| 中国二级学科(研究方向) | 美国住院医专科(亚专科) | 德国专业领域 |
|---|---|---|
| 妇产科学 | 妇产科学 | 妇产科学 |
| 眼科学 | 眼科学 | 眼科学 |
| 耳鼻咽喉科学 | 耳鼻喉科学 | 耳鼻咽喉学 |
| 肿瘤学 | 在相应专科的亚专科 | |
| 康复医学与理疗学 | 物理医学与康复 | 康复医学与理疗 |
| 运动医学 | 在相应专科的亚专科 | 运动医学 |
| 麻醉学 | 麻醉学 | 麻醉学 |
| 急诊医学 | 急诊医学 | |
| | 医学遗传学 | |
| | 变态反应与免疫学 | |
| | 病理学 | |
| | 预防医学(宇航医学) | |
| | 预防医学(职业医学、公共卫生与预防医学) | 职业医学 社会医学 |

此外,中国的护理学属于临床医学一级学科,目前未设专业学位;国外的护理学基本都是和临床医学并列的一级学科,硕士教育以专业学位为主。

### (三) 公共卫生与预防医学

中国的公共卫生和预防医学下设卫生毒理学和军事预防医学;国外没有军事预防医学,并且毒理学大多归属在药学一级学科。

美国大学公共卫生学院都设置"卫生政策与管理"和"卫生服务"学科,并且美国、德国、英国等国家的"卫生政策与管理"和"卫生服务"学科均被统计在医学大类中,而中国的"社会医学与卫生事业管理"被归在"管理学"门类的"公共管理"一级学科,可授予管理学或医学学位。表1-3为中、美两国公共卫生学科专业设置的比较。

表1-3　中、美两国公共卫生学科专业设置比较

| 中　国 | 美　国 |
|---|---|
| 流行病与卫生统计学 | 生物统计学、流行病学 |

续表

| 中 国 | 美 国 |
|---|---|
| 劳动卫生与环境卫生学 | 环境健康科学、职业安全和卫生 |
| 营养与食品卫生学 | 营养学 |
| 儿少卫生与妇幼保健学 | 人口与家庭健康、妇幼卫生、健康行为与健康教育 |
| 卫生毒理学 | |
| 军事预防医学 | |
| | 卫生政策与管理/卫生服务 |

### (四) 药学

美国的药学专业中没有中国的药物分析学和微生物与生化药学；中国的药学学科中也没有美国较多药学院设置的临床药学和药房管理；中国单独设置的药理学在美国较多设置为药理与毒理学。表1-4为中、美两国药学学科专业设置的比较。

表1-4 中、美两国药学学科专业设置比较

| 中 国 | 美 国 |
|---|---|
| 药物化学 | 药物化学、药物化学与生药学 |
| 药剂学 | 药剂学、药剂学与药代动力学 |
| 生药学 | 生药学、药物化学与生药学 |
| 药物分析学 | |
| 微生物与生化药学 | |
| 药理学 | 药理与毒理学、分子药理与毒理学 |
| | 临床药学 |
| | 药事管理 |

此外，中国的药学目前未设专业学位；英国设置有药学硕士专业学位（M Pharm），美国设置有临床药学博士专业学位（Pharm D）。

## 三、对我国医学门类学科专业设置调整的建议

### (一) 基础医学

基础医学一级学科设置在医学门类符合中国国情，二级学科设置基本合理。

1997 年调整后的基础医学下设人体解剖与组织胚胎学、免疫学、病原生物学、病理学与病理生理学、法医学、放射医学及航空航天与航海医学 7 个二级学科。与生物学相比较，这些二级学科和临床医学的联系更为紧密。美国的住院医生培训项目中就包括放射学、医学遗传学、变态反应与免疫学、病理学、预防医学(宇航医学)等专科；德国的临床理论医学也包括免疫学、病毒学、卫生微生物学、寄生虫学、病理学、法医学、放射诊断学、医学疗养学和气候学、人类遗传学等专业领域。

### (二) 临床医学、口腔医学

建议对我国临床医学学科专业设置进行如下调整：①在内科学增设职业病专业方向；②在外科学增设手外科与显微外科专业方向；③增设全科医学二级学科，并将老年医学归入其中；④将护理学单独设置为一级学科。

我国口腔医学的学科专业设置较为合理，但需要在口腔临床医学二级学科下包括口腔内科、口腔颌面外科、口腔修复、口腔正畸等专业方向。

### (三) 公共卫生与预防医学

建议对我国公共卫生与预防医学学科专业设置进行如下调整：①将劳动卫生与环境卫生学更名为环境健康科学；②将卫生毒理学归入环境健康科学；③将军事预防医学归入军事学门类；④将管理学门类的社会医学与卫生事业管理重新划归公共卫生与预防医学。

### (四) 药学

建议对我国药学学科专业设置进行如下调整：①将药理学更名为药理与毒理学，以有利于药物的科学评价；②将生药学更名为天然药物学，以涵盖海洋药物学和天然药物化学；③药物分析学是药剂学的基础，将其归入药剂学；④将微生物与生化药学归入药物化学。

## 四、对我国医学门类研究生学位授予类型的思考

### (一) 医学科学学位

医学科学学位研究生是进行医学科研的生力军,是基础医学、临床医学、预防医学紧密结合攻克医学难题的保证,对医学整体学科的发展有着重大作用。

1997年以来,基础医学、公共卫生与预防医学专业的医学科学学位研究生都可以被授予医学或理学学位,但实践中几乎全都被授予医学学位。原因之一是这些研究生毕业后大多就业于医院、疾病预防控制中心等卫生机构,如病理学与病理生理学专业的研究生在医院做临床病理医师,其职称晋升系列属于卫生系列,相应职称为主治医师、副主任医师和主任医师。

综合国外医学门类学术性研究生的学位授予类型,结合我国现状,对目前的医学科学学位研究生学位授予方案提出以下建议:①对于所有医学学科,试点按照一级学科授予学位,用学位证书准确表达学位申请者的学位性质及学科专业,如美国的护理学科学硕士(master of science in nursing,MSN);②仍按医学门类授予学位,对于基础医学、临床医学、口腔医学、公共卫生与预防医学,授予医学科学硕士(master of medical science,MMSc)和医学科学博士(doctor of medical science,DMSc)学位;③对于药学和护理学,授予科学硕士(master of science,MS)和科学博士(doctor of science,DSc)或哲学博士(doctor of philosophy,PhD)学位。

### (二) 医学专业学位

美国、法国、印度等国大多设置临床医学专业学位。美国只有医学博士(MD)学位类型;法国的医学博士有国家医学博士(全科医生)和国家医学博士(专科医生)两种类型;印度的医学博士有医学博士MD和医学博士DM(标注二级学科)两种类型。印度的医学博士MD的英文描述为"doctor of medicine",入学资格为具有医学学士(bachelor of medicine)或外科学学士学位者(bachelor of surgery),学习时间2年;医学博士DM的英文描述为"doctor of medicine(in

cardiology)"，入学资格为具有医学博士 MD(doctor of medicine)或外科学硕士
(master of surgery)，学习时间 3 年。

1997 年以来，我国已试点临床医学硕士(master of medicine，MM)、临床医
学博士(doctor of medicine，MD)、口腔医学硕士(master of stomatological
medicine，SMM)、口腔医学博士(doctor of stomatological medicine，SMD)、公
共卫生硕士(master of public health，MPH)等专业学位。建议今后在医学专业
学位中适时增加临床药学硕士(master of pharmacy，MPharm)和护理学硕士
(master of nursing，MN)专业学位。

为了解决我国临床医学专业学位所面临的"同一学位名称、多重学位标准"
的问题，建议参照法国和印度的医学博士学位设置：对于临床医学研究生按照
专业学位类型(标注二级学科)授了学位，如医学博士(外科学)，英文描述为 DM
(in surgery)；而对于八年制医学生，则授予学位为医学博士，英文描述为 MD。
随着我国社会经济发展和东西部差别的缩小，医学教育改革和八年制医学教育
的推广及专科医师准入制度的完善，可以预测若干年后的我国临床医学专业学
位将逐渐过渡为单一的医学博士学位设置。

(本文收录于《中华医学教育杂志》2006 年第 26 卷第 4 期)

## 第二节　浅析我国医学教育标准的国际化

### 一、世界经济的全球化和医学教育的国际化

#### (一) 医学教育应有全球一致的最低标准

全世界大约有 600 万医生为 60 亿以上的人群提供医疗卫生服务，他们在全
世界 1 800 多所医学院接受医学训练。世界各地的医学教育课程看起来相似，
但实际上在医学生的知识、技能、职业态度、伦理和价值观等方面存在着较大差
别。世界各地人群，不分种族和阶层，理应享有同样行业标准的基本医疗服务。

**（二）医师执业资格的国际互认**

随着世界经济全球化和区域经济一体化,各种多边协议和条约为全球交流打开了方便之门,医学知识和科学研究已经跨越传统的国界,医生在不同的国家学习医学和提供卫生保健服务。随着医学技术交流和医师跨国流动的增加,医学人才培养和医师准入的国际化也日趋明显。

**（三）全球医学教育最低标准的本土化**

加入WTO后,我国将开放教育和医疗市场,国外的教育和医疗服务机构将入驻中国。我国高等医学教育作为中国教育的一个部分,自然也要对WTO成员国开放。这既是严峻的挑战,也是我国医学教育国际化发展的机遇。

## 二、我国医学教育学位体系和专科医师准入制度

**（一）学位体系**

1981年颁布的《中华人民共和国学位条例》规定,医学学位设三级学位,即医学学士、医学硕士、医学博士学位。1988年,我国开始试办七年制医学教育。在医学院校培养五年制医学学士为主体的基础上,为适应经济发展、社会进步以及医疗模式的转变,开始试办七年制,授予医学硕士学位,主要培养高层次和高素质的医生。1997年4月,国务院学位委员会第十五次会议通过了《关于调整医学学位类型和设置医学专业学位的几点意见》,决定调整医学学位类型,设置医学专业学位。2001年,为培养既具有宽厚自然科学基础和广泛人文社会科学知识,又有较强临床能力和科研能力的医学人才,教育部批准北京大学、清华大学试办八年制医学教育;2004年,又批准了复旦大学等若干高校试办八年制医学教育。

**（二）专科医师准入制度**

1987年,卫生部开始在部分部属高校和一些省、市进行住院医师规范化培训试点。1993年,卫生部下发《关于实施〈临床住院医师规范化培训试行办法〉

的通知》,正式建立了我国住院医师规范化培训制度。

我国推行的专科医师培训制度是"3＋X"的培训模式,即医学院校毕业生首先申请进入住院医师培训基地,进行以临床医学二级学科为基础的临床培训,时间为 3 年,经过统一考试,取得合格证书,成为普通专科医师;培训合格后,可继续申请以临床医学三级或四级学科为基础的临床培训,时间为 X 年,即根据各学科的不同特点和要求确定年限,经过统一考试,取得合格证书,成为亚专科医师。

### 三、中、美两国医师培养体系的比较

#### (一) 本科生教育

美国为单一学制,中国为多种学制。从培养目标、培养方式、课程体系、教学内容、临床技能培训、学位授予标准等方面进行比较,我国的医学五年制、七年制、八年制类似于美国的医学院(4＋4)MD 教育;我国的临床医学专业学位研究生教育类似于美国的住院医生培训(毕业后教育)。

#### (二) 研究生(毕业后)教育

我的的临床医学专业学位研究生教育设立有专业领域(二级学科);而美国的"医学 MD"未设立二级学科,其临床医学的学科专业设置体现在医学生毕业后的住院医师培训之中。表 1－5 为中、美两国临床医学学科专业设置的比较。

**表 1－5　中、美两国临床医学学科专业设置比较**

| 中国二级学科(研究方向) | 美国住院医专科(亚专科) |
| --- | --- |
| 内科学(心血管病、血液病、呼吸系病、消化系病、内分泌与代谢病、肾病、风湿病、传染病) | 内科学(心血管病、血液病、呼吸系病、消化系病、内分泌与代谢病、肾病、风湿病、传染病等) |
| 儿科学 | 儿科学 |
| 老年医学 | 家庭医学(老年医学) |

续表

| 中国二级学科(研究方向) | 美国住院医专科(亚专科) |
|---|---|
| 神经病学 | 神经病学 |
| 精神病与精神卫生学 | 精神病学 |
| 皮肤病与性病学 | 皮肤病学 |
| 影像医学与核医学 | 放射学、核医学 |
| 临床检验诊断学 | 在相应专科的亚专科 |
| 护理学 | |
| 外科学(普外科、骨外科、泌尿外科、胸心外科、神外科、整形外科、烧伤外科、野战外科) | 外科学(儿外、手外、血管外)、泌尿外科学、胸外科学、神经外科学、整形外科学、结肠直肠外科 |
| 妇产科学 | 妇产科学 |
| 眼科学 | 眼科学 |
| 耳鼻咽喉科学 | 耳鼻喉科学 |
| 肿瘤学 | 在相应专科的亚专科 |
| 康复医学与理疗学 | 物理医学与康复 |
| 运动医学 | 在相应专科的亚专科 |
| 麻醉学 | 麻醉学 |
| 急诊医学 | 急诊医学 |
| 在"生物学"一级学科 | 医学遗传学 |
| 在"基础医学"一级学科 | 变态反应与免疫学、病理学 |
| 在"基础医学"一级学科 | 预防医学(宇航医学) |
| 在"公共卫生与预防医学"一级学科 | 预防医学(职业医学、公共卫生与预防医学) |

　　在美国,医学博士获得者通过全国住院医师匹配项目(National Residency Matching Program,NRMP)获得毕业后培训的职位,在经认可的培训场所接受第一年的实习期培训,获得对临床医疗的初步认识。在通过全美医师执照考试 USMLE 的第三部分考试,取得医师执照之后,可申请加入选定专业的住院医师培训。各专科的培养年限 3～7 年,如普内科 3 年,普外科 5 年。完成培训后必须通过专科委员会规定的考试,通过者获得该专科医师资格证书(Diplomate)。成为亚专科医师还要参加亚专科培训项目 2～3 年,结束后通过该亚专科的考试,可获得亚专科医师资格证书。

### (三) 医学教育的阶段性

医学教育在美国界限明确,在中国融为一体。在美国,医学生院校教育和毕业后教育(住院医师培训)阶段划分明确。获得医学博士学位(MD)只是住院医师培训的准入条件,医师资格考试的前两部分在医学院学习阶段完成,第三部分测验在毕业后的1～3年内进行,通过者才能获得行医资格。

在我国,临床医学专业学位研究生教育和住院医师培训是融为一体的。1996年,国务院学位委员会颁发的《专业学位设置审批暂行办法》第十条要求:"各专业学位所涉及的有关行业部门应逐步把专业学位作为相应职业岗位(职位)任职资格优先考虑的条件之一。"1997年,国务院学位委员会审议通过了《临床医学专业学位试行办法》,明确规定:临床医学专业学位的硕士要"具有较强的临床分析和思维能力,能独立处理本学科(指二级学科,内科与外科分别不少于3个三级学科,以下同)领域内的常见病,能对下级医师进行业务指导";博士要"具有较严密的逻辑思维和较强的分析问题、解决问题的能力,熟练地掌握本学科的临床技能,能独立处理本学科常见病及某些疑难病症,能对下级医师进行业务指导"。表1-6为我国临床医学专业二级学科设置和住院、专科医师培训项目(3＋X)内容。

**表1-6　我国临床医学专业二级学科设置和住院、专科医师培训项目(3＋X)**

| 1002 临床医学专业二级学科 | 中国住院、专科医师培训(3＋X) | |
| --- | --- | --- |
| | 18 个普通专科(3 年) | 16 个亚专科(X 年) |
| 100201 内科学(含心血管病学、血液病学、呼吸系病学、消化系病学、内分泌与代谢病学、肾脏病学、风湿病学、传染病学) | 内科 | 心血管内科 3、血液内科 3、呼吸内科 3、消化内科 3、内分泌科 3、肾脏内科 2、风湿免疫科 2、感染科 2 |
| 100202 儿科学 | 儿科 | |
| 100203 老年医学 | 全科医学科 | |
| 100204 神经病学 | 神经内科 | |
| 100205 精神病与精神卫生学 | 精神科 | |
| 100206 皮肤病与性病 | 皮肤科 | |

续表

| 1002 临床医学<br>专业二级学科 | 中国住院、专科医师培训(3＋X) | |
| --- | --- | --- |
| | 18 个普通专科(3 年) | 16 个亚专科(X 年) |
| 100207 影像医学与核医学 | 医学影像科 | |
| 100208 临床检验诊断学 | 医学检验科 | |
| 100209 护理学 | | |
| 100210 外科学(含普通外科学、骨外科学、泌尿外科学、胸心血管外科学、神经外科学、整形外科学、烧伤外科学、野战外科学) | 外科 | 普通外科 2、骨科 3、泌尿外科 2、胸外科 3、心血管外科 3、神经外科 4、整形外科 3、烧伤外科 2 |
| 100211 妇产科学 | 妇产科 | |
| 100212 眼科学 | 眼科 | |
| 100213 耳鼻咽喉科学 | 耳鼻咽喉科 | |
| 100214 肿瘤学 | | |
| 100215 康复医学与理疗学 | 康复医学科 | |
| 100216 运动医学 | | |
| 100217 麻醉学 | 麻醉科 | |
| 100218 急诊医学 | 急诊科 | |
| | 口腔科 | |
| | 临床病理科 | |
| | 小儿外科 | |

## 四、我国医学教育标准的国际化进程

### (一) 全球医学教育的质量标准

**1. 全球医学教育最低基本要求(GMER)**　　1999 年 6 月,受美国纽约中华医学基金会(CMB)资助,国际医学教育专门委员会(the Institute for International Medical Education,IIME)成立了。其主要任务是制定"全球医学教育最低基本要求"(global minimum essential requirements in medical education,GMER)。2002 年 4 月,《全球医学教育最基本要求(GMER)》正式发表在杂志 *Medical Teacher* 上,对于世界各地医学院校培养的医生所必须具备的基本素质予以了详尽规定,包括:职业价值、态度、行为和伦理,医学科学基础知识,交流技能,临床技能,群体健康和卫生系统,信息处理,批判性思维和研究 7 大领域的 60 种能力。这一标准以能力为导向,侧重于检验医学院校毕业生的质量。

**2. 医学教育国际标准(GSME)** 世界医学教育联合会(World Federation of Medical Education,WFME)制定了《医学教育全球标准》(*Global Standards in Medical Education*,GSME),它包括了医学教育统一体的本科医学教育、毕业后教育和继续医学教育。2003 年 3 月,在哥本哈根召开的世界医学教育大会通过了这 3 个标准。《本科医学教育国际标准(GSME)》提出了医学教育在 9 个领域及 36 个亚领域中的国际标准。这一标准侧重于院校层面的评估,在于规范医学教育的结构和过程,是医学院校必须达到的国际标准,以及应努力达到的高质量国际标准。《研究生医学教育国际标准(GSME)》则包括:宗旨和结果、培训过程、考核受教育者、受教育者、人员配备、培训基地和教育资源、培训过程的评估、管理、不断更新 9 大领域及 38 个亚领域。

### (二) 我国医学教育标准的国际化

**1. 中国医学本科教育标准** 2004 年 9 月,中国高等教育学会医学教育专业委员会组成的中国医学教育质量保证体系研究课题组发表了《中国医学本科教育标准》。课题组以《中华人民共和国高等教育法》为依据,在总结我国医学教育合格评估、优秀评估、水平评估和七年制评估经验的基础上,以《本科医学教育全球标准》《全球医学教育最低基本要求》为主要参照,以五年制本科医学教育为适用对象,只涉及中国医学院校本科医学教育的基本方面,提出最低要求;对于长学制的医学教育,可作为参考,并在此基础上适当提高培养要求。《中国医学本科教育标准》属于结果评价,包括以下两方面内容:①毕业生应达到的基本要求(共 34 项),包括思想道德与职业素质、知识目标、技能目标等领域。②医学本科教育办学标准(44 项),包括宗旨及目标、教育计划、学生成绩评定、学生、教师、教育资源、教学评价、科学研究、管理和行政、改革与发展 10 大领域和 44 个亚领域。提出了课程计划从制订到管理的具体要求,指出在校本科教育是医学教育连续统一体的基础,课程计划必须与毕业后医学教育和继续医学教育建立起行之有效的联系。

**2. 中国临床医学专业学位试点单位工作评估方案**　《临床医学专业学位试点单位工作评估方案》的研制是 2006 年上海市研究生教育创新计划项目之一。复旦大学研究生院课题组根据国家颁布的《临床医学专业学位试行办法》等文件精神，参阅了世界主要国家医学生的毕业后教育标准和我国《七年制高等医学教育教学工作评估方案(修订稿)》等资料，结合临床医学专业学位特点，在广泛征求专家意见和调研工作的基础上，于 2006 年 12 月草拟而成。指标体系共设教学设施、师资队伍、教学管理、课程质量、临床实践、学位论文、学科水平 7 个一级指标，再将其分解为 22 个二级指标，着重考察临床医学专业学位研究生教育的整体条件和水平，强调学位授予单位研究生教育质量保证体系的建立和完善。每个指标满分为 100 分，评估等级标准分为 A、B、C、D 4 级：A 级(90～100 分)表示优秀；C 级(60～74 分)表示合格；介于 A、C 两级之间的为 B 级(75～89分)；未达 C 级标准的为 D 级(60 分以下)，表示不合格。

（本文收录于研究生教育国际论坛会议论文集，2009 年，上海）

## 第三节　北美国家医学教育考察见闻与思考

当前我国医学教育面临着前所未有的机遇和挑战。首先，医学教育必须适应全面建设小康社会的要求。人民的健康水平是小康社会的重要组成内容，也是国家综合实力的重要指标。在全面建设小康社会的过程中，社会人口总数、城镇人口和老年人口比例的增加，人们的健康需求和消费会加速增长，对医学人才的卫生服务也提出了新的要求。其次，医学教育必须适应科学技术迅猛发展的变化。现代医学科技呈现交叉、融合与综合化趋势，生命科学、材料科学和信息技术的快速发展，为医学科学技术的创新和发展创造了新的空间。高科技医用设备、药物、基因技术、信息化、数字化的应用和发展，对医学人才的知识、能力和态度等综合素质提出了更高要求。再者，医学教育必须适应医学教育标准国际化的要求。加入 WTO 后，随着我国医疗服务市场的对外开放更加扩大，医疗市场的竞争和挑战加剧,境外医疗人员将更多地加入我国医疗专业市场,会加剧医疗人才的竞争,而发达国家医疗专业市场人员准入有着严格的标准。这就要求加快我国医学教育国际化进程,在医学教育和医生培养的理念、模式以及质量标准上向国际标准接近或趋同,培养具有国际竞争力的高层次、高素质的医学人才。

因此,借鉴当今世界医学教育发展模式,更新教育思想,转变教育观念,不断推进医学教育改革,走出具有中国特色的医学教育之路是摆在我们面前的重要课题。笔者作为教育部医学教育考察团成员之一,于2003年1月访问了美国哈佛大学、加州大学洛杉矶分校,加州大学尔湾分校,加拿大多伦多大学,英属哥伦比亚大学等若干所北美一流大学医学院,就一些与医学教育质量有关的问题进行了探索和思考。

## 一、考察见闻

### (一) 北美大学医学院和教学医院关系

美国的综合性大学一般设有文理学院、研究生院和若干专业学院(医学院等)。大学的最高领导机构是校董会,校长、学院院长、系主任是自上而下的几个主要管理层次,但绝大部分的教学安排、学位标准和学术活动等实质管理权均在学院和系一级。这种管理模式是大学筹资机制的部分反映,因为北美大学尤其是私立大学的筹资主要在学院和系两个层次上。

在访问中发现尽管北美一流大学医学院与医院大多没有隶属关系,但联系非常密切。例如,哈佛大学所有教学医院的管理与投资是完全独立的,医学院与医院的联系主要靠双方共同的利益;加州大学尔湾分校对医院的管理类似于哈佛大学,但医院院长和医学院院长都是校级行政班子的成员,而其他二级学院的院长都不是;加州大学洛杉矶分校医学院与医院、公共卫生学院、牙医学院及护理学院共同组成健康科学中心,中心主任由一位副校长兼任。加拿大多伦多大学明确规定,只有被大学医学院聘为教师的医生才能在大学的教学医院做医生,医生被大学聘用的基本条件就是要承担医学生的教学任务。在这里,"医学院院长聘用教学医院医生为大学教师"是保证医学院与医院密切联系,提高医学院临床教学质量,促进临床与基础结合的关键所在。因为从医院来说,只有成为大学的教学医院,才能在医学科研、住院医生培训和专科医生训练项目上处于优势,才能不断提高医院的医疗水平以吸引更多的病人就诊;从医生来说,只有被大学医学院聘用才能在大学的教学医院做医生,才能获得比在其他非大学教学医院更高的经济效益和社会地位。

### (二) 北美一流大学医学教育模式和特点

美国医学生是在获得学士学位之后,已经具备了深厚的自然科学和人文、社会科学的知识基础后开始学习医学,从高起点直接进入医学课程的学习。美国医学院 4 年内主要学习医学基础课程和临床课程及临床见习。发达国家医学教育规模小,临床见习学生少,见习期间以讨论式学习为主。北美国家专科医生的学习和培训时间可长达 15 年之久[文理学院(4 年)＋医学院(4 年)＋住院医师培训(3～7 年)],并需要通过多次考试。在医学院,MD 学生前 2 年学习解剖、生理、生化、病理、药理、微生物等基础医学课程;后 2 年进行内科、外科、儿科、妇产科、精神病科和家庭医生科等临床专业训练。在二年级结束时参加全美医师资格考试(United States Medical Licensing Examination,USMLE)的第一部分测验,通过测试后方可进入高年级学习。医学院毕业前进行 USMLE 的第二部分测验。通过全美医师资格考试第一、第二部分的医学院学生,才可获得医学博士学位 MD。MD 获得后,将在 1～3 年内参加全美医生资格考试的第三部分,通过者获得行医资格。其后,还需进入为期 3～7 年的按专业定向的住院医师训练,住院医师培训期末,再参加由各医学专科委员会组织的专科证书考试,通过者获得专科医师临床特权。在医院工作的专科医师收入高于主要在社区工作的家庭医师,专科医师一般需 5 年左右住院医师培训,家庭医师则培训时间较短(2～3 年)。在北美,根据医生的行医和继续教育情况,行医资格每 2～3 年核准 1 次,专科医师证书每 5～10 年核准 1 次。

北美一流大学医学院对医学博士(MD)的培养有其共同特点:①早期接触病人。通常,医学院学生在第一年就接触病人,从简单交流到详细了解病史,制订诊治方案。毕业时每位医学生基本都能顺利完成采集病史、查体、检查和治疗等工作。②基础和临床结合。在前2年基础医学教学阶段,把解剖、组织、病理等形态学科和生理、生化、免疫、微生物、药理等功能学科组合起来集中授课,并有目的地渗透临床内容;在后2年内、外科等临床课程教学阶段,又紧密联系组织、解剖、生理、药理等基础知识来学习器官系统,加深对疾病的理解和认识。③使用标准化病人和模拟病人。标准化病人是指经过一定培训同意充当模拟病人的正常人,作为学生临床训练使用,从而有效地训练学生临床实践技能;模拟病人即模拟病人计算机系统,特别适用于麻醉、休克、心脏病、呼吸衰竭等的临床教学。学生可通过此了解某疾病的生理状态,并制造各种病理状态,然后施加抢救或治疗措施,观察各种反应,理解生理、病理机制。④采取"以问题为中心"的小组教学方式。医学生3~5人为1组,由高年住院医师或专科医师负责。在小组学习时,教师通常将讨论内容变成问题提出,医学生们利用现代教育技术,通过图书馆、网络、请教专家等途径,获得问题答案后,再共同讨论、进行交流。

## 二、几点思考

### (一) 教学医院管理和住院医师培训

我国高校管理体制改革后,已有多所医科大学与综合性大学合并。为了提高医学院的临床教学质量,促进临床与基础结合,笔者认为目前要加强大学对教学医院的管理,即使将来医院实行了属地化管理,也应将住院医师和专科医师培训计划和专项经费由卫生主管部门只下达给那些与大学有教学关系的医院。这样,即使教学医院和大学没有了隶属关系,医院也一定会留出医生的教学编制,由医学院院长聘用医院医生为大学教师。

5年制医学生毕业以后,要先经过1年的实习期,然后进入住院医师规范化培训。临床医学专业博士学位研究生在学期间,除了完成临床理论学习以外,还必须参加住院医师规范化培训。获得临床医学专业博士学位以后,还应当纳入继续医学教育,类似于北美国家的医学生毕业后的临床专科训练,才可以获得临床专科医师资格。在美国和加拿大,住院医师和专科医师培训都是由州政府下达计划给医学院校,同时下发培训的专项经费。在我国,住院医师规范化培训是由卫生部负责管理和规定临床各科培训内容,医学院校的附属或教学医院负责实施住院医师规范化培训的理论学习和临床实践。

### (二) 稳定招生规模和教学手段现代化

近年来,我国研究生教育规模在以 10%～30% 的速度增长,但医学研究生教育必须充分考虑临床教学资源的承受能力,根据自身学科特点和人才成长规律来确定合理的发展速度。这次考察发现北美一流大学医学院的医学生(MD)招生规模都比较小。美国有 126 所医学院,每年申请学医的学生大约 36 000人,录取人数约为 16 000 人;在加拿大多伦多大学医学院,每年申请的学生大约1 700 人,招生规模数却只有 198 名。伴随着全国研究生教育的超常规发展,复旦大学研究生的报考人数也在大幅度增加。为保证临床医学专业学位授予质量,近年来复旦大学在停招医学学士(五年制)的同时,基本做到了稳定临床医学专业学位研究生的招生规模(表 1 - 7)。

表 1 - 7　复旦大学 2000～2003 年临床医学专业医学生招生(人数)情况

| 项　目 | 2000 年 | 2001 年 | 2002 年 | 2003 年 |
| --- | --- | --- | --- | --- |
| 医学学士(五年制) | 219 | 79 | 0 | 0 |
| 七年制 | 219 | 293 | 372 | 240 |
| 医学硕士 | 117 | 143 | 154 | 156 |
| 医学博士 | 102 | 109 | 122 | 106 |
| 合计 | 438 | 545 | 648 | 502 |

在稳定医学生招生规模的同时,要把重点放在提高质量上,在医学教学中,除了强调早期接触病人、基础和临床结合、采取以问题为中心的教学方式外,还应注意在临床教学中研发应用模拟病人计算机系统、网络等现代教育技术。

### (三) 研究生教育国际化和医学教育社区化

高比例留学生是世界一流大学的标志。在所访问的北美一流大学,来自世界各地的留学生都有较高的比例(哈佛大学医学院为 21.30％),并与各国著名大学保持密切联系。如哈佛大学医学院和公共卫生学院、加州大学洛杉矶分校公共卫生学院、波士顿大学口腔医学院、多伦多大学医学院、英属哥伦比亚大学医学院等都与北京大学、复旦大学的相关学院有国际合作关系。而目前复旦大学研究生中留学生不到 2％。研究生教育的国际化包括教师国际化、学生国际化、教学内容国际化、实习场所国际化、学位制度国际化、研究生教育观念国际化等内涵。今后要花力气提高有国际教育背景的研究生导师比例;鼓励开展国际合作、联合培养博士生;鼓励用双语进行博士生课程教学;引进外国先进教材及教师;设立博士生学术交流基金,加强博士生教育的国际交流与合作;吸引和扩大培养外国留学生。

在北美,近年来不仅医学生的实习医院由大医院向社区诊所延伸,医学博士(MD)经住院医师训练后成为家庭医生的比例也在增加。如加拿大多伦多大学的 MD,经住院医师训练成为专科医生和家庭医生的比例大约各为一半。随着我国城市人口老龄化以及社会经济的高速增长,疾病谱发生了明显的变化,社区医疗对家庭医生(全科医生)的需求也日益增加。因此,在加强全科医生培养的同时,应注意引导医学生树立正确就业观念,在城市三级甲等医院医生日趋饱和状况下,应主动适应社会对医学人才的多元化需求。

### (四) 临床能力训练和医师资格考试

在美国,中国的医学生在获得医学学士学位后,不需要再去医学院攻读医学博士学位(MD)便可直接报考全美医生执照考试(USMLE)。在中国,1999 年正式实施的执业医师法规定"未经医师注册取得执业证书,不得从事医师执业活动"。医学生在获得医学学士学位后,必须在临床工作 1 年才能够参加国家执业医师资格考试,获执业医师资格后才有临床处方权。所有医学本科生和尚未取得执业医师资格的研究生,入学后都不可独立处置病人和进行手术,无法独立担任住院医师工作,其临床能力训练与培养事实上很难进行。通过此次考察,吸收北美国家成熟经验和做法,笔者建议对执业医师法提出补充规定:①对于医学生,从进入临床学习起就授予实习医师资格,允许他们在临床导师的指导/委托下进行医疗活动;②制定相应法规,保证患者知情权、医学生实习权和医院临床培训权;③允许临床医学研究生在学期间参加医师资格考试;④考虑引入社会保险体系,为医院医生(包含医学本科生和研究生)建立保险机制。

### (五) 医学教育国际标准和医学生质量评估

世界医学教育联合会(WFME)2001 年 6 月正式公布了《医学教育国际标准》,提出了医学教育在 9 个领域 36 个亚领域中的国际标准。这一标准侧重于院校层面的评估,是医学院校必须达到的国际标准,以及应努力达到的高质量国际标准。2002 年 2 月,国际医学教育学会(IIME)公布了《医学教育全球最低基本要求》,界定了医学教育的 7 个基本方面,阐述了医学院校毕业生所必须具备的 60 种核心能力。它以"能力导向的教育"为宗旨,侧重于检验医学院校毕业生的质量,属于教育结果的评估,具有较强的操作性。

美国的医学院每 7 年需由全美医学院校资格认证委员会(LCME)进行一次评估,内容包括课程、师资、教学条件等 240 余条项目。一般情况下学校申请评估要进行两年的准备,由 LCME 派出的专家分别到校考察 4 天,形成评估报告和评估结论。这种院校评估是自愿申请的,但没有经过评估的医学院,得不到政府的经费支持和研究项目。

为保证各个层次医学生的培养质量,在我国各类医学院校办学层次定位及医学生招生规模的确定中,笔者建议一定要引入监管和淘汰机制,根据我国国情,参照以上医学教育国际标准,研究制定医学教育的质量保证体系,包括对办学单位的评估认可、教学及学位授予质量的评估等。

(本文收录于全国高等医学教育学会 2004 年医学教育科学研究学术年会论文集,2004 年,大连)

## 第四节  北美国家医学教育的历史与现状分析

### 一、北美国家医学教育的历史沿革

#### (一) 医学教育的奠基时期(1850～1890 年)

1860 年以前,美国医学生的入学要求比进一所较好的高中还要低,医学教学内容简单:除了在有些办学条件好的学校上解剖课时有机会解剖外,大多数学生上基础课程时没有用过实验室;上临床课程时没有任何实践经验,学生的学习主要是背诵教科书中的细节。修业年限为两学期,一学期 16 周,修完课后只需通过学校非正式、简单的口试,即可取得医学学位(MD),开始执业。

当时,家庭经济情况较好者大多选择赴欧学医,法国是留学的首选。随着留学法国者回到美国担任教授,将临床教学法引进美国。19 世纪后半期,法国临床教学法渐趋式微,德国实验室研究法取而代之。1870～1914 年间,美国约有 15 000 人到德国、瑞典、奥地利等学医。德国科学家认为医学的奥秘必须靠实验法才能解开,并且认为生化学、生理学、实验病理学、药学、细菌学等基础医学是了解病因及治疗疾病的基础。

法、德两国在培育医师的方法上各有所长。法国重视"医院"的教育和研究功能,强调培养临床实践能力,建立了临床医学的科学基础;德国则使"大学"的教育和研究功能受到重视,强调以生理学、病理学、生物学为基础的系统性理论教学,大大发展了基础医学。

#### (二) 医学教育变革的里程碑

美国现代医学教育模式的形成是以 Flexner 报告的发表为开端的。美国医学会(AMA)在 1846 年成立之初就致力于提高医学教育的标准。1904 年,AMA 成立医学教育委员会(Council on Medical Education,CME),负责考察医学教育状况并向学会提供年度报告。1907 年,医学教育委员会与卡耐基基金会合作,委托著名教育改革者弗勒斯纳(A. Flexner)负责考察工作。Flexner在完成了对美国与加拿大155所医学院(其中加拿大7所)的考察后,于1910年发表了著名的Flexner报告——题目为《美国和加拿大的医学教育:至卡耐基基金会关于教育改革的报告》。调查指出,在被调查的155所医学院中,只有50个是大学医学院。其中哈佛大学(1901年)和约翰·霍普金斯大学(1900年)规定大学本科取得学士学位的才可以考入医学院,康奈尔大学医学院规定须有大学肄业3年的资格,另有20个医学院只需要大学肄业2年的资格,其余的132个医学校只需要中学毕业就可以入学。

Flexner在报告中指出医学教育状况已经不能适应现代医学发展的需要,认为许多医学院校应被淘汰或合并。1906~1920年,共有76所医学院校关闭或被合并,并通过提高医学教育标准使过多的医生数量增长得以限制,从而向社会提供更优秀的医生。Flexner报告的主张得到了AMA等机构的支持,最初以约翰·霍普金斯大学医学院为样板,在25所院校进行试点改革,随后,在全国范围内推广,使约翰·霍普金斯模式成为美国医学教育发展的方向。约翰·霍普金斯大学建立于1876年,是美国历史上第一所现代意义上的大学。1889年,约翰·霍普金斯医院成立,1893年创建的约翰·霍普金斯大学医学院完全仿照德国医学教育模式。首先,确立了大学预科教育的入学标准,建立了分级的四年制课程体系。规定第一个2年进行基础医学(主要是解剖学、生理学、生物化学、药理学和病理学)学习,强调实验室工作;后2年是在医院的门诊和病房学习。实行基础医学教师专职聘任制,代替了传统的由开业医师兼职的做法。引入了分级的见习医生和住院医生毕业后培训体系,实行了医学院和医院的一体化管理,并在学术上保持医学院同大学的联系。

## 二、北美国家医学教育的不同阶段

### (一)医学院校教育

北美国家医学院的生源来自于综合性大学文理学院(学制4年)获学士学位的本科毕业生,通过在医学院4年的学习,成绩合格者毕业时获医学博士学位

(MD)。其医学教育的一个显著特征是"小规模、高标准、精英教育"。例如，美国现有125个医学院，每年申请学医的学生大约36 000人，录取人数约为16 000人；加拿大有16所医学院，每年医学院招生数总量控制在1 600人。医学院的教学模式特点如下。

**1. 早期接触临床**　医学生在第一年就接触病人，与其说是采集病史，不如说是与病人交谈，在实践中学习医学知识，培养医德素质。

**2. 基础和临床渗透**　在基础医学课程学习中，适当地结合临床内容；在临床教学中，更多地联系基础医学知识。

**3. 使用标准化病人和模拟病人**　标准化病人是指经过一定培训的正常人或慢性病病人，同意充当某一疾病的模拟病人，作为学生临床学习或训练时使用；标准化病人不仅可以用来训练学生临床实践能力，还可以考核学生的实习成果。模拟病人即模拟病人计算机系统，是临床教学特别是麻醉、休克、心脏病及呼吸衰竭等严重疾患教学的良好方法，能较好地训练医学生处理各种急危重症的能力。

**4. 以问题为中心**　以问题为中心(PBL)的教学法得到广泛应用，医学生以小组为单位学习，教师通常将讨论内容变成问题提出，学生查找资料，相互交流，讨论解决问题的方法。课堂上学生讨论时间超过教师讲解时间，教师主要起把握方向、布置任务及总结的作用。

## (二) 毕业后医学教育

医学教育连续统一体是由3个性质不同而又互相连接的培养阶段组成，即医学院校基本教育、毕业后医学教育和继续医学教育。医学院校基本教育以医学院为主要培养基地，医学生主要接受医学基础教育，学习基础理论知识、基本思维方法和基本操作技能；毕业后医学教育以医学院校的附属或教学医院为主要培养基地，医学院校毕业生主要接受最基本的临床技能和各种专科临床技能训练；继续医学教育则是执业医师/专科医师自我完善和发展的医学教育阶段，要求医师对知识和技能的不断更新。

**1. 美国**　毕业后教育(住院医师培训)分为第一年的毕业后培训和专业培

训。MD 获得者通过全国住院医师匹配项目（National Residency Matching Program，NRMP）获得毕业后培训的职位，在经认可的培训场所接受第一年的实习期培训，获得对临床医疗的初步认识。在通过美国国家医学考试委员会（National Board of Medical Examiners，NBME）组织的全美医师执照考试 USMLE 的第三部分考试取得医师执照之后，可申请加入选定专业的住院医师培训。各专科的培养年限为 3～7 年（如普内科 3 年，普外科 5 年）。完成培训后必须通过专科委员会规定的考试，通过者获得该专科医师资格证书（Diplomate）。成为亚专科医师还要参加亚专科培训项目 2～3 年，结束后通过该亚专科的考试，可获得亚专科医师资格证书。2000 年，所有的委员会均同意实行再认定制度（Re-certification），颁发有效期限为 7～10 年的资格证书，要想继续获得专科医师资格必须定期参加本专业的继续医学教育，接受资格审查，参加进一步的考试后，重新获得专科医师资格证书。

美国毕业后医学教育联络委员会（Liaison Committee on Graduate Medical Education，LCGME）负责确定各专科和亚专科的认定标准，确定各专科的培训目标，制订专科培训计划，组织和管理住院医师和专科医师的资格考试。

美国毕业后医学教育认定委员会（Accreditation Council for Graduate Medical Education，ACGME）是由 5 个会员组织组成的行业协会，即美国医学专科委员会（ABMS）、美国医学会（AMA）、美国医院联合会（AHA）、美国医学院协会（AAMC）和美国医学专科学会委员会（CMSS）。它和所属的 26 个住院医师培训评审委员会（Residency Review Committee，RRC）负责从本专业的角度提出对住院医师培训计划的一些"特殊要求"，对住院医师培训项目进行审议和认定，每一个 RRC 都有相对应的专科委员会。每年，ACGME 负责认定 26 个专科、83 个培训领域内大约 7 800 个住院医师培训项目。美国医学专科委员会（American Board of Medical Specialties，ABMS）下设的 24 个专科委员会负责制定医师获准参加资格认证的标准和要求，全国统一的各专科住院医师培训的目标、大纲、期限和鉴定考试等，可颁发 36 种基本的专科医师资格证书和 88 类亚专科的专科医师资格证书。

**2. 加拿大**　毕业后教育可分为住院医师培训和专科医师培训两个阶段。

住院医师培训是指毕业后第一年的实习期培训(实习期后可申请医师执照)和选择专业后的第一至二年的全面培训,完成了规范化的住院医师培训和一定期限的临床实践,并已取得医师资格证书,才具备专科医师培训的申请资格。专科医师培训一般2～7年,家庭医学2年,普内科3年,内科各亚专科3＋(2～4)年,普外科5年,外科各亚专科5＋2年。

住院医师培训项目由16所医学院校主办,专科医师培训项目由加拿大皇家医学会(Royal College of Physicians and Surgeons of Canada,RCPSC)负责。RCPSC审定具备培训住院医师资格的医院名单,确定培训住院医师的职位数,制订专科培训项目、培训计划、质量标准,组织国家统一的专科医师的资格认证考试并颁发专科医师资格证书。医学生在完成所有培训后,经申请、评估、考试等步骤获得专科医师证书,可申请成为皇家医学会会员(fellowship)。1954年成立的加拿大家庭医师学院(College of Family Physicians of Canada,CFPC)负责家庭医师培训项目的认定和家庭医师资格证明的颁发。

在加拿大,每个省或地区的医师执照权力机构(Medical Licensing Authorities)负责在其管辖范围内颁发医师执照。医学博士MD获得者需在医学院校通过加拿大医学委员会资格考试(Medical Council of Canada Qualifying Examination,MCCQE)的第一部分,并至少参加1年的毕业后培训,通过第二部分考试,才能获得加拿大医学委员会开业资格证书,然后被列入加拿大医师注册簿,取得行医执照。

## 三、北美国家医学教育改革的利弊分析

### (一) 成功之处

**1. 医师培育途径唯一**　大学医学院是培育医师的唯一机构。

**2. 医学生素质提高**　医学生是从大学文理学院的毕业生中精挑细选,医学教育成为"精英"教育。

**3. 医学研究地位突出**　美国40所顶尖大学医学院享有了3/4的联邦研究经费。

**4. 医学专业声望上升**　医师享有高声望、高地位和高收入。

**（二）不足之处**

**1. 医学生投入高**　医学生必需精读许多课程，临床轮值时医院随时召唤；医学院学费昂贵，不利于中下及中产阶级学医；毕业后医学教育成为制度，第一次世界大战期间，医师只需要一年半的临床实习，执业时约为 28 岁，现在医师视所选的医学专科而定，执业时大多 35 岁左右。

**2. 医疗服务不均**　由于改革提高了医学教育标准，实现了对医生数量的控制，但高标准所带来的高学费造成了学生入学和就业上的不均。低收入阶层和边远地区的学生无条件入学和从医，而高收入阶层和发达地区的学生却又不愿到边远地区服务，间接造成了医生与人口比例在地区间的不平衡。

（本文收录于中华医学会第十三次全国中青年医学教育学术会议论文集，2006 年，珠海）

## 第五节　北美国家医学学位与研究生教育概况及启示

### 一、北美国家医学学位与研究生教育

美国第一所研究生院性质的医学院，是在约翰·霍普金斯大学首先成立的。之后，哈佛、耶鲁、哥伦比亚等大学也相继建立起研究生院和医学、法学等专业学院。美国大学研究生院设院长 1 名（通常由副校长兼任），副院长数名。副院长分工按学科（文、理、医、工）或工作性质（政策制定、课程设置、学位标准和评估）分类。研究生院下面设若干个办公室，分别负责管理研究生的招生、资助（奖学金）、学生事务、培养和指导、学位标准和评估、课程及学籍管理等事宜。研究生课程设置或科学训练工作的重心在各个院系，研究生院在这方面并不投入过多精力，但对于每一个学位授权点的评估却抓得很紧。美国对于学位授权点的评

估全国有统一的要求,评估内容主要为:①毕业生获国内外奖学金、就业情况;②教授获奖,在国内外有影响的基金委员会、杂志编辑委员会、校外博士考试委员会等任职情况;③教授和研究生出版著作和发表论文数,教授获研究基金资助等科研情况;④科研设备、图书资料、实验室、研究生和知名教授接触机会等科研环境和条件;⑤研究生课程设置、课程教学质量评估等;⑥研究生学制、考试、经济资助、信息交流等管理情况。一般而言,学位授权点的评估每5年进行1次,由3～5人组成评估小组,其中应有校外1人,国外1人,评估结束后都有完整的评估意见。美国医学院的医学博士MD教学质量的评估每7年需由美国医学院校联合会进行一次,内容包括课程、师资、教学条件等240余项。

　　北美国家的医学学位与研究生教育只设博士层次教育,可分成医学博士(MD)和哲学博士(PhD)两种。生源主要为4年制文理学院获学士学位的学生。医学博士(MD)学位由医学院授予,医学院的哲学博士(PhD)学位由研究生院授予。此外,在哈佛、约翰·霍普金斯、英属哥伦比亚、多伦多等北美一流大学医学院也有少数同时攻读MD/PhD双学位的学生,学制一般为7～8年,其培养目标是集一流临床医生和医学科学家于一身的高精尖医学人才。表1-8为哈佛大学2002年在校学生数(医学)情况。

**表1-8　哈佛大学2002年在校学生人数(医学)**

| 项　目 | MD | PhD | MD/PhD |
|---|---|---|---|
| 在校人数 | 650 | 477 | 132 |
| 学制(年) | 4 | 3～4 | 7～8 |

## 二、北美一流大学MD/PhD双学位计划

　　美国哈佛大学MD/PhD双学位计划由医学院和研究生院共同实施。每年大约有400人申请,其中面试约75人,最后录取10余人。几乎所有学生均得到美国国立卫生院(NIH)的医学科学家培养基金(MSTP)的全额资助,经7～8年的学习,毕业时同时获得MD和PhD学位。第一、第二年,MD/PhD学生在医学

院学习所选择的"新教程(New Pathway)"或"健康科学和技术(HST)"系列医学课程;第三、第四年,在教学医院学习临床理论课程,完成临床实践轮转;第五至八年,MD/PhD 学生注册成为研究生院的全时学生,学习 PhD 学位课程,参加博士资格考试,进行课题研究,提交论文和论文答辩。PhD 论文研究课题可以在哈佛大学的公众健康生命科学、生物物理学、化学、生物学、生物化学和分子药理学、细胞生物学、遗传学、微生物学和分子遗传学、病理学、免疫学、神经科学、病毒学等学科中选择,也可以在麻省理工学院的生物学、生物医学工程、脑和认知科学、化学工程、电子工程和计算机科学等领域进行。

　　约翰·霍普金斯大学在1962~2001 年的39 年中共有255 人获得 MD/PhD双学位,这些毕业生经追踪调查绝大多数都成为医学领域的杰出人才。在约翰·霍普金斯大学,MD/PhD 学生入学后第一年暑期,就开始了 PhD 研究工作第一阶段的轮转。第二年的3/4 时间里学习基础科学课程,重点放在医学方面,包括病理学、药理学、病理生理学、医师和社会、医学导论(临床技能和高级临床技能),开始临床轮转。第三年起进入研究生学位论文工作,课题研究通常需要4 年时间。第七年,MD/PhD 学生再回到临床,继续完成临床轮转。MD/PhD学生必须完成的临床轮转内容为内科、外科、精神病学、神经病学、眼科学、儿科学、产科学、妇科学、急诊医学等。一般地,医学院学生在完成 MD 前2 年课程后可申请进入 PhD 研究生学位论文研究工作(4 年),取得 PhD 学位后,再进入医学院用1 年时间学习 MD 的后续课程,取得 MD 学位。这种"2+4+1"为约翰·霍普金斯大学培养 MD/PhD 学生的典型模式,还有少数培养模式为"1+4+2"或"2.5+4+0.5"等。但需要指出每个模式中的"4"都代表不间断的4 年学位论文研究工作。约翰·霍普金斯大学 MD/PhD 双学位学生的培养特色是:①开展由校内外杰出科学家参加的关于医学的系列晚间讨论;②举办由 MD/PhD指导委员会所有成员参加的年度学术交流聚会;③定期举行主题为科学交流、统计方法、信息处理系统、生物信息学、医学实验动物学、高级临床医学技术、研究基金标书准备、科学写作等各种研讨会和讲座。

　　加拿大英属哥伦比亚大学 MD/PhD 双学位教学计划(表1-9)中没有美国哈佛大学和约翰·霍普金斯大学 MD/PhD 培养中的"连续4 年研究生学位论文

工作",其 MD 临床医学训练和 PhD 的研究能力培养在 7 年中是交错进行的。

表 1-9　英属哥伦比亚大学 MD/PhD 双学位教学计划

| MD/PhD | MD |
|---|---|
| 第一年第一学期<br>　导论,人类生物学原理,家庭医生,<br>　医生、患者和社会,临床技能和系统导论 | 第一年第一学期<br>　导论,人类生物学原理,家庭医生,<br>　医生、患者和社会,临床技能和系统导论 |
| 第一年第二学期<br>　家庭医生,临床技能系统I,医生、患者和社会,<br>　医学基础(免疫、心血管、肺、体液、电解质和肾),<br>　确定研究课题、导师、奖学金、进入研究生阶段<br><br>夏季(12 周)暑期研究,研究生学位必修课程<br>设立论文研究指导委员会,提出完整研究计划 | 第一年第二学期<br>　家庭医生,临床技能系统 I,医生、患者和社会,<br>　医学基础(免疫、心血管、肺、体液、电解质和肾) |
| 第二年(部分 MD 第二年的课程,34 周)<br>　家庭医生(3 小时/周,2 学期)<br>　医生、患者和社会(3 小时/周,2 学期)<br>　研究生学位必修课程<br>　PhD 综合考试,PhD 论文研究 | 第二年<br>　家庭医生,临床技能系统Ⅱ<br>　医生、患者和社会<br>　医学基础<br>　农村医疗实践 |
| 第三年(部分 MD 第二年的课程,第一学期 17 周)<br>　临床技能(周学时 3),医学基础(周学时 7),<br>　论文研究 | |
| 第四年(部分 MD 第二年的课程,第二学期 18 周)<br>　临床技能(周学时 3),医学基础(周学时 7),<br>　论文研究 | |
| 第五年<br>PhD 论文研究、论文答辩,农村医疗实践(4 周) | |
| 第六年(同 MD 第三年的课程安排)<br>基本临床见习 | 第三年<br>基本临床见习 |
| 第七年(同 MD 第四年的课程安排) | 第四年 |
| 第七年第一学期<br>高级临床见习 | 第四年第一学期<br>高级临床见习 |
| 第七年第二学期<br>基础医学 | 第四年第二学期<br>基础医学 |

### 三、我国医学学位制度改革设想

我国的医学学位制度比较复杂,分为学士(五年制本科)、硕士(研究生、七年制)和博士(研究生、八年制)3个层次。1997年起医学研究生层次的学位又被分为医学科学学位和医学专业学位两大类。为进一步适应多层次卫生服务需求和参与国际竞争的需要,笔者建议"取消七年制和医学硕士学位层次教育,形成以五年制医学学士为主体、八年制医学博士为重点的医学教育体系;同时并轨八年制和临床医学专业学位博士研究生教育;并在有条件的学科专业试行 MD/PhD 双学位教学计划"。各类医学院应当根据卫生资源和卫生服务需求合理进行办学定位,一般医学院主要办好五年制医学教育,八年制医学教育应该经过试点逐步在重点医学院实行。

对于八年制医学教育,应在总结七年制办学经验的基础上,考虑到和临床医学专业学位研究生教育的并轨,根据不同培养目标,建立"3+1+4""4+4"等多种培养模式,实行本科、研究生分阶段连续培养和分流淘汰制相结合的原则,以加强自然科学基础和人文社科理论教育为先导,融合基础与临床医学教学为一体。

在本科教育阶段的第一至三年,学生可在生命科学院学习马克思主义哲学与政治经济学原理、法学基础、社会学概论、伦理学、数学、物理学、化学、生物化学、细胞生物学、微生物学、遗传学、分子遗传学、神经生物学、分子生物学、生物物理学、人体形态与结构、生理功能等人文自然科学和生物学知识。在第三学年末进行阶段考核分流,未通过者继续学习1年,完成理学士(生物学)的培养要求,获理学士学位(学制4年)。另外,允许部分非医学院的优秀理科生在第三学年末转专业进入临床医学研究生阶段。

研究生教育阶段修业5年。第四年采用以器官系统为中心的整合式教学和融基础与临床为一体的教学方式,学生在医学院主要学习疾病及病理变化、药物作用原理、病因诊断、各器官系统正常与异常特征、临床技能基础、预防医学等课程。第五至八年强调以导师为主导及学科集体培养相结合的培养方式,加强临床专业理论学习和临床实践能力的培养,第五年为医学研究生学位课程的理论学习与临床实践,修满教学计划规定的学分,在第五年末进行博士资格考试,未通过者获医学士学位(学制5年)。通过博士资格考试后,大部分人按临床医学博士学位(MD)培养,进入临床二级学科轮转训练,进行住院医师第一阶段规范化培训。通过临床能力考核和答辩的八年制学生,达到要求者获临床医学博士学位(MD);少部分按医学科学博士学位(PhD)培养,在导师指导下选择基础医学、临床医学理论与实验研究课题,从事研究,完成学位论文,通过博士论文答辩,达到要求者获医学科学博士学位(PhD);此外,在试行MD/PhD双学位计划的学科专业,允许八年制学生中的特别优秀者适当延长学习年限2年左右,在同时达到两种学位考核要求的情况下,获MD和PhD双学位。

(本文收录于《上海高等医学教育》2003年第3期)

## 第六节　中美两国公共卫生专业硕士培养模式及其特点

### 一、美国公共卫生教育的发展

近代公共卫生教育以美国为代表。20世纪初,约翰·霍普金斯大学(1918年)和哈佛大学(1922年)就成立了公共卫生学院,培养既能进行科学研究,又能从事预防实践的预防医学医师,重点是群体医学和卫生管理。

现代公共卫生学位教育主要是大学毕业后教育,如公共卫生硕士(MPH)、公共卫生博士(DPH)等,其他还有一些联合学位计划。美国的世界一流大学中,只有约翰·霍普金斯大学公共卫生学院具有公共卫生学士(BPH)的学位计划。表1-10为美国著名大学公共卫生学院的学位教育情况。

表 1-10 美国著名大学公共卫生学院的学位教育

| 学 校 | 学 位 | 联合学位 |
| --- | --- | --- |
| 哈佛大学 | MPH | MD/MPH |
| | MS | DMD/MPH |
| | PhD | DDS/MPH |
| | DPH | |
| 约翰·霍普金斯大学 | BPH | MD/MPH |
| | MPH | MSW/MPH |
| | MHS | MSN/MPH |
| | PhD | JD/MPH |
| | DPH | MA/MHS |
| | | BA/MHS |
| 加州大学洛杉矶分校 | MPH | MD/MPH |
| | MS | JD/MPH |
| | PhD | MBA/MPH |
| | DPH | |

美国著名大学公共卫生学院的学位教育在硕士阶段专业学位比例大于科学学位,而在博士阶段则以科学学位为主。这一点从哈佛大学公共卫生学院 2002 年各种学位在校学生数可看出(表 1-11)。

表 1-11 哈佛大学公共卫生学院 2002 年在校学生人数

| 学位 | 在校人数 | 学位 | 在校人数 |
| --- | --- | --- | --- |
| MPH | 251 | DPH | 18 |
| MS | 221 | PhD | 318 |

## 二、哈佛大学公共卫生硕士培养模式

### (一) 入学要求

哈佛大学公共卫生硕士 MPH 学生来自世界各地,一般都具有医学卫生相关领域的博士学位或硕士学位,硕士学位获得者必须具备 3 年以上相关卫生工作经验。大约 70% 的 MPH 学生原来是医师(医学博士学位),剩余的 30% 是牙科医生、律师、其他公共卫生相关领域的哲学博士学位获得者,或其他的有卫生相关经验的专业人士,如护理学硕士、社会工作硕士或工商管理硕士。正在就读的医学博士 MD、牙科医学博士 DMD 或牙科科学博士 DDS 的学生也可以申请 MPH。这些学生通常在医学院或牙医学院学习的第三或第四年"休学",以完成公共卫生学院的 MPH 学习,MPH 和其 MD 等博士学位授予共同进行。

### (二) 培养特点

哈佛大学公共卫生学院有 10 个系:生物统计学、癌细胞生物学、环境健康、流行病学、卫生政策和管理、健康和社会行为、免疫学和感染性疾病、妇幼卫生、营养、人口和国际卫生。其公共卫生硕士 MPH 的培养以课程学习为主,共有 7 个专业方向。为使学生能结合专业方向在深度和广度上学习相关理论知识,除了公共卫生核心课程以外,每个专业方向都提供有特别的选修课程。

**1. 临床效率(Clinical Effectiveness)**　临床流行病学和生物统计学、费用-效益分析、医学决策分析、卫生服务研究、卫生保健质量促进、健康相关生命质量的测量。

**2. 家庭和社区健康(Family and Community Health)**　健康目标建立、数据采集和分析策略、公共服务财政和人力资源、咨询交流和政策形成管理,妇幼卫生、妇女和健康,心理健康和物质滥用,社区健康、健康促进和疾病预防。

**3. 保健管理(Health Care Management)**　卫生经济分析,运作、市场、信息系统,质量改善,人力管理和决策,家庭和社区健康政策应用。

**4. 国际保健(International Health)**　为国际保健组织培养高级卫生官员,特别是为发展中国家培养这方面人才。

**5. 法律和公共卫生(Law and Public Health)**　哈佛大学公共卫生学院和法学院共同培养有关公共卫生法律方面的专家。如 2002 年 9 月进入法学院的 JD学生在他们的第一年就可申请 MPH - JD 联合学位(3 年),并在 2003 年夏天开始在公共卫生学院的 MPH 学习。

**6. 职业和环境健康(Occupational and Environmental Health)**　重点在工作场所和环境危害,研究其生理学和生物力学机制、遗传和环境因素交互作用以及不同工作场所和社区健康问题的实际解决方法。

**7. 定量方法(Quantitative Methods)**　流行病学导论、生物统计学、流行病学、决策科学和现场实践。

### (三) 学习方式

全时学习的 MPH 学生通常在 2 个连续学期(9 月至次年 6 月的 9 个月时间)完成全部课程学习。在职人员可以非全时学习,用 2~3 年的时间完成课程学习。

### (四) 学位授予标准

MPH 学生要完成至少 40 个学分的课程,并且必须完成公共卫生核心课程的要求,才能拿到学位。公共卫生核心课程具体包括生物统计学、流行病学、环境卫生、健康和社会行为等,此外还必须完成 1 门与专业方向一致的实践课程、1门跨专业方向课程、1 门与专业方向一致的管理课程。

## 三、复旦大学公共卫生硕士培养的做法和思考

### (一) 加强两级管理

1978 年,我国就开始招收公共卫生硕士和博士科学学位,而专业学位只有硕士层次,并且是从 2002 年起才在全国范围内的 22 个公共卫生研究生培养单位进行试点。要保证培养质量,必须加强管理。复旦大学现有一级学科学位授权点 20 个,博士点 103 个,硕士点 148 个;还可授予 MBA、法律、公共管理、临床医学、工程、公共卫生等专业硕士学位及临床医学专业博士学位。在这样大规模的研究生教育情况下,我们对原有的研究生教育管理体制进行改革,实施两级管理。由校研究生院和公共卫生学院共同负责公共卫生专业硕士 MPH 的招生和培养工作。公共卫生学院的学位分委员会和 MPH 培养指导委员会对 MPH 的招生、教学计划审定、课程设置、论文答辩等过程进行质量把关,MPH 培养办公室具体落实各项培养措施;研究生院则对生源质量、培养质量、学位申请过程进

行质量监控。

## (二) 改革培养模式

美国公共卫生硕士专业学位培养强调课程学习。我国的公共卫生硕士专业学位是培养符合现代公共卫生事业发展要求、从事预防医学、卫生事业管理的应用型专门人才,因此采用的是理论学习、社会实践和现场专题研究三结合的培养模式,强调公共卫生硕士专业学位人才培养与实际需要相结合、理论学习与实际应用相结合、社会实践与现场教学相结合。

目前设有卫生事业管理、疾病预防与控制、环境医学与卫生监督、妇儿保健与人口健康、社区卫生与健康教育5个研究方向。公共主干课程的理论学习包括自然辩证法、科学社会主义、公共外语;专业主干课程包括流行病学、卫生统计学、环境医学、卫生事业管理、社会与行为科学等。具体的培养计划和课程安排则根据MPH学生的专业研究方向制定。

坚持社会实践与现场教学相结合。MPH学生至少应有1个月时间去有关公共卫生机构进行现场实践,以了解我国公共卫生机构体制、工作范畴、任务职责、管理形式和卫生服务需求等现状。

MPH学生应在导师和导师小组成员的指导帮助下,深入现场,对社区卫生、预防医学、卫生管理和政策制定等问题进行调查研究,收集资料,提出对策。

MPH学位论文应结合公共卫生的实际需要,突出专题研究的应用价值,可以是一篇质量较高的现场调查报告,也可以是针对某一公共卫生问题提出的科学分析报告或其他解决公共卫生实际问题的研究论文。

## (三) 多种形式办学

与美国公共卫生硕士专业学位的生源(大多具有硕士、博士学位)有很大区别,我国公共卫生硕士专业学位主要招收具有一定实践经验的从事公共卫生专业的在职人员及有志于从事公共卫生事业的其他专业人员,报考者为大学本科毕业后工作满3年者,一般都具有医药卫生类专业的学士学位。

我国2002年的公共卫生硕士专业学位试点,在全国范围内生源都明显不足,实际参加联考的只有 1 140 名考生。为扩大生源数量,提高生源和培养质量,除了加强招生宣传以外,今后更要探索 MPH 的多种形式办学途径。例如,可以与医学院、护理学院、法学院、管理学院、社会学系等院系合作,实施公共卫生硕士和其他专业的联合学位计划(表 1 - 12);还可以在复旦大学和哈佛大学、加州大学洛杉矶分校公共卫生学院原有合作关系的基础上,就 MPH 的课程教学等进一步开展国际合作办学。

表 1 - 12　公共卫生硕士和其他专业的联合学位计划

| 联合学位 | 英文简称 |
| --- | --- |
| 医学博士/公共卫生硕士 | MD/MPH |
| 护理学硕士/公共卫生硕士 | MSN/MPH |
| 法学博士/公共卫生硕士 | JD/MPH |
| 工商管理硕士/公共卫生硕士 | MBA/MPH |
| 社会工作硕士/公共卫生硕士 | MSW/MPH |

(本文收录于中华医学会第十三次全国中青年医学教育学术会议论文集,2006 年,珠海)

# 第七节　西欧国家医学教育制度和医生培养体系的研究与借鉴

## 一、西欧国家的医学教育制度和医生培养体系

### (一) 英国

英国的医学学位包括内外科学士、外科学硕士和医学博士等类型。

**1. 内外科学士学位**　医学本科教育学制五至六年,其中包括 2～3 年临床前学习阶段和 3 年临床学习阶段。在第六年,医学生将集中学习作为住院医师所应具有的主要技能和知识,并分担住院医师的部分工作。对于成绩合格的医学毕业生可获得内外科学士学位。大约 90%的医学生在获得内外科学士学位

后选择进入医院从事内科医师或外科医师的临床工作,其余10%的医学生选择继续攻读理学硕士、哲学博士等研究型学位。英国共有27所医学院校,每年约有4 900名医学生毕业,医学院对报考学生的学业成绩要求较高,平均报考录取比为6:1。

**2. 外科学硕士学位**    通过毕业后教育的外科医师可以在职申请外科学硕士学位,学位授予标准为:从事1~1.5年与外科有关的临床研究工作并取得成果。外科医生只有在取得外科学硕士学位之后,才有可能被提升为顾问医师。

**3. 医学博士学位**    通过毕业后教育的内科医师可以在职申请医学博士学位,学位授予标准为:从事3~5年的与内科有关的临床研究工作,在注册后的5年内提交博士论文,对于资历较高的医生,可以提交已发表的论文,并通过论文答辩。内科医生只有在取得医学博士学位后,才有可能被提升为顾问医师。

英国1983年颁布的《医学法规》明确规定:取得医师资格的首要条件就是拥有英国任何一所大学授予的内外科学士学位。英国没有国家统一的医师执照考试,凡是获内外科学士学位并达到医学总会实习医师标准的医学生,将自动成为临时注册医师,在教学医院内科和外科各进行6个月轮转实习。

英国医学总会和毕业后医学教育培训委员会负责对全科医师和专科医师开展培训,包括制定培训标准和进行培训质量控制。全科医师培训3年左右;专科医师(58个专科)培训5~9年。培训通过者成为注册全科医师或注册专科医师。


## (二) 法国

法国医学教育分为3个阶段:第一阶段(2年)和第二阶段(4年)为医学院教育,第三阶段为毕业后医学教育(全科医生3年,专科医生5年)。法国有49所大学医学院,平均每个医学院每年招生140人。法国每年的高中毕业考试由政府统一命题,通过率约70%。凡是通过高中毕业会考的学生都可以进入医学院学习,没有名额限制,但在医学院学习过程中要经历两次"医学会考"的严格淘汰。在第一次医学会考时,法国卫生部按照人口与医生比值以及各大学医院接受医学生能力,确定进入第二学年的医学生人数,通过率一般在15%左右。第二次医学会考指的是每年 6 月份全国专科医师选拔统一考试,完成第二阶段学业的医学生必须通过这次会考,才能获得第三阶段毕业后医学教育的国家医学博士(专科医师)资格。

法国医学教育第一阶段(PCEM)主要课程包括人文科学和公共基础课程,以及生物化学、细胞生物学、生物学、医学心理学、遗传学、生理学等生物学课程。PCEM 第一阶段相当于大学预科,全国第一次医学会考通过率较低,体现出医学教育的"精英"特征。第二阶段(DCEM)各学年的课程有所侧重:在 DCEM1 学年,医学生主要学习基础医学课程;在 DCEM2 学年,医学生需要学习解剖学、病理解剖学、药理学、诊断学等课程;在 DCEM3 和 DCEM4 学年,医学生需要学习临床医学必修和选修理论课程,同时在医院的临床科室轮转见习。第三阶段(TCEM)包括毕业后教育的全科医师和专科医师培训。完成第二阶段学业的医学生,必须通过每年 6 月份全国专科医师选拔统一考试。根据成绩排名和个人志愿,通过者被分配到某医院临床专科,进行 5 年专科医师培训,学业结束时须提交博士论文,成功通过论文答辩者获得"国家医学博士(专科医师)"证书。而那些没有通过全国专科医师选拔统一考试的医学生,则进入 3 年的全科医师培训,医学生通过临床理论课程考试,完成临床实践和论文答辩,获得"国家医学博士(全科医师)"证书。法国法律规定,只有通过医学教育第三阶段 TCEM,获得国家医学博士学位,并向医师协会注册取得医师资格者,才能行医开业。

法国医学教育制度和医师培养体系有两个显著特征。一是住院医师培训是在高等医学教育的第三阶段进行,承担住院医师培训的医院都是综合性或专科性国立大中型医院,医院临床科室主任均是大学医学院的临床授课教授。二是住院医师培训纳入国家整体计划,接受培训的住院医师,按照培训计划学习临床理论课程,在教授指导下参加科室临床轮转培训,并具有独特的"双重"身份,既在大学注册为医学生,又在卫生局注册为医院雇员,由国家付给相应工资。

### (三) 德国

德国有 39 所大学医学院,全国每年招收医学生约 12 000 人。高中毕业生可以凭借"完全中学毕业证书"直接进入医学院学习。但医学生在校学习期间要经过两个阶段的国家医师考试,淘汰率均为30%～40%。第一阶段考试在第二学年末,通过第一阶段考试者才有资格参加第二阶段考试;第二阶段考试在第六学年末,通过者才可获得国家医师考试合格证书。

德国的医学教育学制6年。医学教育计划包括课程学习、急救工作训练、3个月护理实践、4个月医院见习和1年临床实习等教学内容。德国没有设置临床医学专业学位。德国医学博士学位属于研究型学位,医学博士学位和医生职业准入没有关系。对于那些完成教学计划规定学业,通过两个阶段国家医师考试的六年制医学生,颁发《国家医师考试合格证书》和《大学毕业文凭证书》(相当于我国的硕士学位)。德国对医师职业实行严格的行业准入制度,只有获得《国家医师考试合格证书》和《大学毕业文凭证书》者,才能成为注册前住院医师。

德国的注册前住院医师在医院没有处方权,必须在上级医师指导下,经历18个月培训后,到各州医学会申请注册医师资格,经官方认可后,在各州的医学执照管理机构注册并获取行医执照,方可成为可以独立行医的注册住院医师。在德国,参加全科医师培训者比例为35%～50%,培训时间3年,合格者获得全科医师资格证书;参加专科医师培训者比例为50%～65%,培训时间4～6年,合格者获专科医师资格证书。

## 二、西欧国家医学教育和医生培养的特征分析

西欧主要国家医学教育制度和医生培养体系在医学学位和医师准入的关系、院校教育和毕业后教育的衔接等方面,都与美国医学教育模式存在一定差异。

### (一) 医学学位和医师准入

在美国,医学博士学位(MD)是第一级专业学位,是医师准入的基本要求;医院的毕业后教育不再授予高级专业学位。

在西欧国家,毕业后医学教育还可继续授予医学专业学位。英国内外科学士学位是第一级专业学位,是医师准入的基本要求;通过毕业后教育,医学生可获得外科学硕士和医学博士学位。法国医学专业学位只设博士层次,包括国家医学博士(全科医师)和国家医学博士(专科医师)两类,医学生在毕业时就已是具有行医资格的全科医师或专科医师。德国医学院的毕业文凭证书类似第一级专业学位,是医师准入的基本要求;医学博士学位是科学学位,和医师准入制度无关。

### (二)院校教育和毕业后教育

在美国,医学院校教育和毕业后教育(住院医师培训)阶段划分明确。

获得医学博士学位(MD)只是住院医师培训的准入条件,一名专科医生的学习和培训时间从大学起,可长达15年之久[文理学院(4年)+医学院(4年)+住院医师培训(3~7年)],并需要通过多次考试。在医学院,医学生前2年学习解剖、生理、生化、病理、药理、微生物等基础医学课程;后2年进行内科、外科、儿科、妇产科、精神病科和家庭医生科等临床专业训练。在二年级结束时参加全美医师资格考试(USMLE)的第一部分测验,通过测试后方可进入高年级学习。医学院毕业前进行 USMLE 的第二部分测验。通过全美医师资格考试第一、第二部分的医学院学生,才可获得医学博士学位。MD 获得后,在1~3年内参加USMLE 的第三部分测验,通过者获得行医资格。其后,还需进入为期3~7年的按专业定向的住院医师训练,住院医师培训期末,再参加由各医学专科委员会组织的专科证书考试,通过者获得专科医师资格。在医院工作的专科医师收入高于主要在社区工作的家庭医师,家庭医师培训时间一般为3年。

在法国,医学院校教育和毕业后教育(住院医师培训)阶段有机融合。医学生完成本科医学教育第一、第二阶段(共6年)学习后,在第三阶段的毕业后医学教育期间,凡通过临床专科培训(5年),论文答辩合格,获得国家医学博士学位(专科医师)证书;其他进入全科医师培训(3年)者,通过论文答辩,获得国家医学博士学位(全科医师)证书。

在英国,住院医师培训阶段的内科医师可以申请攻读医学博士(研究型学位),外科医师可申请攻读外科学硕士学位(高级专业学位),只有获得医学博士或外科学硕士学位的医师才有可能成为顾问医师。

## 三、借鉴与实践

长期以来,我国受到北美国家医学教育和医生培养体系的影响,毕业后教育和临床医学专业学位研究生教育之间的关系一直没有理顺。问题集中在两个方面:一是毕业后医学教育要不要授予临床医学研究生专业学位;二是临床医学专业学位研究生教育是否需要强化住院医师规范化临床技能训练。而在西欧国家,我们看到,医学院校教育和毕业后教育(住院医师培训)阶段是有机融合的,并且毕业后医学教育和医学专业学位研究生教育是紧密结合的。如法国医师培养体系的最显著特征就是接受培训的住院医师具有独特"双重"身份,既在大学注册为医学生,又在卫生行业注册为医院雇员。

在大量研究的基础上,结合中国国情并借鉴世界主要国家的医学教育制度和医生培养体系,我国构建了"5＋3"临床医学人才培养模式,即5年临床医学本科教育加上3年住院医师规范化培训。医学生合格毕业后可以拿到执业医师资格证书、住院医师规范化培训合格证书、研究生毕业证书和硕士学位证书4个证书。"5＋3"培养模式的突出作用体现:一是临床医学专业学位教育和住院医师规范化培训有机结合,避免了临床重复培训,减少了医生培养成本,规范了医学生临床技能训练;二是医学院校教育和毕业后教育有效衔接,从根本上解决了医学临床实践与执业医师之间的制度矛盾。2010年以来,上海市5所高校医学院整体实践"5＋3"临床医学人才培养模式,已经招收培养了2 000余名医学生。已毕业的这批学生大受用人单位好评,称"一上手就派大用场"。因此,这一培养模式实现了由培养合格医学生向培养合格临床医师的重大转变。

(本文收录于《复旦教育论坛》2015年第13卷第1期)

## 第八节　瑞典卡罗林斯卡学院研究生教育的调研与思考

卡罗林斯卡学院位于瑞典北部的斯德哥尔摩,建于1810年,是欧洲一流的医科大学和瑞典最大的医学中心,承担了瑞典全国30％的医学教育和40％的医学科研任务,并以评审和颁发诺贝尔生理学或医学奖闻名于世。

卡罗林斯卡学院目前重点研究领域为肿瘤、循环和呼吸系统疾病、内分泌和代谢性疾病、感染性疾病、炎症和免疫、神经科学、运动和康复医学、公共卫生和国际保健、生殖健康和生长发育。学院拥有世界上最完备的人体医疗信息数据库和最庞大的双胞胎数据库,这些数据库为疑难疾病的基因学和流行病学研究提供了珍贵的基础资料。迄今,卡罗林斯卡学院已有5位研究人员获得了诺贝尔生理学或医学奖。

在2006年国务院学位办"国外一流大学调研"的工作中,复旦大学研究生院承担了对瑞典卡罗林斯卡学院的调查任务。笔者通过网上查询、实地考察和对比分析思考,认为卡罗林斯卡学院研究生教育具有以下5方面特色,可为我国研究生教育培养机制改革提供借鉴。

### 一、追求卓越的博士研究生教育

目前,卡罗林斯卡学院的在校研究生人数为2 484人(其中留学生695,占28％)。2005年,卡罗林斯卡学院有教授308人(基础176人,临床132人)、高级讲师(相当于我国副教授)142人(基础94人,临床48人);研究生招生人数为408(其中专业证书学位106人),和2004年相比,2005年招生人数下降9％,平均1位教授招收1名博士研究生。

2006年3月起,卡罗林斯卡学院将所有研究生纳入统一的"医学科学"一般学习计划。也就是说,学院有权授予医学、牙医学、工学等学科博士学位,但学位证书(瑞典语/英语)均统一记载为"医学科学博士(Doctor of Philosophy in

Medical Science，PhD)"，具体所在学科通过研究生毕业证书予以补充说明，列出研究生的学位研究论文题目、已完成的教育目标、通过的研究生课程以及其他必修环节所获得的学分情况。

卡罗林斯卡学院在科学研究方面追求卓越，要求科研水平处于国际领先地位，要求博士研究生在其论文所涉及的学科领域前沿进行深入研究，在此过程中，培养博士生的科学精神、独立研究能力和批判性思维能力。

瑞典的博士研究生学制4年(160学分)，学位论文有两种写作格式：论文汇编(compilation)和研究专论(monography)。论文汇编是由研究生在读期间完成的数篇共同研究主题的论文和学位论文摘要组成；而研究专论仅仅是一篇主题论文。在卡罗林斯卡学院，99％以上的博士学位论文都是由已发表的若干篇(3～6篇)论文汇编而成的。

## 二、强有力的研究生资助体系

瑞典高等教育法规定，除在职研究生以外，国家和学校(导师)提供的研究生资助要覆盖所有在校注册研究生，博士研究生在入学前应确认自己是否已获得足够经费资助，并在入学申请面试时，对此资助计划加以陈述。

在瑞典的研究生中，大约50％可获得博士生助学金(studentship)，12％可获得学习基金(study grants)，还有17％可获得其他高等教育基金，16％左右的研究生则从教育系统以外获得资助。

在卡罗林斯卡学院注册的博士研究生，每人每年大约可获得来自国家或学校(导师科研经费)所提供的10万瑞典克朗以上的资助，这样强有力的研究生学费和生活费的资助体系使得博士生无须通过校外"打工"来维持生存，可全力以赴将精力投入课程学习与科学研究之中。

## 三、独具特色的研究生准备期

卡罗林斯卡学院要求研究生入学申请者都必须经历为时6～12个月的研究

生准备期。在研究准备期,申请者必须在卡罗林斯卡学院联系好高水平的指导教师,并在导师的帮助下,共同讨论研究生阶段计划,制订出切实可行的个人学习计划。

系(部)研究生招生委员会负责组织入学面试,招生委员会由系(部)研究生教育分管主任(招生委员会主席)、至少3位系(部)教师代表和至少1位研究生代表组成。

在入学面试时,招生委员会不是对申请人进行专业知识考查,而是要求申请人用英语描述所做的研究生准备工作。具体内容为:①个人学习计划中关于研究项目的背景、研究设计和研究目的;②在研究生中期检查和学业结束时所达到的教育目标;③校内外导师以何种方式给予指导;④资助计划。

第一导师、导师小组成员、校外导师(如果有可能)都必须出席面试现场,并发表自己的意见,但是不参加招生委员会关于研究生是否录取的讨论。

## 四、高度负责的研究生指导教师

卡罗林斯卡学院要求所有研究生导师必须具有博士学位,并要将研究生教育视为一项专业工作对待,这意味着导师必须投入精力以确保研究生的课题计划既具备高水平,又切合学习年限的实际。

卡罗林斯卡学院非常重视研究生导师队伍建设,学院定期组织专门的研究生导师培训,要求所有导师必须熟悉研究生教育的相关规章制度。

卡罗林斯卡学院研究生教育委员会建议,尽管研究生是注册归属于某个系(部),但是研究生的培养最好是跨系(部)进行。因此,在第一导师以外,还应当为研究生配备1~3名具有其他学科背景的导师小组成员。研究生导师小组中至少应该有1位是卡罗林斯卡学院的教授或副教授;并且至少有1位导师来自研究生所在系(部)。

入学时,研究生就必须和导师就如何进行指导活动、导师小组成员分工、资助计划等问题达成协议,并在研究生的个人学习计划中予以明确。

入学以后,第一导师对于研究生的培养负有总体指导责任,导师应和研究生本人一起,确保研究生的课程学习和课题研究得以顺利进行,此外,还负责安排研究生的年度考评、中期检查和论文公开答辩会。

### 五、全程规范的质量监控体系

#### (一) 年度考评

年度考评时,研究生在导师指导下完成以下书面小结:①按照学习计划已完成的教育内容;②就课程学习和研究课题而言,有无严重偏离其个人学习计划;③有无严重偏离原定的研究进度和经费资助计划;④其他值得报告的信息。

如果在研究生年度考评中发现存在严重问题,或者在接受提醒后研究生书面小结仍迟迟未能提交,分管研究生工作的系主任应向学校研究生管理部门报告。

#### (二) 中期检查

在卡罗林斯卡学院,研究生的中期检查汇报会是公开举行的,并事先在校园内张贴会议通告,中期检查的时间一般是在研究生入学后的第二年末。中期检查的组织一般由第一导师提议,系主任负责组织一个3人检查小组进行检查,组员需要具备以下条件:"公正性、丰富专业知识、博士学位、与该研究项目无关"。

中期检查由中期检查汇报会和随后的评审组成。在汇报会上,对照个人学习计划,研究生必须用英语汇报研究进展和进一步研究的具体计划。在评审时,3人检查小组将与研究生本人及其导师共同讨论研究生的进一步研究工作,对该研究项目成果申请博士学位获得批准的可行性作出评估。必要时,检查小组对原定的个人学习计划将提出修改意见。

最后,检查小组按照统一格式出具一份评述报告:①已选课程和修得学分、待完成的学分;②学习研究进程与最初研究计划的符合程度;③项目的研究质量和进度;④独立研究能力的发展;⑤第一导师和导师小组成员提供研究指导的深度和广度;⑥有无违背学院伦理准则和规章制度的说明;⑦经费资助相关说明。

如果中期检查发现研究生的学业存在严重问题,分管研究生工作的系主任就必须及时和学校研究生管理部门取得联系。


### (三) 论文公示

论文答辩前,研究生必须公示自己的学位论文。论文的公示过程为:①系(部)负责人确认印刷好的论文同公开答辩申请上所述论文一致,并签署"同意公示";②将规定份数的论文副本送交卡罗林斯卡学院图书馆;③研究生从学校研究生管理部门领取论文公示用的材料,将论文张贴公示于学院图书馆的指定位置处(至少3周时间);④论文公示当天,要将论文送至首席辩论人、论文考核小组所有成员和论文公开答辩会主席。


### (四) 论文公开答辩会

**1. 论文考核小组**　论文公开答辩考核小组由3位成员组成(最好和中期检查小组一致),在跨学科研究项目等情况下可增至5人。考核小组中最多可有1位成员来自于研究生所在系(部),必须有至少1名成员来自于校外单位。

考核小组成员必须是教授或副教授,并与学位申请人、导师和研究项目没有任何关联。考核小组成员不同学科背景的综合应能覆盖研究课题涉及的专业范围。

考核小组依据研究生的论文汇编(研究结果或发表论文),参考研究生在4年学习时间(160学分)中应达到的学业目标,对研究生论文的内容和质量进行评判。

如果考核小组认定论文存在质量问题,则建议论文公开答辩会延期,并书面说明延期原因(研究生可一次性被允许延期6个月对论文进行修改)。

**2. 首席辩论人**　卡罗林斯卡学院研究生论文公开答辩会专门设有1名"首席辩论人"。

首席辩论人的基本条件是"具有博士学位,该论文课题研究领域专家,对于研究生及其导师、研究项目所作评判具有公正性"。

首席辩论人的任务是"事先要对博士学位论文（论文摘要、汇编的子论文）进行评阅；在公开答辩会上要和学位申请人就论文研究成果、创新点以及存在问题展开深度讨论"。

**3. 公开答辩会**　研究生导师或其他具有博士学位人员都可被聘为论文公开答辩会的主席。

答辩会程序如下：①答辩会主席介绍学位申请人、论文题目、首席辩论人、论文考核小组成员；②首席辩论人或学位申请人概要介绍学位论文研究课题和正在进行的研究项目；③学位申请人或首席辩论人陈述主要研究结果和研究结论；④首席辩论人与学位申请人就论文内容进行讨论，分析论文的优缺点，学位申请人用所学过的专门知识尽最大能力回答首席辩论人提出的问题；⑤答辩会主席邀请论义考核小组成员提问；⑥答辩会主席邀请旁听者提问；⑦答辩会主席对论文公开答辩会进行小结，并提请论文考核小组成员即刻召开会议对博士学位论文予以评分。

（本文收录于《复旦教育论坛》2007 年第 5 卷第 3 期）

# 第二章 我国医学学位体系和医学学科目录修订

## 第一节 对我国医学教育学制和学位改革的建议

近几年,随着社会发展、经济增长、科技进步和人民卫生服务需求的增加,社会对医学人才培养质量的要求越来越高。为提升我国医学教育的整体水平,进一步适应多层次卫生服务需求和参与国际竞争的需要,对我国高等医学教育学制和学位的改革已势在必行。

### 一、构建与国际接轨的医学教育学制和学位体系

世界各国医学教育学制和学位制度不尽一致。北美国家的医学教育只设博士层次,可分成医学博士(MD)和哲学博士(PhD)两种。我国现行的医学教育学制和学位制度过于复杂,存在三年制(无学位)、五年制(学士学位)、七年制(硕士学位)和八年制(博士学位)等多种医学学制。1978年恢复的医学研究生教育分为硕士、博士两个层次。1997年国务院学位委员会通过实施临床医学专业学位后,我国的医学学位又分为医学科学学位和医学专业学位两种类型。根据我国卫生资源和卫生服务需求发展的基本国情,不同学制毕业的医生服务于不同人群的卫生人力政策以及多种医学学位并存的状况不应长期继续下去。

一方面,在临床医学专业学位授予对象中,对于七年制应予以取消。在现阶

段构建以八年制为重点、五年制为主体、三年制为补充的医学学制体系:修业 3 年,不授予学位的医学专科教育;修业 5 年,授予医学学士学位的医学本科教育;修业 8 年,授予医学博士学位(MD)的医学研究生教育(并轨八年制于临床医学专业学位教育)。积极发展八年制医学教育,是今后我国医学教育改革的重点。近期在取消七年制,保留三年制和五年制的同时,应逐步增加八年制学校布点,扩大八年制办学规模;若干年后,取消三年制和五年制,进一步发展八年制,并最终形成以八年制临床医学专业学位为主体的既符合中国国情,又与国际接轨的医学教育学制体系,使得新获医师执照的临床医生均具备医学博士学位(MD)。"并轨八年制于临床医学专业学位教育"的含义为:八年制是授予医学博士学位(MD)的专业学位教育。从发展趋势看,临床医学专业学位授予对象的 3 类人中,如果逐步取消了三年制和五年制,其他两类人(临床医学研究生、在职医师申请学位)比例会减少,而八年制比例将大大增加。

另一方面,参照国际医学学位制度,我国医学学位仍应保留科学学位和专业学位两种类型。我国的医学博士科学学位实质上就是北美国家的医学门类的哲学博士(PhD)学位,本文不予讨论。而在临床医学专业学位授予层次中,建议逐步淡化"硕士"层次。目前,我国开展临床医学专业学位试点工作的单位共有 70 家。如果要形成以八年制临床医学专业学位为主体的既符合中国国情,又与国际接轨的医学教育学制体系,就必须在全国范围内扩大八年制办学规模。因此,有必要根据八年制临床医学博士专业学位的培养要求,对目前所有培养医学生(五年制、七年制、研究生)的医学院校进行评估,对其是否具有培养八年制医学生 MD 的资格进行认定。等到已入学七年制医学生全部毕业,现有临床医学硕士专业学位授予单位经评估后或转为八年制医学生 MD 培养单位,或被终止临床医学专业学位授权资格以后,我国就形成了只设博士 MD 层次的临床医学专业学位教育。

显然,形成以八年制临床医学博士专业学位为主体的我国医学教育学制和学位体系需要很长的时期。这个过渡期的长短将取决于国家的社会经济发展水平、全国范围内医学教育的层次(MD 授予单位)及新获医师执照的临床医生具备 MD 的比例等众多因素。

## 二、确立与社会发展相适应的医学教育规模

美国有 126 所医学院,每年申请学医的学生大约 36 000 人,录取人数约为 16 000 人。北美一流大学医学院的医学生(MD)招生规模都比较小。哈佛大学 2002 年在校 MD 医学生人数为 650 人;在加拿大多伦多大学医学院,每年申请的学生大约 1 700 人,招生规模数却只有 198 人。

近年来,我国的医学教育规模发展迅速,其中医科研究生人数在以 10%～ 30%的速度增长。根据我国医学教育现状和经济发展水平,为保证教育质量,对八年制试点院校和招生规模都应进行严格控制。建议首先选择具有临床医学博士专业学位授予权,并已开展七年制医学教育且评估良好的院校作为试点院校;在确定八年制招生规模时,各试点院校必须根据自身学科特点,充分考虑临床教学资源承受能力等因素。

一个国家的整体医学教育规模应与人口数量、社会经济发展、人民生活水平相适应。在总体规模一定的前提下,试点八年制期间,由于试点院校数及试点院校的八年制招生规模数都受到严格控制,非试点院校和试点院校仍需同时招收五年制和临床医学专业学位研究生;推广八年制期间,根据国家的社会经济发展水平、全国范围内医学教育的层次(MD 授予单位)及新获医师执照的临床医生具备 MD 的比例等因素,应逐步减少五年制医学生和临床医学专业学位研究生的招生数。

## 三、探讨与培养目标相一致的八年制培养模式

八年制医学教育是本科-研究生分阶段连续培养和分流淘汰制相结合的医学专业学位教育。应在总结七年制办学经验的基础上,考虑到并轨于临床医学专业学位研究生教育,各医学院校可以发挥各自特色,既可以从高中毕业生中,也可以从综合性大学获得理学士的毕业生中招生,并根据不同培养目标,建立 "3+5""4+4""2+2+2+2"等多种培养模式。

以"3＋5"培养模式为例,本科教育阶段的第一至三年,学生在生命科学院或其他理学院学习哲学、法学、社会学、伦理学、数学、物理学、化学、生物化学、细胞生物学、微生物学、遗传学、分子遗传学、神经生物学、分子生物学、生物物理学、人体形态与结构、人体生理功能等学科知识,以具备较扎实的人文和自然科学基础及生物学知识,掌握现代人体生命科学有关的基础理论、基础知识和基本技能。在第三学年末进行阶段考核分流,未通过者继续学习 1 年,完成理学士(生物学)的培养要求,获理学士学位(学制 4 年)。另外,允许部分非医学院的优秀理科生在第三学年末转专业进入临床医学研究生阶段。

研究生教育阶段修业 5 年。第四年采用融基础与临床为一体、以器官系统为中心的整合式教学方式,学生在医学院主要学习疾病及病理变化、药物作用原理、病因诊断、各器官系统正常与异常特征、临床技能基础、预防医学等课程。第五至八年强调以导师为主导及学科集体培养相结合的培养方式,加强临床专业理论学习和临床实践能力培养。第五年为医学研究生学位课程的理论学习与临床实践,修满教学计划规定的学分,在第五年末进行博士资格考试,未通过者获医学士学位(学制 5 年)。

通过博士资格考试后,MD 学生进入临床二级学科轮转训练,进行住院医师第一阶段规范化培训。培养管理病房、处理急诊会诊、独立处理本学科常见病和某些疑难病症的能力。同时在导师指导下结合临床实际选择课题,在临床轮转过程中收集病例,积累资料,研究结果应对临床工作有一定的应用价值。通过临床能力考核和学位论文答辩的八年制学生获临床医学博士专业学位。

本科生教育阶段的相关教学活动由学校教务处管理;进入研究生培养阶段的考核筛选工作,应由学校研究生院和教务处共同负责;进入研究生培养阶段后的教学、培养(临床训练等)和学位授予等工作则由学校研究生院管理。

## 四、修订与执业医师法相协调的临床医学专业学位试行办法

八年制是临床医学专业学位教育,在学期间应通过住院医师第一阶段规范化培训,获 MD 后,再用 2 年左右时间完成住院医师第二阶段培训内容。临床能

力的提高必须要参加临床医疗实践活动。我国1999年正式实施的执业医师法规定"未经医师注册取得执业证书,不得从事医师执业活动"。各类医学生在获得相应学位后,必须在临床工作1年才能参加国家执业医师资格考试,获执业医师资格后才有临床处方权。八年制的生源为高中毕业生,或综合性大学获得理学士的毕业生,入学时无执业医师资格,按此规定,其在学期间不可独立处置病人和进行手术,无法独立担任住院医师工作,因此其临床实践和临床能力训练便很难进行。

为贯彻落实《执业医师法》和《医疗事故处理条例》,同时又要保证医学生的临床训练,建议提请有关部门制定明确的法规文件对《执业医师法》做出补充规定:建立保证患者的知情权、医学生的实习权、医院的临床培训权制度,确保临床教学培训工作的开展;设立"实习医生执照"制度,允许进入临床学习阶段的医学生申请"实习医生执照",制定"实习医生"在临床导师的指导或委托下接触病人、进行医疗活动的活动规范;允许八年制医学生在第六或第七年参加执业医师资格考试。

我国现行的《临床医学专业学位试行办法》已经过多年探索和实践,由教育部、卫生部等主管部门共同制定,并经过国务院学位委员会第十五次会议审议通过,具有一定法律效应。我国《临床医学专业学位试行办法》中明确规定,临床医学博士专业学位获得者应"熟练地掌握本学科的临床技能,能独立处理本学科常见病及某些疑难病症,能对下级医师进行业务指导,达到卫生部颁发的《住院医师规范化培训试行办法》中规定第二阶段培训结束时要求的临床工作水平",即其临床能力要达到低年资主治医师水平。临床医学专业学位博士研究生的生源大都为医学本科毕业后获得执业医师资格的在职医师,在学期间已通过了住院医师第一和第二阶段规范化培训,是完全可能达到这一要求的。而八年制医学生前4年主要学习公共基础课和医学基础课,一般要到后2年才能接受临床专业理论学习和临床实践能力培养,通过住院医师第一阶段规范化培训,其临床能力在毕业时很难达到低年资主治医师水平。

因此,在研讨《执业医师法》补充规定的同时,有必要组织专家根据八年制培养目标的不同要求,对现行《临床医学专业学位试行办法》加以修订,并需按照

《专业学位设置审批暂行办法》的有关规定和审批程序,报国务院学位委员会审议通过后颁布执行。

(本文收录于《中国高等教育》2003 年第 18 期)

## 第二节　关于我国"医学博士"学位若干问题的思考

### 一、我国现行的医学学制和学位体系

我国医学生教育目前存在有三年制(无学位)、五年制(学士学位)、七年制(硕士学位)和八年制(博士学位)等多种医学学制。我国的医学学位制度存在学士(五年制本科)、硕士(研究生、七年制)和博士(研究生、八年制)3 个层次。1997 年国务院学位委员会通过实施临床医学专业学位后,我国的医学硕士和博士学位又分为医学科学学位和医学专业学位两种类型。以上多种形式并存的医学学制和学位体系是世界上其他国家所没有的。这种过于复杂的体系导致了我国同一层次医学学位获得者,不仅所需学习时间不同,并且学位授予标准也不一致。表 2-1 显示了我国现行临床医学专业不同层次学位授予对象的比较。

表 2-1　我国现行临床医学专业不同层次学位授予对象的比较

| 类　别 | 高中毕业后时间(年) | 学位授予标准 |
| --- | --- | --- |
| 医学硕士 | | |
| 　研究生 | 8 | 重临床技能 |
| 　七年制 | 7 | 1988 年起重文理基础、1998 年后重临床技能 |
| 医学博士 | | |
| 　研究生 | 10 | 重临床技能,获学位时要求达到低年资主治医生水平 |
| 　八年制 | 8 | 重文理基础,MD 只是成为医师的学位资格,毕业后才进入住院医生培训 |

## 二、北美国家的医学博士学位制度和医生培养体系

北美国家的医学学位只设博士层次教育。医学博士MD是一种为医学生毕业后进入临床实践或接受进一步专科化训练提供的学历证明,生源为综合性大学文理学院本科毕业生,经过医学院4年的学习,成绩合格,由医学院授予MD学位。医学院的哲学博士PhD则主要从事生物化学、分子药理学、细胞生物学、遗传学、微生物学、分子遗传学、神经生物学、病理学等基础医学方面的课题研究工作,也有少数人从事临床基础理论方面的研究,学位由研究生院授予。此外,在哈佛、约翰·霍普金斯、英属哥伦比亚、多伦多等北美一流大学医学院也有少数同时攻读MD/PhD双学位的学生,学习年限一般为7~8年,其培养目标是集一流临床医生和医学科学家于一身的高精尖医学人才。美国的医学院对教师任职资格的学位有不同的要求,一般而言,"临床教师"需有MD学位、"科研教师"应有PhD学位,"临床教学教授"则要求具备MD、PhD双学位和专科医师证书。

北美国家的医生学习和培训所需时间可长达15年之久[文理学院(4年)＋医学院(4年)＋住院医师培训和专科医师培训(3~7年)],并需要通过多次考试。进入大学,需通过大学入学考试SAT,进入医学院要通过美国医学院校联合会AAMC(Association of American Medical Colleges)组织的医学院入学考试(Medical College Admission Test,MCAT)。医学院的学生前2年学习解剖、生理、生化、病理、药理、微生物等基础医学课程。在二年级结束时参加全美医师资格考试(United States Medical Licensing Examination,USMLE)的第一部分测验(Step I),通过测试后方可进入高年级的学习。后2年进行内科、外科、儿科、妇产科、精神病科和家庭医生科等临床专业训练。医学院毕业前进行USMLE的第二部分测验(Step Ⅱ)。通过全美医师资格考试第一、第二部分考试的医学院学生,即可获得医学博士学位MD,再由美国住院医师搭配委员会(National residency matching program,NRMP)和加拿大皇家医学会(Canadian Medical Association,Can Meds)将MD获得者调配到各家培养住院

医生的医院,在毕业后的 1～3 年内 MD 获得者将参加全美医生资格考试的第三部分(Step Ⅲ),通过者才获得行医资格。其后,还需进入为期 3～7 年的按专业定向的临床训练:住院医生培训要经过美国毕业后医学教育认证委员会(Accreditation Council for Graduate Medical Education,ACGME)的两次考核;专科医生培训要通过由各医学专科委员会组织的两次专科证书考试才成为专科医生,并获得专科医师证书。一般而言,专科医生需 7 年左右的临床培训。家庭(社区)医生培训时间较短,一般需 3 年的住院医生培训。专科医生在医院工作,收入高于主要在社区从事医疗服务工作的家庭(社区)医生。在北美,根据医生的行医和继续教育情况,行医资格每 2～3 年核准 1 次,专科医师证书每 6～10 年核准 1 次。

### 三、我国两类不同培养目标的"医学博士"

#### (一) 八年制医学博士标志其具备成为医师的学位资格

中国协和医科大学长期以来一直实施的是八年制医学教育:其 8 年的前 2 年半为医学预科阶段,在清华大学学习普通自然科学、社会科学和人文科学课程;后 5 年半为医学本科阶段,在协和学习基础医学和临床医学课程,完成临床实习、科研训练和毕业论文。学生按规定修完全部课程,成绩优秀者授予医学博士学位;成绩合格者授予医学硕士学位。毕业生适宜从事临床医疗、基础医学研究以及与医学有关的其他科学研究和医学教育工作。

协和八年制的办学特点是"小规模、高标准、精英教育"。为了适应全面建设小康社会和医学教育标准国际化的要求,我国 2004 年开始在综合性大学医学院试点招收八年制医学博士,并对试点八年制的院校数(北京大学、北京协和医学院、复旦大学、华中科技大学、四川大学、中山医科大学、中南大学 7 家)和招生规模数(100 名)都进行了极其严格的控制。由于八年制医学生的前 4 年一般在综合性大学的其他专业学习公共基础课和医学基础课,后 4 年才在医学院接受临床医学教育,其临床能力与《临床医学专业学位试行办法》

所规定的临床医学博士专业学位水平存在着较大差距。尽管八年制医学生获得的是医学博士学位,但只是表明其具有成为医师的学位资格,尚不具备临床医师的行医资格和合格医师的技能水平,如果毕业后从事临床医疗工作,八年制医学博士仍然必须按照住院医师规范化培训的要求进行临床能力训练。

### (二) 临床医学专业学位博士标志其临床能力已达主治医师水平

我国的专业学位研究生教育强调的是职业技能。1988 年 10 月,国务院学位委员会第八次会议决定,在医科着手研究职业学位(professional degree),对于设立医学职业学位的必要性和可行性,当时通过对全国 8 省市的不同类型医院和不同层次临床医师及管理人员的广泛调查,有 81.4% 的被调查者认为建立医学职业学位是十分必要的。不少临床医学专家指出,按照临床医学实验研究的研究生培养模式培养出来的研究生是不会看病的,必须以培养临床专门人才为目的,对培养方法进行改革。1996 年国务院学位委员会第十四次会议通过了《专业学位设置审批暂行办法》。

在医学生毕业后教育(住院医生规范化培训)体系不够完备的基本国情下,为了满足社会对"会看病"医学博士的需求,1997 年国务院学位委员会审议通过了《临床医学专业学位试行办法》,开始正式进行临床医学专业学位的试点工作。其招收对象为五年制本科毕业的医学学士,明确规定临床医学博士专业学位获得者应"熟练地掌握本学科的临床技能,能独立处理本学科常见病及某些疑难病症,能对下级医师进行业务指导,达到卫生部颁发的《住院医师规范化培训试行办法》中规定第二阶段培训结束时要求的临床工作水平",即其临床能力要达到低年资主治医师水平。

现阶段我国东西部经济和医学教育发展极不平衡。复旦大学是 1998 年第一批开展临床医学博士/硕士专业学位的试点单位,2002 年起已停招五年制医学本科,2004 年停招七年制、试点八年制,把重点放在提高医学生的培养层次和教育质量上,临床医学专业招生规模近年来"稳中有降"(表 2 - 2);而西部地区的医学教育仍然以本科和大专为主,临床医学专业硕士社会需求量大。

表2-2　复旦大学临床医学专业招生(人数)规模

| 学 制 学 位 | 2000 年 | 2001 年 | 2002 年 | 2003 年 | 2004 年 |
| --- | --- | --- | --- | --- | --- |
| 五年制本科生(医学学士) | 219 | 79 | 0 | 0 | 0 |
| 七年制医学硕士 | 219 | 293 | 372 | 240 | 0 |
| 八年制医学博士 | 0 | 0 | 0 | 0 | 100 |
| 医学专业学位硕士 | 117 | 143 | 154 | 156 | 124 |
| 医学专业学位博士 | 102 | 109 | 122 | 106 | 81 |
| 合计 | 438 | 545 | 648 | 502 | 305 |

新疆医科大学是1998年第一批开展临床医学硕士专业学位的试点单位,近年来在稳定临床医学科学学位硕士招生规模的同时,扩大临床医学专业学位硕士招生规模,培养目标定位于为新疆人民服务的会看病的医师,注重临床能力的培养,规定凡是应届本科医学生报考临床医学专业研究生必须报考专业学位,学制4年(第一年下临床,结束前参加执业医师资格考试)。表2-3显示了新疆医科大学2000～2004年临床医学专业招生情况。

表2-3　新疆医科大学临床医学专业招生(人数)规模

| 学 制 学 位 | 2000 年 | 2001 年 | 2002 年 | 2003 年 | 2004 年 |
| --- | --- | --- | --- | --- | --- |
| 三年制大专生 | 126 | 105 | 562 | 336 | 0 |
| 五年制本科生(医学学士) | 199 | 217 | 449 | 395 | 533 |
| 七年制医学硕士 | 34 | 63 | 117 | 90 | 90 |
| 医学专业学位硕士 | 46 | 59 | 53 | 100 | 224 |
| 医学科学学位硕士 | 33 | 56 | 78 | 60 | 52 |

内蒙古医学院和青海大学医学院是2003年第三批开展临床医学硕士专业学位的试点单位,2004年才刚刚开始临床医学专业学位研究生的试点工作(内蒙古医学院临床医学专业招生情况如表2-4所示)。西藏大学医学院尚未开展临床医学硕士专业学位的试点,2004年临床医学专业学位研究生招生数为零。

表2-4　内蒙古医学院临床医学专业招生规模

| 学 制 学 位 | 2003 年 | 2004 年 |
|---|---|---|
| 五年制本科生(医学学士) | 473 | 413 |
| 医学专业学位硕士 | 0 | 56 |
| 医学科学学位硕士 | 109 | 53 |
| 合计 | 582 | 522 |

由此可见,在短期内,我国不可能在全国范围取消五年制临床医学学士和临床医学专业硕士学位层次教育,实行和北美国家接轨的医学博士(MD)单一学位体系。在今后相当长的一段时期,全国绝大多数医学院校仍需继续招收5年制医学生,34 个临床医学博士/硕士专业学位试点单位和50 个临床医学硕士专业学位试点单位也还将继续担负起大量五年制医学本科毕业的临床医师提高学历层次(毕业后教育/住院医生规范化培训)的重要作用。

### (三) 对两类"医学博士"中英文名称调整规范的设想

我国的医学博士科学学位 DMS(Doctor of Medical Science)实质上就是北美国家医学门类的哲学博士(PhD)学位,在此不作讨论。为了和北美国家 MD 医学教育接轨,同时避免我国"临床医学专业学位博士"和"八年制医学博士"概念的混淆,必须调整规范我国目前同时并存的两类临床医学专业"医学博士"的中英文名称。建议将临床医学专业学位博士由原来的"医学博士"(Doctor of Medicine)改为"临床医学博士"(Doctor of Clinical Medicine,DCM);对于"八年制"医学生则授予"医学博士"学位(Medical Doctor,MD)。表 2-5 是医学博士 MD 和临床医学博士 DCM 在培养模式、学位标准和毕业后教育等方面的比较。

表2-5　医学博士 MD 和临床医学博士 DCM 的比较

| 项目 | 中国医学博士 MD | 美国医学博士 MD | 中国临床医学博士 DCM |
|---|---|---|---|
| 生源背景 | 高中毕业生、文理学院本科毕业生 | 综合性大学文理学院本科毕业生(BS/BA) | 医学院本科毕业生 BM |

| 项目 | 中国医学博士 MD | 美国医学博士 MD | 中国临床医学博士 DCM |
|---|---|---|---|
| 入学方式 | 全国高考 | 医学院 MCAT 考试 | 全国统考 |
| 培养模式 | 4＋4 | 文理 4＋医学 4 | 医学 5＋研究生(2＋3) |
| 培养单位 | 2004 年起试点,目前有 7 所综合性大学医学院 | 美国所有的医学院(共 126 所) | 1998 年起,目前有 34 个临床医学博士/硕士专业学位试点单位 |
| 学位标准 | 成为医师的学位资格 | 成为医师的学位资格 | 低年资主治医师水平 |
| 毕业生从事工作 | ① 获住院医师规范化培训证书,成为临床医师;<br>② 获 PhD 学位,成为基础或临床医学科学家 | ① 获医师证书,成为全科或专科医师;<br>② 获 PhD 学位,成为基础或临床医学科学家 | 成为临床医生 |
| 毕业后教育 | 毕业后才进入住院医师规范化培训 | 毕业后进入 3～7 年住院医生和专科医生临床训练 | DCM 期间已完成住院医生第一、第二阶段规范化培训 |

## 四、构建中国特色的医生培养教育体系

中国协和医科大学 1995 年起在八年制医学教育中设立了 MD/PhD 双博士学位教育项目,即取得医学博士 MD 学位的少数八年制医学生继续学习 3 年时间,培养既具有较强的医疗实践能力,又具有独立进行医学科学研究能力的复合型人才。

毫无疑问,八年制医学博士 MD 中的大多数在毕业后都将从事临床医疗工作,必须要经过住院医师规范化培训。由于八年制医学博士(MD)的培养方案对于临床技能要求应不低于七年制医学生(住院医师第一阶段规范化培训),因此,对于八年制医学博士(MD)获得者的住院医师规范化培训可以将其设想为"医学院 MD 获得者通过博士后招收途径进入附属医院做博士后,在为期 2～3 年的住院医师第二阶段规范化培训期间享受在校博士后待遇,博士后出站时获得 DCM 学位(双博士)"。这样就从根本上解决了医学博士 MD 在医

院里接受毕业后教育期间待遇的矛盾(低年资住院医师/临床博士后)和住院医师规范化培训结束后在临床从事医疗工作的卫生技术系列职称资格的矛盾(主治医师/副主任医师),同时也更加有利于八年制吸引优秀的高中毕业生源。

比较现阶段中美两国医生培养教育体系(表2-6),美国的医学学位只设博士学位,医学生MD毕业后教育不需要提升学位层次,住院医生和专科医生临床训练由美国毕业后医学教育认证委员会(ACGME)和各医学专科委员会负责,合格者获得医师证书。中国的培养体系特色在于:①根据中国国情,医学学位设置学士、硕士和博士三级学位;②针对大量五年制医学本科毕业的临床医师提高学位层次需要,实施临床医学专业学位制度;③面对住院医师规范化培训不完善的现状,将临床医学专业学位和住院医师规范化培训有机结合,1998年以来已培养了一批"会看病"的临床医学博士;④明确八年制医学博士本质内涵是成为医师的学位资格,毕业后进入住院医师规范化培训,和临床医学专业学位的有机结合解决其工资待遇和晋升资格等问题。

**表2-6　中、美两国医生培养教育体系比较**

| 项目 | 中　国 | | 美　国 |
| --- | --- | --- | --- |
| | MD+DCM(双博士) | BM+DCM(博士) | MD+医师证书 |
| 文理学院教育(undergraduate education)<br><br>医学院教育(medical school education) | 高中毕业生或文理学院本科毕业生,8年或4年后获医学博士MD | 高中生源,5年后获医学学士BM。 | 文理学院本科毕业生(BS/BA)(4年)<br><br>医学博士MD(4年) |
| 毕业后医学教育(graduate medical education) | MD在附属医院做博士后,进入为期2～3年的住院医师第二阶段规范化培训,获DCM | 经5年左右住院医生第一、第二阶段规范化培训获DCM | 进入为期3～7年住院医生和专科医生临床训练,获医师证书。 |

(本文收录于《上海研究生教育》2005年第2期)

## 第三节　关于我国医学学位体系及其标准
## 研究的问卷分析报告

从科学发展观和以人为本的理念出发,保障国民健康日益受到重视,对医学高层次人才也提出了更新与更高的要求。《中国医学学位体系及其标准研究》立足于我国目前所处经济、社会发展阶段的基本国情,借鉴美国、欧洲等国家医学学位体系和医师准入制度的成熟经验,重点研究医学不同层次(学士、硕士、博士)的学位授予标准,为我国现行医学教育的运行与管理提供政策性指导意见,以促进高等医学教育的改革与发展,适应中国社会卫生事业的发展需求。

本文是对《中国医学学位体系及其标准研究》的国内医学专家问卷调查结果的分析报告。

### 一、对象和方法

#### (一) 调查对象

2006 年 6～7 月对全国 41 所医学院校(表 2 - 7)的 1 343 位临床医学研究生导师进行了问卷调查。

分层随机抽样确定调查院校和调查对象:①八年制院校:2004 年试办八年制的 8 所医学院校,439 人;②七年制院校:抽样 20 所招收七年制的医学院校,662 人;③其他院校(以下简称五年制院校):抽样 13 所临床医学硕士专业学位试点单位,242 人。

被调查的 1 343 位研究生导师中,具有医学博士和医学硕士的比例分别为 51.01% 和 26.43%。来自于临床医学所有二级学科,主要为内科学(25.24%)、外科学(21.07%)、妇产科学(5.36%)、儿科学(5.73%)、影像医学与核医学(6.18%)、神经病学(5.21%)、肿瘤学(5.06%)等领域。

表 2 - 7 接受调查院校一览

| 院校层次 | 院校数量 | 院 校 名 称 |
|---|---|---|
| 八年制 | 8 | 北京大学、清华大学、中国协和医科大学、复旦大学、中南大学、中山大学、四川大学、华中科技大学 |
| 七年制 | 20 | 首都医科大学、天津医科大学、苏州大学、同济大学、东南大学、温州医学院、福建医科大学、青岛大学、新疆医科大学、吉林大学、南京医科大学、中国医科大学、上海交通大学、重庆医科大学、山东大学、南京大学、西安交通大学,第四军医大学、第二军医大学、大连医科大学 |
| 五年制 | 13 | 暨南大学、昆明医学院、南昌大学、徐州医学院、南通医学院、佳木斯大学、遵义医学院、广州医学院、贵阳医学院、宁夏医学院、内蒙古医学院、兰州医学院、锦州医学院 |

**（二）调查内容**

围绕"我国现行医学学位体系特征及存在问题"和"医学学位体系改革及其标准的建议方案"设计调查问卷,调查工作由被抽医学院校的研究生院(处)专人负责。

**（三）统计分析**

建立数据库,以 SPSS11.5 应用软件进行统计分析。

## 二、结果和讨论

**（一）我国现行医学学位体系存在的问题**

**1. 主要问题** 大多数专家认为我国现行医学学位体系主要存在以下 7 个方面的问题:①多种医学学位模式并存(专家比例为 87.49%);②医疗准入与学位无关,职称评定却与学位密切相关系(78.11%);③医学学位授予标准不一(77.81%);④社会对医学学位认识不清(72.90%);⑤七年制、八年制的医学教育与我国的学位体系研究生培养存在冲突和矛盾(69.99%);⑥我国的医学学位授予比较宽泛(68.80%);⑦不利于国际交往(67.24%)。而只有 20.18%的专家认为存在"医学专业学位授予标准过高"的问题。

**2. 重要性分析**　就以上存在问题对医学教育的影响程度,进一步征询专家意见作重要性分析,排序前3位的问题依次是"多种医学学位模式并存""医学学位授予标准不一"和"医疗准入与学位无关,职称评定却与学位密切相关"。

(1)多种医学学位模式并存:目前,我国硕士以上的医学学位存在多种培养模式。在调查的所有医学专家中,大多数(78.41％)都知道我国医学博士学位类型既有科学学位又有专业学位;误以为只有科学学位医学博士或只有专业学位医学博士的专家比例分别为12.36％和6.70％。

(2)医学学位授予标准不一:多种医学学位模式并存,各种类型医学教育培养的侧重点、授予学位的要求也不尽相同。即使是同一学位层次的医学研究生教育,其大学起点的学习时间和学位授予标准侧重点并不一致(表2-8)。

表2-8　我国现行临床医学专业不同层次学位授予对象的比较

| 层次 | 学习时间(年) | 学位授予标准侧重点 |
| --- | --- | --- |
| 硕士研究生 | 8 | 重临床技能 |
| 七年制硕士 | 7 | 1988年起重文理基础,1998年后重临床技能 |
| 博士研究生 | 10 | 重临床技能,获学位时要求达到低年资主治医生水平 |
| 八年制博士 | 8 | 重文理基础,博士是成为医师的学位资格,毕业后进入住院医生培训 |

(3)医疗准入与学位无关,职称评定却与学位密切相关:1999年正式实施的执业医师法规定,具有高等学校医学专业本科以上学历,在执业医师指导下,在医疗、预防、保健机构中试用期满1年的可以参加执业医师资格考试,未经医师注册取得执业证书,不得从事医师执业活动。在2000年卫生部颁发的《临床医学专业技术资格考试暂行规定》中,关于参加临床医学专业中级资格考试的必备条件,对于不同层次学历学位获得者所要求的从事医师工作年限是不一样的:取得医学本科学历,要求从事医师工作满4年;取得临床医学硕士专业学位,要求从事医师工作满2年;取得临床医学博士专业学位,从事医师工作的当年即可。在本次调查的所有医学院校专家中,认为医师准入应对学位作出要求"非常有必要"和"有必要"的比例分别为23.45％和44.01％,两者合计达到67.46％。

**（二）我国医学学位体系及其标准研究的必要性**

本次调查专家中的 96.94% 认为有必要开展"中国医学学位体系及其标准的研究"。其中认为研究"非常有意义"的占 52.79%，认为"有意义"的占 44.15%。96.43% 的专家认为我国医学学位体系需要改革，其中认为"需要改革"的为51.68%，认为"基本可行，但需要改革"的为 44.75%。

以八年制医学教育为例，迄今，八年制医学博士的学位授予标准尚未出台，其学位类型是科学学位或是专业学位也尚未明确。本次调查结果表明，医学专家对"八年制医学博士"认识较为模糊。

在八年制教育层次上，71.07% 的八年制院校专家认为八年制是"本硕博连读"，13.90% 的专家回答"不清楚"，还有 8.43% 的专家认为八年制是"本科教育"。

在八年制培养模式上，专家回答结果分散。29.44% 的专家认为八年制应"从本科毕业生中招生，获博士毕业证书和医学博士学位证书"；24.87% 的专家认为八年制应"从本科毕业生中招生，获本科毕业证书和医学博士学位证书"；18.99% 的专家认为八年制应"从高中毕业生中招生，获本科毕业证书和医学博士学位证书"；17.80% 的专家认为八年制应"从高中毕业生中招生，获博士毕业证书和医学博士学位证书"；还有 4.54% 的专家回答"不清楚"。

在八年制教育管理上，专家意见也不集中。46.05% 的七年制和八年制院校的专家认为应对八年制医学生进行分段管理，即前 4 年按本科生管理，后 4 年按研究生管理；18.71% 的专家认为八年制应归入研究生管理；12.53% 的专家认为八年制属于本科生管理；18.17% 的专家回答"不清楚"，缺项为 4.54%。

**（三）我国医学学位体系改革的主要内容**

**1. 逐步统一医学学位教育模式**　八年制医学博士是"精英教育"：为了适应全面建设小康社会和医学教育标准国际化的要求，我国 2004 年开始在综合性大学医学院试点招收八年制医学博士，并对试点八年制的院校数和招生规模数都进行了极其严格的控制。大约 70% 的专家认为：八年制医学博士是"精英教育"，八年制医学院校的生/师比应达到 8/1（专家比例 46.69%），甚至 4/1（专家比例 23.90％);八年制医学院校的床位/学生比应达到 8/1(专家比例47.51％),甚至 4/1(专家比例 19.58％)。

一定时期内保留"五年制"和"临床医学专业学位研究生":我国社会经济发展和卫生服务需求在东西部极不平衡的基本国情,决定了全国范围内医学教育实际情况难以达到"投入大、规模小、学制长、生源优、质量高"。对于"办八年制的学校不再招收五年制",表示不同意的专家比例高达 72.08％,其中八年制、七年制、五年制院校的专家比例分别为 69.25％、75.68％和 67.36％。对于"在相当长的历史时期内,我国都应设立医学学士学位层次教育,并继续保持为本科生以同等学力在职申请学位提供途径的临床医学专业学位研究生教育",表示同意的专家比例为 71.85％,其中八年制、七年制、五年制院校的专家比例分别为 75.63％、67.82％和 76.03％。此外,83.54％的专家认为临床医学专业学位是"临床医生提升学位层次的有效途径"和"衔接学位授予与住院医师培训的纽带"。

取消"七年制医学教育":对于"在存在五年制和八年制的前提下取消七年制",表示同意的专家比例为 64.93％,其中八年制院校专家为 73.35％,七年制院校专家为 59.82％。对于"办八年制的学校不再招收七年制",表示同意的专家比例为 69.69％,其中八年制院校专家为 77.68％,七年制院校专家为 66.01％。

**2. 明确八年制医学博士学位类型和授予标准**    制订学位授予标准的前提是确立学位类型。1997 年,国务院学位委员会通过的《关于调整医学学位类型和设置医学专业学位的几点意见》明确规定:医学博士科学学位侧重于学术理论水平和实验研究能力,以培养从事基础理论或应用基础理论研究人员为目标;医学博士专业学位侧重于从事临床医学职业的实际工作能力,以培养高级临床医师为目标。

关于八年制医学博士的学位类型,专家认识极不一致。32.17％的专家认为应授予临床医学专业博士学位;25.47％的专家认为应授予医学科学博士学位;31.27％的专家认为既可授予科学学位也可授予专业学位;还有 9.68％的专家认为应为八年制设置新的博士学位类型。

如果八年制授予临床医学专业博士学位,为避免和已有临床医学博士生授予学位名称的冲突,有人建议:临床医学研究生按专业学位类型(标注二级学科)授予学位,如医学博士(外科学),英文描述为 DM(in Surgery);而对于八年制医学生,则授予学位为医学博士,英文描述为 MD。就以上建议征询意见,表示同意的专家比例占 51.60%,不同意比例占 32.17%,不清楚比例占 14%(表 2-9)。

表 2-9　关于设置两类医学博士(DM 和 MD)的专家意见

| 院校层次 | 同意 | | 不同意 | | 不清楚 | | 缺失 | | 合计 |
| --- | --- | --- | --- | --- | --- | --- | --- | --- | --- |
| | 人数 | 百分比(%) | 人数 | 百分比(%) | 人数 | 百分比(%) | 人数 | 百分比(%) | |
| 八年制 | 201 | 45.79 | 161 | 36.67 | 63 | 14.35 | 14 | 3.19 | 439 |
| 七年制 | 348 | 52.57 | 210 | 31.72 | 91 | 13.75 | 13 | 1.96 | 662 |
| 五年制 | 144 | 59.50 | 61 | 25.21 | 34 | 14.05 | 3 | 1.24 | 242 |
| 合计 | 693 | 51.60 | 432 | 32.17 | 188 | 14.00 | 30 | 2.23 | 1 343 |

### (四) 我国医学教育和医师准入制度(3+X)的衔接

**1. 合理定位院校医学教育功能**　在美国,医学生院校教育和住院医师培训阶段划分明确。获得医学博士学位(MD)只是住院医师培训的准入条件,医师资格考试的前两部分在医学院学习阶段完成,第三部分测验在毕业后的 1~3 年内进行,通过者才能获得行医资格。

在法国,医学生院校教育和住院医师培训是融为一体的。医学院学生在完成了 6 年的学习后,凡进入全科医师培训(3 年),通过博士论文答辩者,获得国家医学博士学位(全科医师);凡进入其他专科培训(5~6 年),通过博士论文答辩者,获得国家医学博士学位(专科医师)。

在我国,临床医学专业学位研究生教育和住院医师培训也是融为一体的。1996 年国务院学位委员会颁发的《专业学位设置审批暂行办法》第十条要求:"各专业学位所涉及的有关行业部门应逐步把专业学位作为相应职业岗位(职位)任职资格优先考虑的条件之一。"1997 年,国务院学位委员会审议通过了《临床医学专业学位试行办法》，明确规定临床医学博士专业学位获得者应"熟练地掌握本学科的临床技能，能独立处理本学科常见病及某些疑难病症，能对下级医师进行业务指导，达到卫生部颁发的《住院医师规范化培训试行办法》中规定第二阶段培训结束时要求的临床工作水平"，即其临床能力要达到低年资主治医师水平。并且还规定，已获硕士专业学位，经住院医师规范化培训，其临床能力达到低年资主治医师水平的优秀者，也可通过在职申请学位的途径，申请临床医学专业博士学位。

关于院校医学教育的功能定位，本次调查问卷结果，专家意见也不一致（表2-10）。观点一认为"现行医学专业学位制度将院校医学教育（学位教育）和毕业后医学教育（临床技能培训）有机融合于一体，为医学生毕业后直接进入临床从事医疗工作打下了良好基础"；观点二认为"应将毕业后教育（临床技能培训）与院校医学教育（学位教育）严格区分开来，即不能把住院医师规范化培训的要求纳入学位授予标准之中"。认同观点一和观点二的专家比例分别为47.21%和32.28%。另外10.05%的专家认同观点三，"可以维持现状，但应逐步取消以二级或三级学科定向的专科化训练的临床医学专业学位研究生教育"。

表2-10    院校医学教育和毕业后医学教育的关系

| 院校层次 | 观点一 | | 观点二 | | 观点三 | | 不清楚 | | 缺项 | | 合计 |
|---|---|---|---|---|---|---|---|---|---|---|---|
| | 人数 | 百分比(%) | 人数 | 百分比(%) | 人数 | 百分比(%) | 人数 | 百分比(%) | 人数 | 百分比(%) | |
| 八年制 | 190 | 43.28 | 154 | 35.08 | 43 | 9.79 | 38 | 8.66 | 14 | 3.19 | 439 |
| 七年制 | 308 | 46.53 | 236 | 35.65 | 67 | 10.12 | 34 | 5.14 | 17 | 2.57 | 662 |
| 五年制 | 136 | 56.20 | 57 | 23.55 | 25 | 10.33 | 18 | 7.44 | 6 | 2.48 | 242 |
| 合计 | 634 | 47.21 | 447 | 32.28 | 135 | 10.05 | 90 | 6.70 | 37 | 2.76 | 1 343 |

**2. 有机衔接医师准入制度**    在调查的所有医学院校中，71.63%的专家认为"医学科学学位与医学专业学位应有不同的职业定位"。关于临床医学学历学位教育与医师准入制度的衔接，部分专家有以下几点看法。

对于本科背景为临床医学专业的医学科学学位硕士或博士，如果已在本科或硕士毕业后接受过住院医师训练,则可直接进入专科医师培养;未接受过住院医师训练者,应经过 2 年住院医师培训(1 年轮转,1 年二级学科住院医师培训),通过执业医师资格考试,获得医师执业资格。也需经 3～5 年专科医师培养,考试获得证书及认证。

对于临床医学专业学位硕士或博士,由于已在研究生阶段接受过住院医师训练,可直接进入专科医师培养,并应根据其研究生阶段的临床培训项目考核情况进行专科医师培养计划的调整。

对于五年制临床医学本科生(医学学士),毕业后应经过 3 年的住院医师培训(1 年轮转,2 年在二级学科住院医师培训),通过国家执业医师资格考试,获得医师执业资格;再经过 3～5 年的三级学科专科医师培养,通过全国专科医师考试,获得专科医师证书,并经中国医师协会认证后,成为专科医师。

对于八年制医学博士,毕业后应经过 2 年住院医师培训(1 年轮转,1 年二级学科住院医师培训),通过执业医师资格考试,获得医师执业资格。也需经 3～5 年专科医师培养,考试获得证书及认证。

由于八年制医学博士 MD 的培养方案对于临床技能要求应不低于七年制医学生(住院医师第一阶段规范化培训),因此,对于八年制医学博士 MD 获得者的住院医师规范化培训可通过下列途径进行:医学院 MD 获得者通过博士后招收途径进入附属医院做博士后,在为期 2～3 年的住院医师第二阶段规范化培训期间享受在校博士后待遇,博士后出站时获得 DM 学位(双博士)。这样就从根本上解决了医学博士 MD 在医院里接受毕业后教育期间待遇的矛盾(低年资住院医师/临床博士后)和住院医师规范化培训结束后在临床从事医疗工作的卫生技术系列职称资格的矛盾(主治医师/副主任医师),同时也更加有利于八年制吸引优秀的高中毕业生源。

## 三、结语

(1) 我国现行医学学位体系存在 3 个主要问题:①多种医学学位模式并存;②医学学位授予标准不一;③医疗准入与学位无关,职称评定却与学位密切相关。

（2）对于"八年制的教育层次、培养模式和教育管理"，专家意见认识不一。

（3）我国医学学位体系需要改革，应当开展系统深入的医学学位体系及其标准研究。

（4）逐步统一医学学位教育模式：八年制目前定位于"精英教育"；在一定时期内须保留五年制和临床医学专业学位研究生；取消七年制。

（5）调研世界主要国家医学博士培养模式，明确我国八年制医学博士的学位类型和授予标准。

（6）合理定位院校医学教育功能，加强医学院校教育和医师准入制度的衔接。

（本文收录于《上海研究生教育》2007 年第 1 期）

## 第四节　对我国临床重点专科/学科评价和建设工作的回顾与思考

自 2010 年起，卫生部等部门正式启动了国家临床重点专科建设项目，并下发《国家临床重点专科评估管理办法（试行）》。文件指出国家临床重点专科是卫生部根据医疗卫生发展需求，组织专家评估产生的能够代表我国医疗技术水平和服务能力的医疗科室，是推广临床技术、开展临床科研、培养临床人才的重要基地，在临床医疗服务体系中居于技术核心地位。本文对我国临床重点专科/学科评价和建设工作进行了历史回顾和系统分析，以供相关行政部门、医学院校及医疗单位进行决策时参考。

### 一、我国临床重点专科/学科评价和建设工作的历史回顾

**（一）教育部国家重点学科、一级学科评选（评估）和建设工作**

20 世纪 80 年代中期，我国在高等学校中遴选出 416 个学科进行重点建设，

其中有 53 个医学学科,但当时的参评主体为高校,临床学科一般依托高校附属医院,作为高校相应学科的一部分参与评选。此后,教育部学位与研究生教育发展中心根据"服务大局、服务高校、服务社会"的目的,已进行了 3 轮一级学科评估,而一级学科评估采用"客观评价与主观评价相结合,以客观评价为主"的指标体系,包括"师资队伍与资源""科学研究水平""人才培养质量"和"学科声誉"4 个一级指标。

**(二) 地方及高校临床重点专科/学科评价和建设工作**

从文献检索来看,许多省市已经或近期计划开展"省级临床重点专科/学科"等类似项目。以上海为例,就有上海市医学重点学科建设、上海市临床医学中心建设、上海市医学重点专科建设、上海市"重中之重"医学学科建设等项目,均具有学科评价及促进医院学科发展的意义。而自 2010 年起,复旦大学医院管理研究所启动发布"中国最佳医院及最佳专科声誉排行榜"。该排行榜主要以"同行评议"的方式,再辅以 SCI 收录论文影响因子总值、国家级获奖情况等要素,对选定的 20 余个临床专科,由研究所组建的专家库中随机抽取专家,要求专家综合考虑学科建设、临床技术与医疗质量、科研水平等因素,提名所在专业领域内排名第一至五(2011 年改为第一至八)的医院,并根据专家的排名,得出了该领域的各医院平均声誉分值,通过排序产生最终排名结果。

**(三) 卫生部国家临床重点专科评价和建设工作**

2010 年 4 月,卫生部下发《关于做好 2010 年国家临床重点专科建设项目的通知》,首次从全国层面正式启动对于医院临床专科的评估和建设工作。国家临床重点专科建设项目评估体系为 3 级指标体系,各个专科评估指标体系略有不同,所占比重稍有差异。但所有专科一级指标均为 5 项,分别是基础条件(占总分权重 10%左右)、医疗技术队伍(占总分权重 20%左右)、医疗服务能力与水平(占总分权重 35%左右)、医疗质量状况(占总分权重 25%左右)、科研与教学(占总分权重 10%左右);二级指标 25 项左右;三级指标 70 项左右。

## 二、我国临床重点专科/学科建设项目评价和建设工作的讨论及建议

通过上述历史回顾及与其他评价体系的对比,凸显了卫生部启动国家临床重点专科建设项目对于临床学科评估的重要性。原因主要为:①教育部国家重点学科、一级学科评价(评估)工作,其中虽也分别涉及 53 个医学学科和临床医学、口腔医学等一级学科的评价(评估),但参评主体为高校,其评价指标体系重点关注科研和教学,反映临床能力指标缺乏。而卫生部国家临床重点专科建设项目虽也有科研和教学的指标,但整体占比仅为 10% 左右,而临床能力指标整体占比在 60% 以上,使评价的重点"回归临床",进一步扭转三级医院临床医务人员"重科研、轻临床"倾向。②相较地方各类临床重点专科/学科建设项目而言,卫生部国家临床重点专科建设项目无疑是填补了国家层面没有对医院临床专科系统评价的空白,评选出各临床专科中的"国家队",国家重视和加大对重点专科的投入,可促进各临床专科"国家队"与国际先进技术接轨,打造与我国经济地位相匹配的临床综合实力。③与"中国最佳专科声誉排行榜"相比,卫生部国家临床重点专科评选时除了保证"水平"以外,同时也要兼顾"公平",使得每个地区和省份,尤其是发展相对落后地区和省份都能够提升其临床诊疗水平,使群众能够"看得好病"。

近年来,各地国家临床重点专科建设项目在基础设施、人才培养、临床能力、科研教学等方面取得了一定的成绩,但也存在着一些问题。现就存在问题提出相关建议。

### (一)"教""卫"合作,协同创新,统筹建设国家临床重点专科

在上海的医改过程中,尤其是临床医学人才培养及学科建设等方面,教育部门及其所属学校和卫生部门及其所属医院进行了紧密的协同创新,如在上海市医学教育综合改革总体方案设计等研究和实践中,充分体现了"医改""教改"互动,取得了较好的成效。值得一提的是,在教育部、卫生部的大力支持下,上海于

2010 年在全国率先开展"住院医师规范化培训与临床医学硕士专业学位研究教育相结合"的改革试点项目。而这一模式在 2012 年 8 月召开的全国临床医学(全科)专业学位研究生培养模式改革座谈会上,获得教育部、卫生部、国务院学位办的高度肯定,并已向全国推广。因此,在国家临床重点专科建设项目中,也应充分调动卫生、教育两个方面的积极性,主要分成两个层面:①卫生、教育行政部门层面。在临床医学人才培养及学科建设的过程中,反映出临床医学专业二级学科、三级学科与住院医师、专科医师培训科目及医院设置诊疗科室并不完全吻合。因此,人才、学科的使用方(卫生部门)与人才、学科的培养方(教育部门)应进一步理顺上述科目之间对应关系,力求"归一",如上海即在住院医师规范化培训科目中增设了"肿瘤科"基地。此外,卫生部应积极向教育部争取将国家临床重点专科作为国家重点学科、一级学科的评估指标。②大学、医院层面。大学附属医院相较非附属医院而言,在人才培养及学科建设等方面存在较大的优势,所以,在国家临床重点专科建设项目中大学附属医院立项占多数。但因申报主体为医院,大学往往只是通过附属医院成为最终结果的"被告知方",而不是"参与方",因此,无形中割断了大学了解当下临床重点专科(含临床医学人才)发展方向的渠道,而仅把临床医学等学科作为普通学科参照教育部门的指标体系来建设,以致造成"重基础科研、轻临床研究"的局面。而如果大学参与到国家临床重点专科建设项目的组织和管理中来,就能了解到国家临床重点专科建设项目评分标准中临床能力、科教能力的占比情况,而即使在占比较少的科教方面也规定"所指论文(包括 SCI 收录论文、中文期刊论文等)、科研项目或课题、科研成果等,均指临床应用方面的论文、项目、课题或成果",这样既可使大学在一定程度上转变临床医学人才培养及学科建设的理念和模式,从而为大学临床医学专业型人才及学科建设改革指明了方向。如复旦大学自 2010 年起就积极参与国家临床重点专科建设项目的组织和管理工作中,学校医院管理处牵头召开校内评审会及经验交流会,邀请院士、知名专家、医院管理者从不同角度为参评单位进行辅导,并在校内明确了"育好人才、建好学科、用好经费"的项目总体要求。在 2010~2012 年 3 年间,复旦大学各附属医院共获得 42 个国家临床重点专科建设项目。并且,复旦大学基于国家临床重点专科建设项目的长远要求,启动循证医学中心平台,组织中心专家赴各附属医院进行循证医学专题巡讲,从而在医学生、临床医师中推广循证医学的理念,并通过追踪国际相关领域的最新进展,提升学术水平和临床科研能力,打造临床研究的公共平台。

**(二)"评""改"联动,数据客观,大力推进全行业信息化建设**

目前,我国医改各项工作正逐步推进,其中不乏很多医改专项工作相互关联。为提升医院参与医改各项工作的积极性,应以"国家临床重点专科建设项目"作为推进医改工作的一项重要抓手,做到"评""改"联动,即"国家临床重点专科评估"中纳入当下医改重点推进工作的指标体系或必备条件、指标类型及权重可以根据评估所处时期各项医改工作的重要性进行变化。现行的国家临床重点专科建设项目中,已在对口支援、预约诊疗、抗菌药物临床合理应用、临床路径、优质护理等方面加以强调,对参评单位参与和强化相关医改工作起到了一定的积极作用。但是,就国家临床重点专科建设指标体系而言,其侧重点在临床能力,但涉及如何评估临床能力相关指标数据的客观性、真实性,却存在信息监测不足等问题。现今国内各级各类医疗机构信息化发展程度不一,但总体情况,尤其在运用信息化手段进行临床数据收集和监测方面,距离西方发达国家仍存在较大的差距。因为医院信息化建设是一项基础性工程,不仅仅涉及国家临床重点专科建设项目,还涉及临床路径管理、临床医师管理与评价(医师定期考核、临床系列全行业职称晋升等)、临床研究等方面。尤其是过去临床医学人才及学科评价体系,过多倚重科研能力指标(论文、课题)作为量化指标,其主要原因是临床指标相对难量化且即使量化也很难保证监测数据真实性,长期下来,自然形成了"重科研,轻临床"的"指挥棒",扭曲了临床医学人才发展及学科建设方向。因此,国家临床重点专科建设项目在指标导向正确的基础上,还要做到数据评价客观真实,这就需要大力推进全行业信息化建设,要将医院信息化建设要求纳入"国家临床重点专科评估"的指标体系或必备条件。但目前国内多数三级医疗机构尚不能有效地监测每个临床医师实际发生的各类临床工作量,从而无法及时有效地客观监测各临床科室相关临床指标。首先,作为参评单位(参评标准必须为三级医院)在全国医院信息化建设中应该起到"排头兵"的作用,应通过国家临床重点专科中关于"信息化建设要求"的指标导向,进一步推进医院信息化建设。如复旦大学附属中山医院向该院临床医师发放的与医院网络中心平台相关联的"移动终端",已初步具有监测医师临床业绩完成情况的作用。其次,从全行业的角度,卫生部可借鉴教育部一级学科评估工作中数据可靠性的一些做法,如结合各层级医疗中心建设、医疗联合体建设等工作,专门设立各层级临床能力相关指标公共数据库,明确数据采集标准,便于核查医院上报数据。

### (三)"事""财"并重,指标完善,持续提升临床诊疗服务能力

中央财政对于每个国家临床重点专科给予500万元的经费支持,其中每个临床护理专业补助300万元,每个专科护理专业补助400万元,项目所在单位原则上为每个项目按照中央补助资金不低于1∶1的比例安排配套资金。面对如此大量的资金投入,这就要求各立项单位不仅要做好"事务",还应该管好"财务",要把经费"用好、用对",切实用到设备购置支出、人才队伍建设支出、"适宜技术推广支出"等规定方面上来。因此,为进一步提升立项单位对项目资金管理的重视程度,卫生行政部门应尽快出台《国家临床重点专科建设项目资金管理暂行办法》,建立健全专项资金管理责任制,指导立项单位做好项目资金管理工作,并加大立项单位财务部门对该项目资金管理的参与程度。而对于国家临床重点专科指标体系(含评分标准)应根据专科发展要求进行不断修订,尤其是中华医学会还未设有专科分会的专科,应尽快组建专家库或成立专科分会。除此以外,立项单位在提升自身临床诊疗服务能力的同时,也可通过质控中心、共建协议等形式,同步提升所在区域或共建区域省级临床重点专科建设,如复旦大学与福建省人民政府签订战略合作协议,指导、支持福建省临床重点专科建设。

综上,卫生部国家临床重点专科建设项目实施以来,正逐步起到提升临床诊疗能力的目的,但作为一种制度建设,还需在合作模式、数据监测、考核体系等方面进一步探索和完善,从而使得本项目的实施能够更好地起到评价和建设临床重点专科的作用。

(本文收录于《中国卫生资源》2013年第16卷第5期)

## 第五节　论临床医学专业学位和专科医师
准入制度的相互作用

### 一、临床医学专业学位设置的职业背景

专业学位作为具有职业背景的一种学位,是为培养特定职业高层次专门人才而设置的。1988年国务院学位委员会第八次会议决定,在医科院校着手研究专业学位的设置。通过对全国8个省、市的不同类型医院和不同层次临床医师及管理人员进行问卷调查,80%以上的被调查者认为在我国有必要设置医学专业学位。1993年,卫生部颁发了《临床住院医师规范化培训试行办法》。1997年,国务院学位委员会第十五次会议审议通过了《关于调整医学学位类型和设置医学专业学位的几点意见》和《临床医学专业学位试行办法》,主要内容是:医学门类设置学士、硕士、博士3级学位;学士学位不设专业学位,硕士、博士学位分为医学科学学位和医学专业学位2种类型。"科学学位"要求侧重于学术理论水平、实验研究和科研能力训练,以培养从事基础理论或应用基础理论研究人才为目标;"专业学位"要求侧重于从事临床实际工作,以培养高层次临床医师为目标。1998年,国务院学位委员会办公室、卫生部科教司、国家中医药管理局科教司联合颁发了《关于开展临床医学专业学位试点工作的通知》。目前,我国共有37个临床医学博士、48个临床医学硕士专业学位试点单位。

学历学位是教育水平的衡量标准,是构成职业资格的一个组成部分,但又不等同于职业资格,职业资格包括从业资格和执业资格。从业资格是指从事某一专业的学识、技术和能力的起点标准;执业资格是依法独立开业或从事某一特定专业的学识、技术和能力的必备标准。执业资格制度就是政府对某些责任较大、社会通用性强、关系公共利益的专业实行准入制度。世界上有许多国家都把专业学位作为从事某项职业的必备条件或先决条件。针对我国学历学位教育与职业资格证书之间长期以来一直存在的脱节现象,1996年国务院学位委员会颁发

的《专业学位设置审批暂行办法》第十条要求："各专业学位所涉及的有关行业部门应逐步把专业学位作为相应职业岗位(职位)任职资格优先考虑的条件之一。"在2000年卫生部颁发的《临床医学专业技术资格考试暂行规定》中,参加临床医学专业中级资格考试的必备条件里,对于不同层次学历学位获得者所要求的从事医师工作的年限是不一样的:取得医学本科学历,要求从事医师工作满4年;取得临床医学硕士专业学位,要求从事医师工作满2年;取得临床医学博士专业学位,从事医师工作的当年即可。

## 二、临床医学专业学位教育的培养特色

随着医学科学技术的快速发展,传统医学教育观念逐渐被终身医学教育观念所替代。医学教育连续统一体是由3个性质不同而又互相连接的培养阶段组成的,即医学院校基本教育、毕业后医学教育和继续医学教育。医学院校基本教育(本科生)以医学院为主要培养基地,定位在临床医学一级学科培养。毕业后医学教育(研究生)以医学院校的附属/教学医院为主要培养基地,包括住院医师培训和专科医师培训两个阶段(美国统称住院医师培训)。医学院校毕业生在住院医师培训阶段接受最基本的临床技能和各种专科临床技能训练,定位在临床医学的二级学科培养,如内科和外科等,考核合格后获得医师执照并具有行医资格;只有经住院医师培训考核合格者方可申请继续参加专科医师培训,专科医师培训定位在临床医学的三级学科/专科,也可根据技术难度和培训条件分为初级(三级学科/专科,如胸心血管外科学)、中级(亚专科,如手外科)和高级(专病,如脊柱损伤)专科培训。经专科医师培养考核合格后才能成为严格意义上的专科医师。继续医学教育是执业医师/专科医师自我完善和发展的医学教育阶段,以学习新知识、新理论、新技术、新方法为重点。

在美国、日本、韩国等国家,医学生的院校教育和住院医师培训的衔接是非常紧密的。美国的医学博士学位(MD)是住院医师培训的准入条件,医师资格考试的前两次在医学院学习阶段完成,第三次测验在毕业后的1～3年内进行,通过者才能获得行医资格。在法国和新加坡等国,医学生的院校教育和住

院医师培训是融为一体的。法国的医学院学生在完成了 6 年的学习后,凡进入全科医师培训(3 年),通过博士论文答辩者,获得国家医学博士学位(全科医师);凡进入其他专科培训(5~6 年)通过博士论文答辩者,获得国家医学博士学位(专科医师)。在中国,临床医学专业学位属于毕业后医学教育,其授予对象为临床医学研究生、七年制医学生和同等学力在职申请学位的住院医师。

临床医学专业学位制度使得住院医师规范化培训和研究生学位教育两者有机结合在一起,开创了培养高层次临床医师的新途径。北京大学医学部的"临床医学专业学位的培养改革与实践"项目获得了 2005 年国家级优秀教学成果二等奖。临床医学专业学位试点以来,各试点单位在研究生学位课程教学、临床训练和学位论文等方面进行了一系列改革实践,建立了严格的临床能力考核制度,把培养重点放在临床能力的培养和专业技能的训练上。

我国 1999 年正式实施的《执业医师法》规定"未经医师注册取得执业证书,不得从事医师执业活动"。为了规范执业行为,保证临床医学专业学位研究生的临床实践能力训练,许多高校在专业学位研究生报考条件中增加了"有医师资格证书"的要求。如复旦大学从 2004 年起,在研究生招生简章中明确规定:"凡报考'临床医疗技能训练与研究'方向的硕士考生、历届生必须具有医师资格证书;凡报考'临床医疗技能训练与研究'方向的博士考生,必须具有医师资格证书"。鉴于目前的状况,为了临床教学培训工作的顺利开展,还应对《执业医师法》进行补充:①建立保证患者的知情权、医学生的实习权、医院的临床培训权制度;②设立"实习医生执照"制度,允许进入临床学习阶段的医学生申请"实习医生执照",制定实习医生在临床导师的指导或委托下接触患者、进行医疗活动的活动规范;③七年制医学生在学习期间已具有 1 年以上临床实践训练的经历,可在毕业当年参加医师资格考试;④临床医学专业学位研究生,如参加临床工作累计满 1 年,可以参加医师资格考试,取得资格证书,经所在医院对其独立行医能力进行考核,考核合格后,办理注册手续,获得医师执业证书。

### 三、专业学位教育促进住院医师规范化培训

1987年,卫生部开始在部分部属高校和一些省、市进行了住院医师规范化培训试点;1993年,卫生部颁发了"关于实施《临床住院医师规范化培训试行办法》的通知",正式建立了我国住院医师规范化培训制度。此后,《临床住院医师规范化培训大纲》(1995年)、《临床住院医师规范化培训合格证书颁发管理办法》(1998年)、《临床药师规范化培训大纲》(1999年)和《全科医师规范化培训试行办法》(1999年)等一系列规定又相继出台。目前,全国范围内已经被认可的培训基地有2 400余个,26个省市获得了授权颁发卫生部住院医师规范化培训合格证书,其中省(市)卫生厅(局)15个,原部属高校9个,部直属医院2个。当前,在住院医师规范化培训工作中存在的主要问题是:相对医学毕业生的人数,培训基地数量较少,因而参加培训的执业医师也少;理论课程学习和科研能力训练不足,培训总体质量不高。

临床医学专业学位还是具有学士学位背景的临床医师提升学位层次的主要渠道,取得硕士和博士学位对于年青的住院医生具有较强的吸引力,从而促进了住院医师规范化培训制度的健全和发展,大大提高了住院医师规范化培训的质量。各试点单位积极推荐那些在住院医师规范化培训的阶段考核中成绩优秀、临床能力强的住院医师参加临床医学专业学位课程学习。这些优秀住院医师完成学位课程学习且成绩合格,通过同等学力人员申请硕士学位全国统一考试(外国语和临床医学学科综合水平考试),通过学位论文答辩,完成和达到住院医师规范化培训第一阶段临床工作水平要求,并获得卫生部住院医师规范化培训合格证书后,可通过在职申请学位的方式申请临床医学硕士专业学位;完成和达到第二阶段临床工作水平要求并获得相应的合格证书后,可申请临床医学博士专业学位。

### 四、专科医师准入制度加快研究生培养方案的更新

专科医师是指取得执业医师资格后,经过相应的专业培训,取得培训合格证

书并获准注册,具有从事相应专业活动能力的医务人员。专科医师包括普通专科医师(临床二级学科)和亚专科医师(临床三级学科)。专科医师准入制度通常指完成住院医师规范化培训和(或)某一亚专科培训,经过统一考试,取得合格证书并获得专科医师证书的过程。建立专科医师准入制度的目的是通过提高专科医师的准入门槛,提升医师队伍整体素质。我国10余年的住院医师规范化培训为专科医师准入制度的建立积累了实践经验,1998年颁布的《执业医师法》明确提出要建立医师资格考试和执业注册制度,为建立规范化的专科医师培养、准入和管理制度奠定了法律基础。目前,专科医师准入制度已经在全国26个省市的大型医院进行试点,计划2010年在全国所有大中城市实施。

我国现行的住院医师规范化培训时间为5年,分为两个阶段(第一阶段3年,第二阶段2年)。其中第一至二年在病房管理患者,第三年在相关科室轮转,第四年在门诊、急诊出诊,第五年出任总住院医师。与之相对应的临床医学专业学位研究生培养方案规定:硕士学位获得者必须完成第一阶段住院医师规范化培训并通过阶段考试考核;博士学位获得者的临床能力要达到第二阶段住院医师规范化培训结束时要求的临床工作水平(低年资主治医师),熟练掌握本学科临床技能,独立处理常见病及某些疑难病症,并能对下级医师进行业务指导。

而我国将要推行的专科医师培训制度是"3＋X"的培训模式,改变了以上所有医学学科全部实施5年住院医师规范化培训的做法。具体方案是:医学院校毕业生首先申请进入住院医师培训基地,进行以临床医学二级学科为基础的临床培训,时间3年,经过统一考试,取得合格证书,成为普通专科医师;培训合格后,可继续申请以临床医学三级或四级学科为基础的临床培训,时间为X年,即根据各学科的不同特点和要求确定年限,经过统一考试,取得合格证书,成为亚专科医师。随着专科医师准入制度的推进,我国临床医学专业学位研究生的培养模式必将发生相应变化。即要根据"3＋X"培训模式,适时修订临床医学专业学位研究生的培养方案,特别是其中关于临床能力训练的要求。如硕士生阶段(3年)继续按照临床医学二级学科培养,而博士生阶段则要根据临床医学三级学科的不同特点和要求,确定学习年限。

在我国,由于临床医学专业学位教育的复杂性(长学制医学生和临床医学研究生),目前还没有统一的专科医师准入制度。我们认为,对于临床医学专业学位硕士生,由于已在研究生阶段接受过 3 年以临床医学二级学科为基础的住院医师训练,可以直接进入 X 年的专科医师培养;对于临床医学专业学位博士生,应根据其在 X 年中接受的以临床医学三级学科为基础的培训项目考核记录和临床综合能力考核结果,进行所从事的亚专科医师培养计划的调整;对于七年制医学硕士生或八年制医学博士生,在教学计划中要安排其在第七年或第八年进行临床科室轮转,毕业当年参加国家执业医师资格考试,获得医师执业资格,毕业后再经过 1～2 年的临床二级学科住院医师培训,X 年的临床三级学科专科医师培训,通过全国专科医师考试,获得证书,并经中国医师协会认证后,成为专科医师。

(本文收录于《中华医学教育杂志》2006 年第 26 卷第 2 期)

## 第六节 遵循医学教育基本规律 修订医学领域学科目录

为了适应我国经济、社会、科技和高等教育的发展,根据国务院学位委员会第二十六次会议的有关决议,遵循《学位授予和人才培养学科目录设置与管理办法》的精神,2009 年,国务院学位委员会、教育部决定对学科门类和一级学科目录进行修订。本次学科目录的修订工作,按照"人文科学""社会科学""理学""工学""农学""医学"和"管理学"7 个领域进行任务分工。医学领域由复旦大学研究生院具体负责,并在中国学位与研究生教育学会医药科工作委员会组织指导下开展工作。医学学科目录的修订工作意义重大,其关键是要遵循医学教育基本规律。明确指导思想之后,我们开展了如下工作:收集整理各学位授予单位对现行学科目录的调整建议;组织医学领域学科目录修订专家工作小组集中研讨,将意见统一后形成修订草案;又通过开展全国医学院校调研,广泛征求各类医学院校不同学科背景医学专家对学科目录修订草案的意见,在专家咨询小组对学科目录修订草案进行论证的基础上,提出了学科目录征求意见稿。

## 一、明确主要任务,遵从基本原则

### (一) 修订主要任务

2009 年 2 月,国务院学位委员会、教育部联合印发了《学位授予和人才培养学科目录设置与管理办法》(学位〔2009〕10 号),指出了学科目录分为学科门类、一级学科和二级学科 3 个层级。学科门类和一级学科是国家进行学位授权审核与学科管理、学位授予单位开展学位授予与人才培养工作的基本依据,二级学科是学位授予单位实施人才培养的参考依据。

学科是大学的基本单元,是大学存在和发展的基础,大学的三大职能都是通过 个个具体的学科实现的。学科门类是对具有一定关联学科的归类,其设置应当符合学科发展和人才培养的需要,并兼顾教育统计分类的惯例。一级学科是具有共同理论基础或研究领域相对一致的学科集合,原则上按照学科属性进行设置,必须符合以下基本条件:①具有确定的研究对象,形成了相对独立、自成体系的理论、知识基础和研究方法;②一般应有若干可以归属的二级学科;③已经得到学术界的普遍认同——在构成本学科的领域或方向内,在一定数量的学位授予单位已经开展了较长时间的科学研究和人才培养工作;④社会对该学科人才有着较为稳定和一定规模的需求。二级学科是组成一级学科的基本单元,其设置应当符合以下基本条件:①与所属一级学科下的其他二级学科具有相近的理论基础,或是所属一级学科研究对象的不同方面;②具有相对独立的专业知识体系,已经形成若干明确的研究方向;③社会对该学科人才有一定规模的要求。

高等教育的学科划分和高等学校主要以学科为基础的专业设置,是现代大学的立学之本、教学之范,是现代高等教育最重要的基础。学科门类和一级学科目录由国务院学位委员会和教育部共同制订,是学位授予单位开展学位授予和人才培养工作的基本依据,适用于学士、硕士、博士的学位授予和人才培养,并用于学科建设和教育统计分类等工作。本次医学领域学科目录修订的主要任务是:对现行学科目录中的医学学科门类和一级学科进行修订,进一步完善学科体系,提出适用于本科教育和研究生教育的《医学领域学位授予和人才培养学科目录》及新旧学科目录对照表,编写《一级学科简介》。

### (二) 修订基本原则

**1. 科学性原则** 符合医学教育的规律,有利于提高人才培养质量和学位授予质量;符合医学学科发展的规律,根据医学学科的内涵和知识体系,围绕学术领域对学科进行划分。

**2. 系统性原则** 根据医学学科存在的客观实际,理顺学科门类、一级学科和二级学科领域之间的关系,使各学术领域的学科划分系统、规范、完整且逻辑结构清晰。

**3. 适应性原则** 立足我国国情和社会发展所处的阶段,从实际出发,保证医学学科分类适应国家经济建设、社会发展、科学进步、医药卫生行业的需要,适应对外交流的需要。

**4. 符合《管理办法》的有关规定** 医学门类应当具有高度概括性,其内涵和性质应当明晰,能够反映其下设一级学科的性质。一级学科主要按照学科属性进行设置,适当考虑行业特征,要具有相对稳定性、独立性和前瞻性,并已经得到社会和学术界的普遍认同。

**5. 统筹考虑本科教育和研究生教育** 在现行《授予博士、硕士学位和培养研究生的学科、专业目录(1997 年颁布)》和《普通高等学校本科专业目录(1998年颁布)》的基础上,对学科门类和一级学科提出修订意见。

## 二、分析工作基础,汇总调整建议

### (一) 国外医学门类学科专业设置情况调研

2005 年,复旦大学研究生院承担了中国学位与研究生教育学会的课题"国外医学门类学科专业设置情况调研",分为 4 个工作小组开展调研,其研究结果《国外医学门类学科专业设置及其启示》发表于《中华医学教育杂志》。

## (二) 我国研究生学科目录(医药学)设置研究

2006～2007年,中国学位与研究生教育学会医药科工作委员会秘书长段丽萍教授承担了中国学位与研究生教育学会课题"中国研究生学科目录(医药学)设置研究",按照医学门类一级学科组织了7个专家论证组,复旦大学研究生院负责"临床医学Ⅱ"的修订,在全国范围内广泛征求了相关学科的院士和学科评议组专家的意见。

## (三) 各学位授予单位对现行学科目录调整建议

2009年6月,国务院学位委员会和教育部联合发文《关于修订学位授予和人才培养学科目录的通知》,决定对学科门类和一级学科目录进行修订,文件要求各学位授予单位和有关部门对现行学科门类和一级学科提出修订意见。

2009年10月,复旦大学研究生院汇总了各学位授予单位提交的"医学领域学科目录"调整建议。主要内容为建议新增护理学、特种医学、医学技术等3个一级学科。

中国高等教育学会医学教育专业委员会护理教育研究会、北京大学、北京协和医学院、四川大学、上海交通大学、山东大学、第二军医大学、第三军医大学、南京医科大学、哈尔滨医科大学、山西医科大学等19所医学院校和专业学术团体提出将"护理学"升级为一级学科,下设临床护理学、社区护理学、人文护理等二级学科;北京大学、中山大学等提出将原基础医学一级学科下的法医学、航空航天与航海医学、放射医学归为"特种医学"二级学科;中山大学、四川大学、温州医学院等提出"医学技术"一级学科,主要是培养紧密配合临床医生医疗服务工作中掌握特殊医疗技术与医疗技能的高级专业技术人员,应当包括医学检验、医学影像、医学物理、康复治疗、医学诊断、医学治疗等二级学科。

## 三、组织专家研讨,形成修订草案

2009年10月27～30日,在重庆召开了医学领域学科目录修订专家工作小组会议,由复旦大学主办,重庆医科大学承办。国务院学位委员会办公室梁国雄副主任、质量监督与信息处徐维清处长、复旦大学研究生院顾云深常务副院长以及各主要医学院校的研究生院和教务处领导出席了会议。

在重庆会议上，与会专家认真学习领会有关文件精神，在已有工作基础上充分开展讨论，形成如下共识：①医学门类保持不变，虽然各类学科的迅速发展以及学科界限的日渐模糊，门类的界定受到了明显冲击，但由于我国医学教育的历史演变及其与职业关联的特殊性，仍然需要保留学科门类。所有医药卫生的一级学科，如药学、基础医学、公共卫生与预防医学等均应归属于医学门类。②一级学科初步拟定增设护理学、特种医学和医学技术3个一级学科。③临床医学是否拆分为数个一级学科，尚有待于进一步研究。

## 四、开展全国调研，广泛征求意见

### (一) 临床医学一级学科调整不同方案比较

2009年11月26日，国务院学位委员会办公室张尧学主任等领导在教育部听取了复旦大学研究生院关于医学领域学科目录修订工作的汇报，并重点讨论了临床医学一级学科的拆分问题。

2009年12月15日，复旦大学就医学领域学科目录修订方案开展了全国医学院校调研，广泛征求意见。关于临床医学一级学科如何调整，调研中设计了3种备选方案：①方案1——重庆会议提出，保留"临床医学"名称，增设"医学技术"和"护理学"一级学科；②方案2——重庆医科大学等建议，将临床医学拆分为数个一级学科（内科学类、外科学类、儿科学、医学技术、护理学）；③方案3——赣南医学院等建议，将护理学和医学技术增设为一级学科，原内科学升级为临床医学Ⅰ，外科学升级为临床医学Ⅱ，其余临床医学二级学科归为临床医学Ⅲ。调研结果显示，选择方案2的医学院校比较多，其理由是符合临床医学学科建设和发展的需要，有些院校还对方案2提出了进一步完善的具体意见。

2009年12月31日，复旦大学上报国务院学位委员会办公室"医学领域一级学科设置基本标准""医学学科目录修订草案"和"新增一级学科设置说明"。

2010 年 3 月 11 日,国务院学位委员会办公室在北京召开了全国学科目录修订工作小组会议。国务院学位委员会办公室张尧学主任等领导和专家听取了复旦大学研究生院关于医学领域学科目录修订工作进展汇报,重点讨论了临床医学一级学科的拆分及其与本科专业目录的统筹等问题。

2010 年 4 月 27 日,复旦大学研究生院在上海医学院召开了基础医学和临床医学专家座谈会,在"方案 2"的基础上形成了"临床医学"调整的"方案 4",强调本科和研究生学科目录修订的"统筹协调",而不是简单的"统一"。除了护理学和医学技术外,方案 4 将原临床医学一级学科进一步拆分为临床内科学、临床外科学、临床妇产科学、临床儿科学和临床专科学。通过本次会议,与会专家达成了如下共识:①基于临床医学学科建设的需要,适用于硕士、博士学位授予和人才培养,临床医学有必要进一步拆分。国家和教育部的学科建设资源配置逐渐倾向于按照一级学科实行,包括研究生培养的学位授权审核工作,以及国家重点学科的评审和建设。2010 年,国务院学位委员会办公室已经实施"按照一级学科进行学位授权审核工作"。与其他一级学科比较,原临床医学一级学科下设18 个二级学科的格局已经不能适应临床医学学科建设和学科发展的需要。②基于临床医生的院校教育(医学生)的培养需要,临床医学类专业在本科阶段不能进一步拆分。因此,本科生培养的临床医学类专业对应于硕士、博士研究生培养或学科建设的 5 个临床医学二级学科群。

### (二) 医学领域学科目录修订草案

医学领域调整的一级学科包括基础医学和临床医学,重点是临床医学。

**1. 基础医学**　增设特种医学,原基础医学一级学科中的"法医学、放射医学、航空航天与航海医学"归入特种医学。新基础医学一级学科包括"人体解剖学、组织学与胚胎学、免疫学、医学微生物学、医学寄生虫学、基础病理学、病理生理学、医学生理学、医学生物化学、医学遗传学、比较医学"等二级学科。

**2. 临床医学**　调整方案有方案 1、方案 2、方案 3 和方案 4(表 2-11)。

表 2-11　医学领域学科目录 4 种修订方案比较(草案)

| 项目 | 方案 1 | 方案 2 | 方案 3 | 方案 4 |
|---|---|---|---|---|
| 一级学科 | 11 个一级学科<br>基础医学<br>特种医学<br>临床医学 | 13 个一级学科<br>基础医学<br>特种医学<br>内科学类<br>外科学类<br>儿科学 | 13 个一级学科<br>基础医学<br>特种医学<br>临床医学 Ⅰ<br>临床医学 Ⅱ<br><br>临床医学 Ⅲ | 15 个一级学科<br>基础医学<br>特种医学<br>临床内科学<br>临床外科学<br>临床妇产科学<br>临床儿科学<br>临床专科学 |
| 涉及一级学科 | 医学技术<br>护理学<br>口腔医学<br>公共卫生与<br>　预防医学<br>中医学<br>中西医结合<br>药学<br>中药学 | 医学技术<br>护理学<br>口腔医学<br>公共卫生与<br>　预防医学<br>中医学<br>中西医结合<br>药学<br>中药学 | 医学技术<br>护理学<br>口腔医学<br>公共卫生与<br>　预防医学<br>中医学<br>中西医结合<br>药学<br>中药学 | 医学技术<br>护理学<br>口腔医学<br>公共卫生与<br>　预防医学<br>中医学<br>中西医结合<br>药学<br>中药学 |

## 五、遵循医学特点,提出修订方案(征求意见稿)

2010 年 5 月 20 日,复旦大学研究生院完成了《医学领域学科目录修订工作报告》,上报国务院学位委员会办公室,提交由国务院学位委员会委员和学科评议组召集人组成的医学领域学科目录修订专家咨询小组审定。

2010 年 7 月 10 日,医学领域学科目录修订专家咨询小组召开专家咨询会议,对《医学领域学位授予和人才培养学科目录》(修订草案,第一稿)进行了咨询论证,会议听取了学科目录修订工作小组的有关汇报,就医学领域学科目录的修订、学科设置的科学性和系统性进行了论证。会议对医学目录修订形成如下两点结论。

### (一) 医学门类保持不变

所有医药卫生的一级学科,如基础医学、临床医学、口腔医学、公共卫生与预防医学、中医学、中西医结合、药学、中药学等均归属于医学门类，仅在一级学科层面加以调整。

1997 年研究生学科专业目录中属于"生物学"或"管理学"门类的某些二级学科，如生理学、遗传学、生物化学、卫生事业管理等，应当增设到医学门类的相应一级学科：①跨理学门类。基础医学是整个医学教育事业的基石，是将生物学发展进行转化并导入医学的桥梁和纽带。基础医学及其下属二级学科的正确设置将关系到学科本身及相关医学学科的发展。目前，基础医学下属二级学科不含生物化学、生理学、遗传学不符合我国医学教育实际。因此，咨询专家一致认为，应该将上述学科冠以医学前缀，增设到医学门类基础医学一级学科。②跨管理学门类。"社会医学和卫生事业管理"是医学与管理学的交叉，主要设置在医学院校，虽然涉及管理学知识，但是更偏重于"公共卫生"。它旨在运用管理学的知识更好地为公共卫生服务。从这一层面上看，管理学是一种工具，所以，它作为"公共卫生与预防医学"的二级学科之一，能够在卫生领域更好地发挥管理学作用。因此，咨询专家一致认为，应该将"社会医学和卫生事业管理"从"管理学"回归"医学"门类，作为"公共卫生与预防医学"一级学科下的二级学科。

### （二）一级学科适度调整

**1. 增设"护理学""特种医学"一级学科**　包括：①护理学。护理学从原来对临床医学的依附性明显减弱，取而代之的是从单纯的疾病护理转向关注人的整体健康，工作场所也从单纯的医院扩大到社区和家庭，护理学已经逐渐形成独立的、相对完整的、与临床医学既有联系又有区别的学科体系。从另一个角度看，目前国内的医学院校多有护理学的本科和专科学院，其教学过程也体现出与临床医学的不同特点。因此，建议将护理学设为独立的一级学科。②特种医学。将基础医学一级学科下的 100107 航空、航天与航海医学，100105 放射医学归为其属下的二级学科（法医学仍然作为基础医学一级学科下的二级学科）。

**2. 临床医学一级学科调整的两种不同方案**　方案 A：基于临床医生的院校教育——医学生的培养需要，临床医学不能进一步拆分（保留"临床医学"一级学科名称，增设"医学技术"和"护理学"一级学科）。方案 B：临床医学进一步拆分为临床医学Ⅰ、临床医学Ⅱ、临床医学Ⅲ、临床医学Ⅳ、临床医学Ⅴ 5 个一级学科。其理由是,目前临床医学一级学科涵盖学科过多,不利于学科发展;同时,在国务院学科评议组的划分和国家自然科学基金评审等工作中已有临床医学Ⅰ、临床医学Ⅱ分类的实践。但是,临床医学一级学科不宜拆分过细。因此,建议在此次本科和研究生学科目录修订中,要"统筹协调"而不是简单地"统一"。也就是说,本科生培养的临床医学一级学科,对应于研究生培养(学科建设)的 5 个一级学科:①临床医学Ⅰ(内科学类)。该学科归属的二级学科包括:心血管病学、血液病学、呼吸系病学、消化系病学、内分泌与代谢病学、肾病学、风湿病学、传染病学。②临床医学Ⅱ(外科学类)。该学科归属的二级学科包括:普通外科学、骨外科学、泌尿外科学、胸心外科学、神经外科学、整形外科学、显微外科学和手外科学、烧伤外科学、野战外科学。③临床医学Ⅲ(临床专科学)。该学科归属的二级学科包括:儿科学、老年医学、神经病学、精神病与精神卫生学、皮肤病与性病学、妇产科学、眼科学、耳鼻咽喉科学、肿瘤学、康复医学与理疗学、运动医学、麻醉学、急诊医学等二级学科。④临床医学Ⅳ(医学技术)。该学科归属的二级学科包括:医学检验、医学影像、医学物理、康复治疗、医学诊断、医学治疗等。⑤临床医学Ⅴ(全科医学)。根据我国目前医疗卫生的形势,发展社区和农村医疗是解决"就医难"的有效途径,也是国家的医疗卫生发展改革的方向。发展社区和农村医疗需要大量的全科医生,全科医生担负着医疗和预防的双重任务,因此,建议将全科医学设置为一级学科。

## 六、启示

2011 年 2 月,国务院学位委员会通过的是方案 A。通过本次医学目录修订的调研,对今后教育主管部门开展学科管理工作有如下启示。

### (一) 学科目录调整应当有利于医学人才培养

学科目录的设置和调整的原则需要兼顾学科的知识分类、促进学科发展、有利于培养人才几个方面。其中最重要的是遵循医学教育基本规律,立足于有利于医学人才的培养,具体包括两个层面:一级学科层面上,根据学科的发展、知识的分类和卫生行业的需求规模来进行学科目录设置和调整；在一级学科确定的前提下，其相应二级学科的设置原则应该是如何有利于支撑本一级学科，医学和理学以及管理学交叉的二级学科，如基础医学下应有的二级学科生物化学与分子生物学、生理学、遗传学设置在生物学下，使得基础医学对医学整体的支撑不够，以致影响了医学门类下其他学科的发展。此外，授予学位类型和学科的归属会影响到学科培养人才包括职业资格和职称晋升等发展。

### （二）学科目录的管理应逐步转向"治理"模式

在我国现有的学科专业管理制度中，政府是唯一的管理主体，学科专业的存在与发展在一定程度上依靠政府的行政行为来完成。从本次修订工作也可以看出，今后学科目录的设置和管理，已经由原来的自上而下的管理方式，逐步变为一种学科治理的范式，经过政府、市场、大学及社会其他组织彼此之间的沟通、协调、谈判、博弈、妥协与互动，最终实现高等教育学科、专业建设与发展目标的动态过程。从学科目录调整的角度看，今后除了教育主管部门的引导、学校和医学学科专家的参与制定，还可以通过征询卫生行业主管部门，获得更加真实的人才培养需求或人才培养规划信息，这与学科的设置和调整密切相关。此外，还可以通过公共渠道征求学科目录的使用者，包括学生、卫生系统用人单位等部门和个人的意见作为参考。

### （三）政府的教育资源分配体制有待改进

对于临床医学一级学科的调整，综合性大学倾向保持不变，而单科性和地方性医学院校从有利于学科资源配置考虑更倾向于拆分一级学科。这也说明我国各级政府和教育主管部门在学校的投入和资源的配置方面还有许多改进之处。应当尊重学科的实际情况，而不是简单地采取一刀切的做法。不合理的资源配置将会诱导学校更加注重从有利于资源分配的角度来考虑学科的调整，从而异化了学科设置的本来目的，最终影响了医学人才的培养。

（本文收录于《中华医学教育杂志》2011年第31卷第3期）

# 第七节 医学专家关于医学专业目录调整的意向调查

加强学校卫生工作对于促进学生身心健康成长具有重要意义,学校卫生事业发展的关键在于提高从事该项工作相关医学专业人员的整体素质,而对这些医学专业人员的培养首先需要制订科学合理的学科目录。在我国,《普通高等学校本科专业目录》和《授予博士、硕士学位和培养研究生的学科、专业目录》是高等学校培养医学人才的分类依据,其中医学领域部分的目录对于医学本科生和研究生的培养具有重要的指导意义。我国现行的本科和研究生目录分别是 1998 年和 1997 年所修订,实施至今已超过 10 年。为更好地适应社会的进步和医学教育的发展,2009 年教育部提出修订学科专业目录。本文就医学领域学科专业目录调整的调查结果进行分析,为国家主管部门关于医学领域学科专业目录的调整提供政策建议。

学科目录的合理性总是与一定的社会环境有关,上一轮修订确定的目录用现在的眼光看确实存在许多问题,具体包括以下方面:医学本科生目录和研究生目录不够协调;缺乏对人才培养类型(学术型和应用型)的划分;学科专业设置缺乏前瞻性和扩展性;个别一级学科如临床医学的学科口径太宽,与今后逐步按一级学科进行管理的体系不能匹配;个别学科专业设置与目前行业实际脱节。本次教育部开展的学科目录调整重点是学科门类和一级学科,在医学领域不涉及学科门类的调整,调整主要针对一级学科,且临床医学一级学科如何调整是医学领域学科目录调整的重点。

## 一、对象与方法

### (一) 对象

选取全国医学博士、硕士研究生培养单位及部分医学本科生培养单位共计60 个学校的专家进行问卷调查。被调查专家的专业主要覆盖基础医学、临床医学、口腔医学、药学、公共卫生与预防医学,中医药高校主要覆盖专业为中医学、中药学,共收回有效问卷 1 197 份。

## (二) 方法

根据前期各学校提出的调整方案,组织全国医学教育和学科专家召开研讨会,形成初步调整方案,并将其整理成调查问卷。问卷包括对医学门类下各一级学科的调整建议,问卷由调查学校研究生管理部门或教务处负责发放并回收。

## (三) 统计学分析

按照统一编码来标记调查问卷,数据采用 SPSS 16.0 软件进行统计分析,统计方法包括 $\chi^2$ 检验、Logistic 回归分析等。

# 二、结果

## (一) 增设特种医学一级学科

增设特种医学的建议是将原基础医学一级学科中法医学,放射医学,航空、航天与航海医学 3 个专业归入特种医学,表示同意的专家 685 人(57.2%),不同意的 327 人(27.3%),不清楚的 185 人(15.5%)。

## (二) 增设法医学和护理学一级学科

教育部高等学校法医学专业教学指导委员会提出将法医学由二级学科调整为一级学科,表示同意的专家 426 人(35.6%),不同意的 511 人(42.7%),不清楚的 260 人(21.8%)。关于增设护理学一级学科,表示同意的专家 701 人(58.6%),不同意的 346 人(28.9%),不清楚的 150 人(12.6%)。

## (三) 关于医学技术一级学科

关于增设医学技术一级学科的建议认为,该学科内涵主要是培养掌握特殊医疗技术与医疗技能、紧密配合临床医生医疗服务工作的高级专业技术人员,涉及领域包括医学检验、医学影像、医学物理、康复治疗、医学诊断、医学治疗等,但也有很多专家对原临床医学中"影像医学与核医学"和"临床检验诊断学"这 2 个专业的学科归属存在争议(表 2 - 12)。

表 2 - 12　影像医学与核医学与临床检验诊断学学科归属的专家意见

| 专　家　意　见 | 影像医学与核医学 | 临床检验诊断学 |
| --- | --- | --- |
| 临床医学 | 333(27.8) | 258(21.6) |
| 医学技术 | 329(27.5) | 452(37.8) |
| 技师系列培养归入医学技术,医<br>　师系列培养归入临床医学 | 416(34.8) | 356(29.7) |
| 不清楚 | 119(9.9) | 131(10.9) |
| 合计 | 1 197(100.0) | 1 197(100.0) |

注:(　　)内数字为百分比(%)。

### (四) 临床医学如何拆分

临床医学一级学科是医学领域学科专业目录调整的关键,有以下 4 种处理方案。方案 1:维持原状不变。方案 2:将原临床医学一级学科拆分为数个一级学科,包括内科学类、外科学类、儿科学、医学技术、护理学。内科学类除内科学下属三级学科外,还包括老年医学、神经病学、精神病和精神卫生学、皮肤病与性病学、病理诊断学、全科医学。外科学类除外科学下属三级学科外,还包括妇产科学、眼科学、耳鼻咽喉头颈外科学、肿瘤学、康复医学与理疗学、运动医学、麻醉学、急诊与危重医学。方案 3:护理学和医学技术增设为一级学科,原临床医学中内科学二级学科归为临床医学Ⅰ,外科学二级学科归为临床医学Ⅱ,其余学科归为临床医学Ⅲ。方案 4:其他方案。非临床医学专家不同意拆分临床医学有 185 人;同意拆分临床医学的有 321 人,其中选择方案 1 者 185 人,方案 2 者 180 人,方案 3 者 110 人,方案 4 者 31 人。临床医学专家不同意者 175 人;同意拆分临床医学的有 488 人,其中选择方案 1 者 175 人,方案 2 者 308 人,方案 3 者 133 人,方案 4 者 47 人。

经检验,临床医学专家和非临床医学专家相比,前者更倾向于拆分临床医学($P<0.01$),且在 4 种方案中更倾向按照方案 2 来拆分临床医学。为进一步了

解其他哪些因素会影响专家对临床医学一级学科拆分的态度,选取专家的个人因素(性别、职称)、所在学校特征(博士点数、重点学科数、临床医学硕士专业学位授予单位批准时间、临床医学一级学科授权级别、临床医学专业学位授权级别)作为自变量,以专家是否同意拆分(1＝拆分,0＝不拆分)作为应变量,进行二分类Logistic回归分析。分析显示,分别是所在单位临床医学硕士专业学位授予单位批准时间、授权级别以及专家是否为女性,3个指标均有统计学意义(表2-13)。

表 2 - 13　专家对临床医学是否拆分态度的二分类 Logistic 回归分析

| 自 变 量 | 回归系数 | Wald 值 | P 值 | OR 值 |
|---|---|---|---|---|
| 性别 | | 9.113 | 0.011 | |
| 　男 | −23.083 | 0.000 | 1.000 | 0.000 |
| 　女 | −0.475 | 9.113 | 0.003 | 0.622 |
| 职称分类 | | 3.755 | 0.289 | |
| 　正高 | −0.012 | 0.000 | 0.994 | 0.988 |
| 　副高 | −0.467 | 0.161 | 0.689 | 0.627 |
| 　中级 | 0.038 | 0.001 | 0.975 | 1.039 |
| 所在学校博士点数 | 0.051 | 3.130 | 0.077 | 1.052 |
| 所在学校重点学科数 | 0.005 | 0.082 | 0.775 | 1.005 |
| 所在学校临床医学硕士专业学位授予单位批准时间 | 0.145 | 4.154 | 0.042 | 1.157 |
| 所在学校临床医学一级学科授权情况 | | 5.499 | 0.139 | |
| 　一级学科博士学位授权 | −0.445 | 0.540 | 0.462 | 0.641 |
| 　一级学科硕士学位授权 | 0.407 | 0.925 | 0.336 | 1.502 |
| 　硕士点 | 0.426 | 0.846 | 0.358 | 1.531 |
| 所在学校临床医学专业学位授权级别 | 0.564 | 5.209 | 0.022 | 1.757 |

## 三、讨论

### (一) 关于特种医学

增设特种医学一级学科意见总体比较一致,对于特种医学一级学科应该包含哪些二级学科,主要的矛盾在于是否包含法医学。专业设置的调整不仅涉及高校和政府,行业也与之密切相关,并通过相关教育组织来表达其诉求。高校教育部高等学校法医学专业教学指导委员会提出将法医学由二级学科调整为一级学科,其理论依据是法医学按国家法律已定义了法医学及其5个亚学科,有特定研究对象、内涵、方法,已形成完整体系,与社会法制进步需求一致。而且法医学本科教育一直是一级学科,因此要求增设其为一级学科,但从调研数据看,此建议并不被大多数医学专家所认可。对于将法医学列入特种医学作为其二级学科的建议,也有专家提出不同看法:目前法医学作为独立一级学科并不成熟情况下,根据其学科属性,还是继续保留在基础医学下比较合适。

### (二) 关于护理学

护理学增设一级学科的设想酝酿已久,从调查结果也可见支持的意见比较一致。随着医学模式的转变和现代护理学的发展,护理学的内涵已从单纯的疾病护理转向关注人的整体健康,健康教育成为护理人员的根本任务。护理学形成相对完整的学科体系,有独立的研究内容和成熟的研究方法。随着医改的深化,社区卫生保健在我国的发展也已成为趋势,对社区护理高级人才的需求迅速增加。学科目录发挥着规范人才培养和学科建设的指导作用。通过专业设置与调整,提高各类专门人才的质量,使各类专业人才的结构比例合理化,达到与市场需求的较好吻合,专业设置与调整也就合理化了。从国际上看,包括英国、美国、加拿大等主要发达国家的护理学科均是独立设置的一级学科。综合看来,护理学增设为一级学科的条件已比较成熟。

### (三) 关于医学技术

在美国的学科目录中有健康相关专业医学技术类技师,但我国目录中并没有医学技术类专业的设置,而当前医学的高速发展迫切需要大量掌握先进医疗仪器操作技能或医学专门技术的高级医学技师配合临床医师工作。专业设置是指高等学校专业根据科学分工和产业结构的需要所设置的学业门类的一种存在状态。从医学发展的大背景看,医学技术的设置确有必要,但是在相应二级学科的设置问题上,尤其是在影像医学与核医学、临床检验诊断学方面,与临床医学的学科界限如何划分却还有点模糊。目前我国从事该专业的人员构成中既有医师也有技师。从行业发展的实际情况看,影像医学与核医学的医师工作范围已从诊断扩大到介入治疗,而优秀的影像诊断医师往往需要具备临床医学的背景和工作基础。同时,该专业中也有部分人员为专职技师,主要从事技术方面工作,并不直接面向病人。因此在设置医学技术一级学科时,对于这2个专业的划分尤其需予以重视,否则最终对该学科的发展会产生长远的不利影响。

### (四) 临床医学如何拆分

临床医学是目前整个学科目录中最庞大的一级学科,不仅有18个二级学科,其二级学科内科学和外科学下还有16个三级学科。这样的架构使医学学科在教育资源分配的时候经常处于不利的状况,且临床医学下许多学科随着医学科学的发展,学科内涵也较以前有很大改变。临床医学一级学科继续维持原状还是将其拆分为若干一级学科,是本次医学领域学科目录调整的焦点。从调查结果看,67%的专家认为应该拆分,且41%的专家选择了按照方案2拆分。分析显示,临床医学专业背景的专家更倾向拆分,临床医学硕士专业学位授予单位批准时间较晚和临床医学专业学位授权相对低的医学院校更倾向拆分。对这类学校来说,其发展受到资源限制的情况更为突出,其拆分意愿也更为强烈。从医学门类角度来说,今后教育部按一级学科口径进行管理,拆分临床医学或许对医学的学科发展更为有利。

综上所述,笔者认为医学领域一级学科调整的具体建议是:增设特种医学一级学科,法医学继续保留在基础医学中;增设护理学一级学科;增设医学技术一级学科,影像医学与核医学、临床检验诊断学涉及技师培养有关的部分可放在其中;临床医学拆分为若干一级学科,除护理学和医学技术分出外,将内科学各三级学科和老年医学、神经病学、精神病和精神卫生学、皮肤病与性病学等学科归为内科学类,将外科学各三级学科和妇产科学、眼科学、耳鼻咽喉头颈外科学、肿瘤学、康复医学与理疗学、运动医学、麻醉学、急诊与危重医学等学科归为外科学类。

(本文收录于《中国学校卫生》2011年第32卷第3期)

# 第三章　医学科学学位和专业学位培养模式探索

## 第一节　临床医学科学学位与专业学位教育培养模式的比较研究

### 一、我国临床医学专业学位和科学学位体系的建立和发展

1981 年,《中华人民共和国学位条例》颁布实施,按医学门类授予学位,分设学士、硕士、博士 3 级学位。1997 年 4 月,国务院学位委员会第 15 次会议审议通过了《关于调整医学学位类型和设置医学专业学位的几点意见》和《临床医学专业学位试行办法》,将医学硕士、博士学位分为科学学位和专业学位。我国临床医学学位体系的改革与发展大体上经历了 3 个阶段。

#### (一) 提出问题阶段

早在 20 世纪 80 年代初,我国学位制度刚刚建立,医学学位就遇到两个突出问题:一是我国临床医学研究生的培养侧重于实验研究和科研能力训练,而对临床能力的培养比较薄弱,出现了已毕业的临床医学博士和硕士不能胜任相应的临床医疗工作的问题;二是医学门类学位类型单一,科研型和应用型均授予医学博士、医学硕士学位,这就出现了科研型医学博士不会看病的现象。针对这种状况,许多临床医学专家呼吁改革临床医学研究生培养模式,建立专业学位制度。由于

当时我国学位制度建立不久,住院医师规范化培训制度尚未建立,医学界内部对设置医学专业学位的认识也不尽一致。因此,设置医学专业学位的时机尚不成熟。

### (二)培养应用型临床医学研究生阶段

针对上述问题,从 1984 年起,国务院学位委员会、国家教育委员会和卫生部对临床医学研究生的培养模式和学位设置进行了反复的调查研究,对临床医学研究生的培养方法采取了一些改革措施,适当加强了临床能力的培养,国务院学位委员会、国家教育委员会和卫生部于 1986 年 11 月联合颁发了《培养医学博士(临床医学)研究生试行办法》(学位〔1986〕22 号)(以下简称《试行办法》),决定把医学门类博士研究生的培养规格分成两类:一类以培养科学研究能力为主,达到博士水平授予医学博士学位;一类以培养临床实际工作能力为主,达到博士水平授予医学博士(临床医学)学位。经过几年的实践,普遍认为此《试行办法》是培养应用型临床医学高层次人才的一条有效途径,为我国设置临床医学专业学位提供了宝贵经验。但由于此《试行办法》受到招生人数的限制,培养数量太少,远远满足不了社会需求,而且在培养过程中难以把握科研能力与临床能力的培养,没有从根本上解决上述两个突出问题。

之后,国务院学位委员会、国家教育委员会、卫生部多次组织有关专家就设置医学专业学位的分级、学位授予对象、专业学位与医学学制的关系及临床医学与医学门类其他学科授予学位的关系等问题进行了反复的调研和论证。在此期间,为了加速高层次临床医师的培养,1993 年卫生部颁发了《临床住院医师规范化培训试行办法》(卫教发〔1993〕1 号),这是一项全面培养和提高临床住院医师素质和临床医疗工作水平的培训制度,为设置临床医学专业学位提供了有利条件。1996 年,国务院学位委员会颁发了《关于专业学位设置审批暂行办法》,为设置临床医学专业学位提供了重要依据。至此,设置临床医学专业学位的内部条件和外部环境已趋成熟。

### (三)设置临床医学专业学位阶段

1996 年 4 月,国务院学位委员会第十四次会议提出下次会议对临床医学专业学位设置方案进行研究。会后,国务院学位委员会办公室与原卫生部科教司组织专家进行了大量的调研和论证工作,草拟了《关于调整医学学位类型和设置医学专业学位的几点意见》(以下简称《意见》)及《临床医学专业学位试行方案》,1997年4月获国务院学位委员会第十五次会议审议通过。

《意见》明确了调整医学学位类型及设置医学专业学位的基本思路、框架和基本内容:医学门类仍设置学士、硕士、博士3级学位,学士学位不设专业学位,仍按先行办法授予医学学士学位;硕士、博士这两级学位针对不同学科和不同职业背景对人才的不同要求,分为"医学科学学位"和"医学专业学位"两种类型。《意见》界定了医学科学学位和医学专业学位的授予标准和学科范围:医学科学学位要求侧重学术理论水平和实验研究能力,以培养从事基础理论或应用基础理论研究人员为目标,涉及基础医学及临床医学、公共卫生与预防医学、口腔医学和药学等有关的理论与实验研究的学科,属于这类学科,其合格者均授予医学科学学位;医学专业学位要求侧重于从事某一特定职业实际工作的能力,以培养高级临床医师、口腔医师、卫生防疫和新药研制与开发的应用型人才为目标,合格者授予医学专业学位,根据不同学科及其职业特点分为临床医学专业学位、口腔医学专业学位等。《意见》确定了开展工作的基本原则。在此基础上,国务院学位委员会办公室和原卫生部科教司再次广泛听取意见,并通过全国临床医学专业学位教育指导委员会和全国临床医学中医、中西医结合专业学位教育指导委员会对《临床医学专业学位试行办法》等文件进行了认真的修改和完善,报送国务院学位委员会审核批准。1998年2月4日,国务院学位委员会正式颁发《关于调整医学学位类型和设置医学专业学位的几点意见》(学位〔1998〕5号)及《临床医学专业学位试行办法》(学位〔1998〕6号),标志着我国临床医学专业学位试点工作进入实施阶段。

综上,设置临床医学专业学位,是为了有效地改变临床医学研究生培养过程中临床能力训练不足及临床能力较差的状况,更好地培养能胜任临床医疗工作、解决临床实际问题的高级临床医师,满足社会对临床医学高层次应用人才的需求,也是为了完善我国医学学位制度,有利于与欧美等国家医学研究生教育的对等交流。

## 二、我国临床医学专业学位与科学学位研究生培养模式的比较

### （一）培养目标

培养目标是指通过培养过程,使研究生在知识、能力、素质上所要达到的基本要求和规格标准。临床医学科学学位研究生的培养目标,主要是面向高等医学院校和医疗科研机构培养医学师资和从事基础或临床基础研究的研究人员,要求掌握本学科坚实系统的医学理论知识,具有进行创造性学术活动和较高水平的科研工作能力,培养的侧重点在于学术理论、实验研究和科研能力训练;而临床医学专业学位研究生培养目标,主要是面向医疗卫生机构培养高层次临床医师,要求具有坚实系统的临床医学专业知识,较强的临床工作能力,熟悉临床科学研究过程,培养的侧重点在于临床能力的训练和提高。

### （二）指导方式

设置专业学位之前,临床医学研究生培养主要采用"学徒式"指导方式,其特点是研究生充当导师的科研助手,在导师的指导下独立开展研究活动。这种方式有利于培养学生的科学研究能力及其学术理论水平,适用于临床医学科学学位研究生的培养,要求导师具有较高的理论学术水平和较多的科研项目与经费。根据《试行办法》要求,临床医学专业学位研究生培养,一般需要 18 个月时间到本专业以外的相关科室轮转,以全面培养学生的临床工作能力,而研究生在导师指导下从事本专业临床工作和撰写学位论文的时间通常为 12 个月,所以"协作式"指导方式更适用于临床医学专业学位研究生培养,有利于充分发挥导师与相关科室带教医师的协作指导作用。这种培养方式,要求导师不但具有较高的临床工作能力水平,还应当具有丰富的临床教学经验。

### （三）课程学习

临床医学科学学位研究生教育注重学生理论知识的学习和发展知识能力的学习,通过传授系统和完整的学科知识,实现研究生对学科知识的创新与发展。

因此要以学科知识体系为框架设置学位课程,多采用启发式、学术交流互动式等教学方式来组织课程教学。而临床医学专业学位研究生教育,在课程体系设计和教学内容选择上,注重基础性、实践性的同时,更要突出临床医学的新理论、临床医疗新技术和新方法,教学方式多采用案例教学、模拟训练或现场教学等,注重培养学生临床思维和临床分析能力及对临床诊疗新技术、新方法的运用能力。

### (四) 临床实践

临床医学科学学位研究生侧重科研能力的培养,所以通常只安排 6 个月时间在本学科进行临床实践,如跟随导师查房、看门诊,熟悉了解临床医疗工作的一般过程和基本要求。而临床医学专业学位研究生侧重临床思维能力和分析能力的培养,一般安排 12 个月时间跟随导师在本学科专业临床工作实践,安排 18 个月时间到与本专业相关的临床科室、辅助科室轮转。因此,与科学学位研究生相比,临床医学专业学位研究生的临床实践时间较长,轮转科室较多,使得他们临床能力的训练和提高得到有力的保障。

### (五) 学位论文

学位论文是研究生培养环节的重要组成部分。研究生通过论文选题、研究材料整理与归纳、数据处理与分析及学位论文撰写等方面的训练,掌握课题研究的方法与手段,培养解决实际问题的能力。临床医学科学学位研究生论文的选题一般是导师科研基金项目的子课题,是对本学科领域新知识、新理论或新技术的实验研究,要求做出具有理论学术价值的创新性成果。论文质量标准体现为学术性和创新性。而专业学位论文与科学学位论文的根本区别就在于其应用价值。没有应用性,只是理论探讨或机制研究就不能称其为专业学位论文,临床医学专业学位研究生的学位论文形式可以是病历分析报告或文献综述。临床专业学位研究生论文选题,一般结合临床工作实践,以临床实际工作中遇到的实际问题为研究对象,其创新性主要表现在通过分析过去及现在的临床工作实际问题,归纳总结出的新理论、新方法或新技术,对以后的临床工作具有指导意义,具有新的应用价值。

### （六）质量评价

临床医学科学学位研究生的培养质量评价一般采用中期考核和学位论文答辩的办法,如严格的开题报告审查制度、学位论文所解决的学术问题要具有一定的科学性、先进性、创新性。而临床能力考核和答辩则是评价临床医学专业学位研究生培养质量的主要方式。例如,临床医学专业学位研究生在完成每一个临床科室轮转培训时要进行出科考核;在完成所规定的临床科室轮转时要进行阶段考核;在完成临床专科培训时要进行临床能力毕业考核答辩。只有通过临床能力毕业考核的研究生,方可申请学位论文答辩。按照《试行办法》的要求,把考核和答辩贯穿临床医学专业学位研究生培养的全过程,保证临床医学专业学位研究生的培养质量。

## 三、我国临床医学专业学位教育的特色和创新

随着医学科学技术的快速发展,传统医学教育观念逐渐被终身医学教育观念所替代。医学教育连续统一体是由 3 个性质不同而又互相连接的培养阶段组成,即医学院校基本教育、毕业后医学教育和继续医学教育。医学院校基本教育(本科生)以医学院为主要培养基地,定位在临床医学一级学科。毕业后医学教育(研究生)以医学院校的附属/教学医院为主要培养基地,包括住院医师培训和专科医师培养两个阶段(美国统称住院医师培训)。医学院校毕业生在住院医师培训阶段接受最基本的临床技能和各种专科临床技能训练,定位在临床医学的二级学科(如内科和外科等),考核合格后获得医师执照并具有行医资格。只有经住院医师培训考核合格者方可申请继续参加专科医师培养。专科医师培养定位在临床医学的三级学科/专科,也可根据技术难度和培训条件分为初级(三级学科/专科,如胸心血管外科学)、中级(亚专科,如手外科)和高级(专病,如脊柱损伤)专科培养。经专科医师培养考核合格后才能成为严格意义上的专科医师。继续医学教育是执业医师/专科医师自我完善和发展的医学教育阶段,以学习新知识、新理论、新技术、新方法为重点。

在美国、日本、韩国等国,医学生院校教育和住院医师培训的衔接是非常紧

密的。美国的医学博士学位(MD)是住院医师培训的准入条件,医师资格考试的前两部分在医学院学习阶段完成,第三部分测验在毕业后的1~3年内进行,通过者才能获得行医资格。在法国和新加坡等地,医学生院校教育和住院医师培训是融为一体的。法国的医学院学生在完成了6年的学习后,凡进入全科医师培训(3年),通过博士论文答辩者,获得国家医学博士学位(全科医师);凡进入其他专科培训(5~6年),通过博士论文答辩者,获得国家医学博士学位(专科医师)。在中国,临床医学专业学位属于毕业后医学教育,其授予对象为临床医学研究生、七年制医学生和同等学力在职申请学位的住院医师。

我国临床医学专业学位制度的特色是将住院医师规范化培训与研究生教育有机地结合在一起,开辟了一条培养高学历临床医师的重要途径。临床医学专业学位授予对象是临床医学研究生、七年制学生和经过住院医师规范化培训的优秀在职临床医师,分为临床医学硕士和临床医学博士两个级别。临床医学专业学位的突出特点是强调临床能力的培养。临床医学硕士专业学位要求具有较强的临床分析和思维能力,能独立处理本学科领域内的常见病,能对下级医师进行业务指导,达到住院医师规范化培训第一阶段培训结束时所要求的临床工作水平;临床医学博士专业学位要求具有较严密的逻辑思维和较强的分析问题、解决问题的能力,熟练地掌握本学科的临床技能,能独立处理本学科常见病及某些疑难病症,能对下级医师进行业务指导达到住院医师规范化培训结束时所要求的临床工作水平。

实施临床医学专业学位是我国医学学位制度的一项重大改革,这项改革不仅有力地推动了临床医学研究生教育模式和观念的转变,有利于解决原来培养的临床医学博士、硕士学位获得者由于缺乏临床能力的培养,到工作岗位上临床医疗工作能力不够的问题,而且将极大地调动临床住院医师的积极性,推动临床住院医师规范化培训制度的建立和健全,对造就高素质临床医师队伍、提高医疗质量产生了较大影响。

2014年,复旦大学上海医学院主持完成的"我国临床医学教育综合改革的探索和创新"项目获得了高等教育国家级教学成果特等奖。该项目从理论上构建了以临床实践能力为核心的"5+3"临床医学人才培养模式,通过界定临床医学专业学位硕士同时具备住院医师和研究生的"双重身份",实现了"研究生招生和住院医师招录、研究生培养过程和住院医师规范化培训、专业学位授予标准与临床医师准入制度"的"三个结合",合格研究生毕业时可获得《执业医师资格证书》《住院医师规范化培训合格证书》《研究生毕业证书》和《硕士学位证书》,简称"四证合一"。

（本文收录于《研究生教育研究》2014 年第 6 期）

## 第二节　发展新兴交叉学科　提高研究生创新能力

学科之间的交叉渗透和融合创新是科学综合和分化趋势的重要特征,也是学科发展的必然趋势。调研结果表明,当今世界一流大学都很重视交叉学科建设,毕业研究生不仅掌握一流的专业理论基础知识,而且具备良好的交叉学科基础和人文社科文化底蕴。

复旦大学的建设目标是世界一流大学。作为一所高水平的研究型大学,研究生教育始终是学校发展的重点,要培养具有创新意识和创新能力的高层次复合型人才,就必须要充分发挥我校综合型大学多学科的优势,大力发展交叉学科,为研究生创新能力的培养提供良好的学科平台和学术环境。

### 一、发展新兴交叉学科的几点做法

#### (一) 构建交叉学科研究基地

近年来,复旦大学以科学研究为主导,努力构建了多个跨越文、理、医、工学科门类的交叉学科研究院(所)或研究中心,如先进材料研究院(物理、化学、材料学)、金融研究院(经济学、数学、计算机科学)、数字医学研究中心(医学、计算机科学)等全校性的科研平台;以重大科学问题为核心,探索全新的科研体制,整合多学科力量和科技资源,已形成了若干具有较强竞争力的研究群体,有效提升了科学研究的综合实力和学术水平,并通过高水平的科学研究带动了学科建设,带动了对高层次研究型人才的创新能力培养,带动了学校的整体发展。

### (二) 设置新兴交叉学科专业

为进一步加强学科建设,促进新兴交叉学科的发展,根据国务院学位办关于在博士学位授权一级学科范围内自主设置学科专业的改革试点工作有关规定,复旦大学 2003 年在具有博士学位授予权的一级学科点内自主设置了金融管理与金融工程、生物信息学、医学电子学和医学信息学等部分交叉学科专业(表 3-1)。

表 3-1 复旦大学部分自主设置学科专业

| 一级学科 | 自主设置学科专业 | 专业代码 |
| --- | --- | --- |
| 应用经济学 | 金融管理与金融工程 | 020220 |
| 生物学 | 生物信息学 | 071020 |
| | 人类生物学 | 071021 |
| 电子科学与技术 | 信息功能材料与器件 | 080920 |
| 生物医学工程 | 医学电子学 | 083120 |
| | 生物力学 | 083121 |
| 基础医学 | 分子医学 | 100120 |
| | 医学信息学 | 100121 |

### (三) 创立交叉学科培养平台

为提高研究生的培养质量,在促进学科交叉和渗透的同时,复旦大学设置专项基金创立了生物信息学、金融数学、数字医学等交叉学科研究生公共培养平台。以生物信息学这门新兴交叉学科为例,它涵盖了生物学、计算机科学、数学、物理学、化学等多学科领域,以核酸、蛋白质等生物大分子为主要研究对象,以数理化等自然科学和信息科学、计算机科学等工程科学为主要手段,以计算机硬件、软件和计算机网络为主要工具,对生物大分子数据进行存储、管理、注释、加工,使之成为具有明确意义的生物信息。并通过对序列和结构数据及其相关文献的查询、搜索、比较、分析,从中获取基因编码、基因调控、代谢途径、核酸和蛋白质结构功能及其相互关系等理性知识。在大量信息和知识的基础上,探索生命起源、生物进化,以及细胞、器官和个体的发生、发育、病变、衰亡等生命科学中的重大问题及它们的基本规律和时空联系。

### (四) 建设研究生开放实验室

研究生开放实验室主要是为研究生开展创新研究服务。作为国家"研究生教育创新工程"项目之一,2003 年,复旦大学建立了"教育部研究生金融信息处理开放实验室"。该实验室挂靠复旦大学金融研究院,利用经济学院、管理学院、数学系和计算机系等多学科交叉的优势,研究方向以金融信息处理为平台,融合金融学(国际金融、货币银行、金融市场、金融工程等)、数学(金融数学、控制论、概率论与数理统计、计算数学等)、计算机科学(信息处理、数据挖掘、信息检索、大规模文本处理、程序设计等)、管理科学(管理信息系统、系统工程)、计量经济学、心理学(行为金融学)、生物学(神经网络)等领域的研究手段和研究成果,从而开展校内外研究生的金融教学实验和自主金融创新研究,以培养复合型高层次金融人才。

## 二、发展新兴交叉学科的一个实例

### (一) 信息技术和医学的相互渗透导致了"数字医学"问世

现代科技发展呈现出两个重要特征:一是多学科的相互交叉与渗透对科技本身的发展起到了重要的推动作用;二是以微电子和光电子理论为基础的信息技术成为其他学科发展的先导。在信息技术对其他学科所带来的影响中,最令人瞩目的领域之一是医学。由于信息技术和医学的相互渗透,导致了数字医学的问世。在过去医学科技史上,主要是生物医学在基础研究与临床诊治中发挥着主导作用,随着信息技术向医学的渗透,数字医学的作用越来越大,已成为现代医学的重要组成部分。

2000 年,复旦大学和上海医科大学合并后不久,便成立了综合生物学、基础医学(人体解剖与组织胚胎学、病理学和病理生理学)、临床医学(医学影像学、外科学)、生物医学工程、电子学、计算机科学等学科领域的"复旦大学数字医学研究中心"。

### (二)"数字医学"实现了用信息工程技术解决医学疑难问题

"数字医学"以信息技术与工程手段研究,实现跨学科合作研究与联合攻关,解决生物学和医学中的有关疑难问题,目前的主要研究方向有以下几个。

**1. 手术导航**　以 CT、MRI 等医学图像信息为基础,通过建立人体三维几何或物理模型模拟病人位置信息,使用高精度定位系统跟踪病人和手术器械的位置关系,辅助临床医生诊断和设计治疗方案,并在手术过程中,利用计算机实时模拟,对手术过程进行监控,达到准确切除病变组织,提高手术质量,减少术中创伤的目的。

**2. 虚拟内窥镜**　利用病人的各种影像数据包括 CT、MRI、B 超等医学图像信息,重建和显示三维图像后形成虚拟人体组织,再运用计算机图形学的方法,生成一组反映空腔器官内部表面形态的灰度或彩色图像。其重点是快速、高精度的三维重建技术和人体肠道中心线的全自动提取。

**3. 建立数据库**　利用实时跟踪技术和计算机三维显示,建立人体肿瘤放射学诊断与病理组织库、正常人体形态学相关数据库、免疫活性细胞和分子的实时显示与相关数据库、中国人染色体结构多态性及人类染色体病信息数据库。

### (三)"数字医学"平台起到了培养研究生创新能力的重要作用

**1. 跨学科招生**　除医学生外,复旦大学数字医学中心还鼓励更多理学和工学背景的人跨学科专业报考"医学信息学"研究生。这样,来自于不同专业和不同学科方向的研究生的知识结构便具有一定的交叉性与综合性,比较适应当前科技发展的特征与医学发展的趋势,在他们之间也容易形成交叉学科交流的学术氛围,从而迸发出创新思维的火花。

**2. 跨学科培养**　复旦大学数字医学中心整合了全校生物学、基础医学、临床医学、生物医学工程、计算机科学等学科领域的优势,为研究生的创新能力培养在导师队伍、研究条件和学术氛围方面提供了非常好的基础。在研究生论文指导中,大都是采取导师指导和集体培养相结合的方式,由不同学科或领域的2~3名教师共同组成研究生指导小组。

**3. 多学科受益**　复旦大学数字医学中心不仅面向"医学信息学"的研究

生,而且已初步建成面向全校研究生的创新能力训练公共平台,如在手术导航、虚拟内镜、建立数据库等方面设立交叉学科研究的前沿性和基础性子课题,人体解剖、医学影像、遗传学、免疫学、计算机科学和医学信息学等不同专业的硕士和博士研究生均可申报,并可在各自的学科领域开展有针对性的创新研究。

[本文收录于《西安电子科技大学学报(社科版)》2004 年第 14 卷第 3 期]

## 第三节　试论高层次创新性人才培养的学科环境
——从全国优秀博士学位论文的"共生效应"谈起

### 一、医学全国优秀博士学位论文的分布情况及特点

1999 年,教育部启动全国优秀博士学位论文评审,这项工作是"高层次创造性人才培养工程"的子项目,旨在加强高层次创造性人才培养、鼓励创新精神、提高我国研究生教育质量。评选工作开展至今已有 12 届,共评选出 1 182 篇优秀博士论文,其中医学门类共 120 篇,约占全国优博论文的 10%(表 3－2、表 3－3)。

表 3－2　1999～2010 全国优秀博士学位论文医学门类学科分布情况

| 一级学科 | 篇　数 |
| --- | --- |
| 基础医学 | 24 |
| 临床医学 | 46 |
| 口腔医学 | 8 |
| 公共卫生与预防医学 | 8 |
| 中医学 | 6 |
| 中西医结合 | 3 |
| 药学 | 23 |
| 中药学 | 2 |
| 合计 | 120 |

表 3-3　1999～2010 获选医学全国优秀博士学位论文学校排名情况

| 序　号 | 学　校 | 篇　数 |
|---|---|---|
| 1 | 复旦大学 | 14 |
| 2 | 清华大学 | 12 |
| 3 | 北京大学 | 11 |
| 4 | 第二军医大学 | 11 |
| 5 | 四川大学 | 9 |
| 6 | 第三军医大学 | 7 |
| 7 | 上海交通大学 | 7 |
| 8 | 第四军医大学 | 6 |
| 9 | 中南大学 | 5 |
| 10 | 中山大学 | 5 |

为了解不同一级学科在各学校间的分布,笔者统计了各学校在某一级学科累计获得 3 篇及以上优博论文的情况(表 3-4)。统计发现,在各一级学科的优秀博士学位论文相对集中在少数学校。

表 3-4　1999～2010 医学各一级学科获选全国优秀博士学位论文主要学校一览表

| 一级学科 | 学位授予单位 | 篇　数 |
|---|---|---|
| 公共卫生与预防医学 | 复旦大学 | 3 |
| 基础医学 | 第二军医大学 | 8 |
|  | 北京大学 | 4 |
| 口腔医学 | 四川大学 | 4 |
| 临床医学 | 复旦大学 | 6 |
|  | 第三军医大学 | 6 |
|  | 上海交通大学 | 5 |
|  | 清华大学 | 4 |
|  | 北京大学 | 4 |
|  | 中山大学 | 3 |
|  | 山东大学 | 3 |
|  | 第四军医大学 | 3 |
| 药学 | 清华大学 | 6 |
|  | 四川大学 | 3 |
| 中西医结合 | 复旦大学 | 3 |

续表

| 一级学科 | 学位授予单位 | 篇　数 |
|---|---|---|
| 中医学 | 天津中医药大学 | 3 |
| | 北京中医药大学 | 3 |

普赖斯认为"科学的发展是非均衡的",从我国优秀博士学位论文的培养单位及所属学科来看都是不均衡的。进一步分析这些医学优秀博士学位论文的指导教师,发现导师的分布同样是不均衡的。指导超过1篇优博论文的导师共有12人,这12位导师共指导了35篇优秀博士学位论文,人均约3篇(表3-5)。其中最为突出的有2位导师:第二军医大学医学免疫学国家重点实验室曹雪涛院士,一人指导了8篇优秀博士学位论文(表3-6);复旦大学肝癌研究所汤钊猷院士一人指导了4篇优秀博士学位论文(表3-7)。导师自身的学术水平对博士生的培养质量有着重要的作用,只有自身有一定科研成就的导师才能培养出优秀博士生。另外,博士生所处的学科环境也非常重要,能集中产生优秀博士学位论文的学科环境必然有独到之处。由此想到,自然界有这样一种现象:当一株植物单独生长时,显得矮小、单调,而与众多同类植物一起生长时,则根深叶茂,生机盎然。人们把植物界中这种相互影响、相互促进的现象称为"共生效应"。

表3-5　1999～2010医学门类指导多篇全国优秀博士学位论文导师情况一览表

| 一级学科 | 学位授予单位 | 指导教师姓名 | 篇　数 |
|---|---|---|---|
| 基础医学 | 第二军医大学 | 曹雪涛 | 8 |
| | 北京大学 | 马大龙 | 2 |
| 临床医学 | 复旦大学 | 汤钊猷 | 4 |
| | 第四军医大学 | 樊代明 | 3 |
| | 清华大学 | 林东昕 | 3 |
| | 北京大学 | 王海燕 | 2 |
| | 军医进修学院 | 杨伟炎 | 2 |
| | 中山大学 | 叶任高 | 2 |
| 药学 | 清华大学 | 蒋建东 | 2 |
| | 北京大学 | 张礼和 | 2 |

| 一级学科 | 学位授予单位 | 指导教师姓名 | 篇 数 |
|---|---|---|---|
| 中医学 | 天津中医药大学 | 张伯礼 | 3 |
| | 北京中医药大学 | 王永炎 | 2 |

表 3-6　曹雪涛院士指导的 8 篇全国优秀博士学位论文

| 年份 | 作者 | 论 文 题 目 |
|---|---|---|
| 2001 | 章卫平 | 人树突状细胞 cDNA 文库大规模测序体系的建立及新型细胞因子 CX1 的发现与功能研究 |
| 2002 | 黄 欣 | 含 ITIM 的新型膜蛋白分子 DC-LLIR 及其跨膜缺失突变体的克隆与功能研究 |
| 2004 | 李 楠 | 人树突状细胞来源的新分子 Siglec-10 和人骨髓基质细胞来源的新分子 PHDP 的克隆与功能研究 |
| 2005 | 张明徽 | 脾基质细胞对造血前体细胞的定向诱导作用及对树突状细胞生物学特性的影响 |
| 2006 | 陈涛涌 | 来源于人树突状细胞的新型癌基因样小 G 蛋白 RabJ 的生物学功能研究 |
| 2007 | 郭振红 | 凋亡信号和免疫微环境对树突状细胞的免疫调控作用 |
| 2009 | 韩岩梅 | 新型免疫抑制性细胞亚群(dMSC)的发现和功能研究 |
| 2010 | 钱 程 | Fas 信号和 TLR 信号促进调节性树突状细胞负向调控 $CD4^+$ T 细胞反应及相关机制研究 |

表 3-7　汤钊猷院士指导的 4 篇全国优秀博士学位论文

| 年份 | 作者 | 论 文 题 目 |
|---|---|---|
| 2000 | 贺 平 | 肝癌细胞因子基因治疗的研究 |
| 2002 | 王 鲁 | α 干扰素及其他制剂干预肝癌转移复发和肿瘤生长的实验研究 |
| 2004 | 李 雁 | 转移性人肝癌细胞模型的优化及转移机理探讨 |
| 2005 | 叶青海 | 肝细胞癌转移预测模型的建立及其转移相关基因的筛选—cDNA 微阵列技术分析 |

　　人类在科研工作中早已发现"共生效应"的存在,英国卡迪文实验室从 1904~1989 年先后出现了 29 位诺贝尔获奖者,美国著名的贝尔实验室 1925 年成立至今共有 13 人获得诺贝尔奖,这两者均是"共生效应"的典型案例,医学优

秀博士论文获得者的分布再一次验证了这个规律。

## 二、良好的学科环境造就创新性人才

为了解集中产生医学优秀博士学位论文的学科环境具备哪些特征,我们选取这两位学科带头人所领导的学科环境进行比较分析,发现两者存在诸多相似之处。

### (一)围绕主攻方向,开展系列研究

这些论文基本是围绕树突状细胞这一研究方向展开,是涉及免疫学、肿瘤学、基因免疫治疗等多学科交叉的系列课题研究。

汤院士指导的 4 篇优秀博士学位论文都是围绕肝癌的治疗,其中 3 篇是聚焦肝癌的转移复发的机制研究。2010 年,复旦大学肝癌研究所高强博士的论文《免疫微环境与肝细胞癌复发转移及免疫微环境分子预测模型的建立》入选全国优秀博士学位论文,也是在该研究方向上的又一次突破。高强博士的导师樊嘉教授也是汤钊猷院士早年的博士生,优势累积的结果是强者恒强。

### (二)开展原创性研究,获得国际认可

这两位专家选取主攻方向,开展了高水平的系列研究,需要指出的是,这个研究方向是立足国内医学实际,自主开展的原创性研究。

从 1995 年开始曹雪涛把树突状细胞作为主攻方向。树突状细胞是人体内数量极少且功能最强的抗原提呈细胞,与免疫相关性疾病如癌症、肝炎、糖尿病等的防治以及提高器官移植成活率均有着密切关系。随着该领域的研究成果不断产生,树突状细胞成为免疫学研究的新热点,使中国的科学家在国际免疫学界获得了尊重。

原发性肝癌是世界的难题,汤院士用第一个 10 年解决了肝癌的早期发现、早期诊断与早期治疗;第二个 10 年中,他将小肝癌研究的原理引申到复发肝癌的早期发现和治疗,以及不能切除大肝癌的治疗方面;1995 年,汤院士领导的团

队又开始了攻克肝癌的第三阶段,将研究重点转向肝癌复发转移的机制与防治。

经过团队多年的持续努力,深入研究,形成了许多原创性的观点,也建立了创新的理论体系。这些研究成果,不仅在国内获得各项大奖,也在国际顶级刊物上发表,代表了研究获得国际同行的认可(表3-8)。

表3-8　曹雪涛团队和汤钊猷团队所发部分国际顶级刊物情况

| 单　　　位 | 收　录　刊　物 |
| --- | --- |
| 第二军医大学医学免疫学国家重点实验室 | NatImmunol(IF=26)<br>Immunity(IF=19)<br>Blood(IF=10) |
| 复旦大学肝癌研究所 | Nat Med(IF=30.6)<br>Hepatology(IF=9.5)<br>Mol Cell Proteomics(IF=8.5) |

### (三) 基础与临床的完美结合

作为从事肝癌临床研究的专家,汤钊猷的学科团队始终通过深入的基础研究解决临床的重大问题。以肝癌的早期诊断为例,肝癌所研究发现以甲胎蛋白动态曲线来诊断亚临床肝癌,由此确立的肝癌早期发现、早期诊断的概念和方法,使肝癌有效治疗的时间大大提前。肝癌的手术治疗在复旦大学肝癌研究所5年生存率达56.47%,而肝癌原先5年生存率仅为4.2%(图3-1)。因此,汤院士获得1985年国家科技进步奖一等奖和美国癌症研究所"早治早愈"金牌奖。

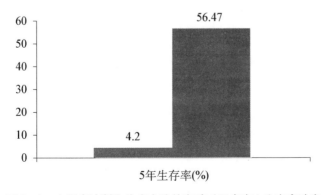

图3-1　小肝癌诊断和治疗方法的突破对肝癌病人生存率改变

曹雪涛作为基础医学的免疫学专家,其领导开展了与重大临床疾病相关的免疫机制研究,课题组研制的"抗原致敏的人树突状细胞"已获国家Ⅰ期临床应用批文并已应用于临床试治晚期肿瘤患者。

基础与临床的结合是医学研究生命力所在。基础研究从事课题的方向需要从临床应用的指引下获得,最终能转化成临床成果,真正让病人受益。而临床研究的深入则依赖于基础研究,这样的研究更具科学含量,才能获得对疾病和治疗深层次规律的认识。基础医学和临床医学之间的关系好比是科学与技术的关系,科学处理的问题是"事物是怎样的"(how things are);而技术处理的问题是"事物应当怎样做"(how thing ought to be),即为了达到目的和发挥效力,应当怎样做。科学和技术各有其自身发展独特的内在逻辑,而彼此之间又密切关联协同进化。

### (四) 采取多种举措,强化学科创新氛围

研究生培养与学科建设之间的关系密不可分,在医学博士生的培养中,所处的学科环境对其成长起到至关重要的作用。通过这两个学科的比较后发现,这两位学科带头人均采取多种措施营造鼓励创新的学术氛围。

**1. 主办国际学术会议和大师论坛**　第二军医大学医学免疫学国家重点实验室于 2007 年召开了上海国际免疫学会议,复旦大学肝癌研究所则主办过 3 届大型上海国际肝癌肝炎会议。以第二军医大学免疫学重点实验室为例,每月平均有 2 次国外学者学术报告、访问和座谈,受邀对象均是重量级人物,包括诺贝尔奖获得者、美国科学院院士、国际免疫学联盟主席等国际学术大师。这样的国际会议不仅代表学科水平被国际同行所认可,对所处学科的博士生来说,也是非常珍贵的学习机会。主办国际学术会议,可以方便地接触到国际同行中最优秀的科学家,了解到国内外关于本学科领域最新的信息。另外,举办学术年会和学术沙龙,也使学科保持一种良好学术氛围。

**2. 加强与国内外同行建立广泛联系**　第二军医大学免疫实验室不仅与国内的上海生物信息技术研究中心、清华大学结构生物学重点实验室等机构建立了密切的合作关系,还与美国明尼苏达大学、英国牛津大学、德国 MDC 分子医

学中心、法国巴斯德研究所、日本国立儿童健康研究中心等国外相关机构建立了稳定的合作互访关系。通过这样的广泛联系,可以实现资源和信息及设备技术等一系列的交流和互补,从而使学科的研究水平处于国际的学科前沿,达到世界级水准。

**3. 多学科交叉,强化创新**　美国科学家卓以凡认为,"做实验需要和最好的科学家一起合作,尤其是不同领域的科学家交叉在一起,产生了灵感,就是新发明的开始。"曹雪涛院士有意识从学科交叉的角度培养人才,他一方面派骨干到发达国家著名实验室工作学习,另一方面也招收非免疫专业的博士生来做博士后工作,通过不同专业的科研人员共同参与,强化研究群体的学科交叉和创新。南京大学在博士生培养中,设置研究生科研创新基金加强研究生科研创新能力的培养,鼓励自由探索,重点支持不同专业研究生跨学科联合申请的研究课题,并已取得良好成效,经该项目培养的学生已在 2010 年获得全国优秀博士学位论文。

### 三、医学学科中的"共生效应"作用机制

这两个学科中"共生效应"通过何种机制来推动学科成员的成长? 对这两个学科的分析可以发现以下几点。

首先,这个群体由最好的研究人员组成,研究人员的优秀不仅体现在专业素质方面,还需具有良好的协作精神,以及共同的奋斗愿景。

其次,就群体内部来说,由于每个成员的专业背景、知识结构、思维方式各不相同,在围绕共同目标研究过程中,可互相影响、相互促进,不断提高群体中每一个人乃至团队整体的创新能力。团队的促进远远胜于个人的天赋,这是形成"共生效应"的重要机制。

再次,团队与世界级的研究机构和大师通过国际会议和大师论坛经常沟通与交流,对团队成员开阔视野、拓宽思维、启发创新非常有效。与世界一流研究机构的信息交流,让研究团队获得持续的信息流入,让学科获得持久发展和创新动力。

一个畅通的共生界面能为共生单元之间的物质、能量和信息的流通和交换提供顺畅的通道,会使共生界面特征值减小,引进过程中共生新能量源不断地产生,促进共生系统的共同进化,同时也促使其中的共生单元不断进化。一个成功的学科,在于提供了一个良好的平台,使得其中不同背景的研究人员围绕共同感兴趣的目标合作过程中,每个人按照各自的视角和思维方式进行研究的同时,持续的信息和经验的交流,推动团队中每个成员得以更快成长。

贝尔实验室总裁金钟勋在谈及培养创新人才的经验时认为:如果你与杰出的人才合作,你当然就具有更强的创造力。把真正聪明的人召集在一起,让他们自然地互动,将会成果卓著。这既是对贝尔实验室成功经验的高度概括,同时也是对"共生效应"机制最好的诠释。

## 四、对于博士生培养的启示

全国优秀博士论文评选过程中最注重的评审要素是创新,博士生所处的学科环境对于推动博士生创新具有重要的意义。通过以上的典型案例分析,我们认为可通过以下措施来营造学科的创新氛围,建设有利于创新性医学人才培养的学科环境:

(1)学科选择研究方向应立足于本土,围绕本专业领域的重大问题,确立原创性的主攻方向。

(2)聚焦确定的主攻方向,持续深入地开展系列研究。

(3)集中优秀的人才组建创新团队,对外保持与世界一流机构和学者的合作交流,对内通过各种学术活动相互影响相互促进。

(4)通过多学科交叉为学科的发展不断注入创新动力。

(5)注重基础和临床相结合使医学科研具有持久的生命力。

实施"高层次创造性人才计划"是教育部推进高等学校落实科教兴国战略和人才强国战略的一项重大举措,也是推进高水平大学和重点学科建设的重要内容。总结医学优博论文集中产生的学科在推动创新方面的做法和经验,对其他高校改进学科环境,提高博士生培养质量,促进高层次创新性人才的培养具有重要的借鉴意义。

（本文收录于《研究生教育研究》2011 年第 4 期）

## 第四节　我国临床医学科研人才培养途径的探索分析

长期以来,我国临床人才培养与医师评价领域存在着"重科研、轻临床"的趋势,从而出现"硕士博士只会科研而不会看病""临床医生科研不足而无法晋升"的现象,充分反映了我国临床医生培养和评价中"临床与科研"的矛盾。近年来,"5＋3"临床医学人才培养模式在医学教育领域被高度关注和认同,并将成为我国临床医学人才培养体系的主体。2014 年 11 月 27 日,教育部、国家卫生计生委、国家中医药管理局在京联合召开"医教协同深化临床医学人才培养改革工作推进会",为在"5＋3"模式下推动我国临床人才科研能力培养改革提供了政策支撑。因此,本文就"5＋3"模式下我国临床人才科研能力的培养途径提出相关分析及政策建议。

### 一、科研创新:双轮驱动

1998 年,国务院学位委员会颁布《关于调整医学学位类型和设置医学专业学位的几点意见》和《临床医学专业学位试行办法》,确立了我国临床医学专业学位研究生的培养制度,并设置了临床医学专业学位。从此,我国临床医学研究生分为了专业学位研究生和学术(科学)学位研究生两类。此外,1988 年,我国试办七年制授予医学硕士学位。2015 年,七年制转型为"5＋3"一体化人才培养模式。2001 年,教育部批准北京大学等高校试办八年制授予医学博士学位。

总体而言,临床医学专业学位研究生是培养成为具有临床研究能力,从事临床诊疗工作的医务人员;学术学位研究生是主要培养成为从事基础研究或应用性基础研究的教学科研人员。两类研究生培养目标不同,决定了其科研能力培养类型的不同。目前,不同类型人员科研能力培养存在问题及建议如下。

**(一) 专业学位注重临床研究,重视"临床研究"与"临床轮转"结合**

在专业学位研究生实际的培养过程中,部分研究生培养单位将科研等同于"养小白鼠"的应用性基础研究,甚至纯基础研究,导致科研选题与临床问题逐步脱离。而专业学位研究生只有进行充分的临床轮转,方能达到毕业要求的临床水平,就很难拿出更多的时间和精力进行"脱产"的基础研究。但是,科研工作作为高校及其附属医院创新能力的重要体现,相当一部分培养单位及导师将压力转嫁到专业学位研究生身上,让学生"养白鼠、做实验、发文章",对学生临床技能培训缺乏指导,导致学生减少,甚至放弃临床轮转,换得进实验室从事基础研究的时间,违背了专业学位的设置初衷和忽视了临床研究的能力培养。

针对上述问题,经过长期的理论研究和实践探索,我国成功构建和实践了"5＋3"模式。"5＋3"模式改革的目的之一,就是扭转我国临床医学专业学位研究生培养中存在的"重基础研究、轻临床轮转"趋势。高校应在临床医学硕士专业学位研究生培养中,注重临床能力的培养,在临床训练标准、时间等方面严格按照住院医师规范化培训的要求,不再单独设置"脱产"的基础研究时间,同时,开设提升临床研究能力的相关课程,并积极转变导师观念,培养学生在临床实践中发现和研究临床实际问题,提出解决方法,明确科研选题应从临床实际出发,紧密结合临床需求,体现临床医学特点,其研究结果可应用于临床,为疾病的诊断和治疗服务,实现临床研究与临床实践的紧密结合,切实提升临床研究能力。

此外,七年制临床医学专业因已调整为"5＋3"一体化临床医学人才培养模式,即对此类学生科研能力的要求与上述临床医学专业学位研究生要求相同,不再赘述。

**(二) 学术学位强化基础研究,避免"基础研究"与"临床轮转"冲突**

"5＋3"模式与国家住院医师规范化培训制度、医师资格考试报名资格规定等方面已形成政策关联,如"到 2015 年,各省(区、市)全面启动住院医师规范化培训工作;到 2020 年,基本建立住院医师规范化培训制度,所有新进医疗岗位的本科及以上学历临床医师均接受住院医师规范化培训"及"2015 年 1 月 1 日以后入学的学术学位研究生,其研究生学历不作为报考各类别医师资格的学历依据"。因此,在改革过渡期可能出现以下情况:①对于主要想从事临床诊疗工作的临床专业本科毕业生,在明晰两类研究生的区别之后,报考专业学位人数将增多,报考学术学位人数将减少;②研究生培养单位和导师无法再按照原有类似学术学位培养方式要求专业学位研究生完成基础研究或应用性基础研究。

针对上述问题,在学术学位研究生培养中,应调整培养方案,使学术学位研究生将主要时间和精力用于基础研究或应用性基础研究,符合条件的学术学位研究生毕业后再进行以提高临床技能为核心的住院医师规范化培训工作,避免学生在学期间既要完成基础研究,又要进行临床实践。同时,培养学生从基础向临床的转化能力,将科研选题的重点聚焦与临床密切相关的应用性基础研究。在高校系统内加大对"医院-学校"双聘 PI 和专职研究人员的引培力度和编制支撑,完善"附属医院-基础医学院、生物医学平台"的联合培养机制。当然,还要做好由专业学位分流至学术学位的研究生培养,让其尽快适应学术学位的培养方式和科学研究的特点。

高校应该转变对医学科研的认识,正确看待和适应"5+3"模式下临床医学专业学位与学术学位研究生实现分类培养,努力在科研方面实现"临床科研"和"基础科研"双轮驱动。在建立临床医学研究生科研能力分类培养机制的同时,对于部分想要兼顾临床研究能力和基础研究能力的学生,可通过搭建人才培养立交桥,掌握专业学位与科学学位的双重科研能力,即临床医学专业学位硕士研究生毕业后可报考学术学位博士研究生。符合条件的学术学位硕士毕业生在参加完住院医师规范化培训后可报考专业学位博士研究生。

**(三) 八年制兼顾临床基础,促进"基础研究"与"临床研究"转化**

关于八年制医学教育,各相关高校培养模式虽有不同,但对其科研能力的培养和要求均进行了有益的探索。作为我国医学拔尖创新人才的主要来源,八年制医学生的科研能力要求应该是"临床研究"与"基础研究"并重。

清华大学医学实验班采取的是"3+2+3"的人才培养模式,其最大的不同在于学生们有两年在国外一流医学院进行科研训练的机会和经历,培养一批不仅有精湛医术,而且具有很强科研能力的"医师科学家"。这种临床科研并重的培养理念也是复旦大学八年制医学教育所秉持的。例如,复旦大学2008级八年制学生王天,自2010年起与复旦大学医学神经生物学国家重点实验室沙红英博士一起从事线粒体置换治疗母源性线粒体疾病研究,2014年作为论文共同第一作者在国际顶级学术期刊CELL(《细胞》)杂志上发表相关研究论文。复旦大学八年制医学教育目前采取的是"2＋4＋2"的人才培养模式,即2年的通识教育,4年的医学院校课程教育,2年的科研和临床训练。当然,根据拔尖创新人才培养特点,结合上海市高峰高原计划,未来复旦大学将加大选送8年制学生出国2年开展科研训练的力度,培养具有独立从事科学研究能力和临床诊疗工作的医学顶尖人才,毕业后既可以从事临床诊疗和临床研究工作,也可以专门从事基础研究。

## 二、职称晋升:分类评价

巩固和发展"5＋3"模式,加大医教协同深化临床医学人才培养改革,还必须建立适应卫生行业特点的人才评价体系,才能从根本上处理好临床医学人才的临床实践和科学研究的关系。虽然,通过"5＋3"模式,临床医学人才的前端评价(研究生科研能力评价)已逐步进入分类评价阶段,但是,临床医学人才的后端评价(即临床系列职称评价)仍存在与基础研究人员职称评价"趋同"现象,过度强调基础研究和科研(课题、论文)要素,"矮化、弱化"临床应用性研究和实践技能要素,导致临床医生在承担大量临床工作之外,为了晋升职称,还要将大量时间和精力投入基础研究工作,无形中增加了医生的工作负担,扭曲了医生的职业定位,同时延缓了导师观念转变,无法积极响应双轮驱动的医学科研变革。因此,我国应改革和完善临床医学人才评价体系,对不同类型人员进行分类评价。对于专职从事应用性基础研究或基础研究人员,按照研究员系列(研究实习员-助理研究员-副研究员-研究员)要求进行职称晋升。而对于专职从事临床诊疗工作的医务人员,应按照临床系列(住院医师-主治医师-副主任医师-主任医师),

突出专业实践能力考核,引导临床医生队伍明确职业定位,回归临床,注重强化专业实践能力和临床研究能力。当然,在我国高校附属医院或教学医院中,如果从事临床诊疗和临床研究工作的医务人员,同时从事基础研究和教学工作,那么除按照临床系列标准晋升职称之外,还可以晋升教学研究系列(助教-教师-副教授-教授,研究实习员-助理研究员-副研究员-研究员)。当然,此类人员晋升上述两种系列的准入条件、评价要求及侧重点均有不同。各医院应该根据国家医疗机构定位和高校附属(教学)医院要求,合理规划临床人才需求类型,避免贪大求全,违背医院实际需求和人才发展规律。同时,应该为专职临床人员、专职科研人员、临床科研兼顾人员提供科学、合理、公平的分类评价体系和与之相匹配的薪酬待遇。只有充分发挥职称晋升分类评价这一"指挥棒"作用,才能加快推进我国临床人才的科研能力分类培养。

"5+3"模式不仅改革了我国临床人才培养模式,还推动了我国医学科研从"偏重基础研究"向"临床、基础研究并重"的转变。这一转变与当今国际主流的转化医学、精准医学的发展趋势相契合,必将推动我国临床医学研究在新的历史时期取得更大的成绩。

(本文收录于《中华医学教育杂志》2015年第35卷第6期)

## 第五节 加快建立临床系列高级职称全行业评审标准的几点思考

在国家新医改背景下,作为我国医疗机构主体的公立医院也在加快"三个转变",即从被动适应到主动拓展的转变,从规模扩张到内涵建设的转变,从高原建设到高峰建设的转变。而这些转变的基础在人才建设,核心是临床医师队伍的建设,具体落脚点在建立临床医学人才培养体系和与之相适应的评价体系。因此,适应医药卫生体制改革,加快建立更为适合"临床医生"角色定位的临床系列高级职称评审标准,成为当今国内卫生人事制度改革的重点和难点。

## 一、建立临床系列高级职称全行业评审标准的工作趋势

### （一）明确评审导向，与职业定位相匹配

长期以来，临床系列高级职称评审标准对于临床医生自身成长和发展具有重要的导向作用，其评审标准的侧重方向直接影响临床医生队伍的定位和发展。由于过去在临床系列高级职称评审中，存在专业实践能力占比欠缺、未得到应有重视等问题，使得其评价方式与教学研究系列职称评价方式相比，出现"同化、异化、矮化"等现象。譬如，医生晋升临床系列职称偏重论文与项目；医院出现了部分"图书馆医生""论文医生"；部分高学历医学毕业生"眼高手低"等。过去这种高级职称评审标准，在实际操作层面往往会产生"重科研、轻临床"的导向，直接造成部分高职称医生技术不够精湛，而技术出色的医生，亦可能因科研不足而无法晋升。因此，必须进一步明确临床系列高级职称的评审导向，突出专业实践能力考核，从而打破临床系列高级职称晋升"重科研、轻临床"的格局，才能引导临床医生队伍明确职业定位，回归临床，注重强化专业实践能力；同时也可为部分技术精湛、科研不足的医生创造发展空间，从而缓解不同级别医院临床医生职业发展的困境，为适宜医学人才"下沉"提供了晋升制度保障。

### （二）进行政策衔接，与人才培养相适应

2010年，上海市正式在全市开展统一模式、统一准入、统一考核的住院医师规范化培训，并将《住院医师规范化培训合格证书》作为全市各级医疗机构临床岗位聘任和晋升临床系列中级职称的必备条件之一。全市各级医疗机构从当年开始即不能再聘用未经住院医师规范化培训的医学院校毕业生从事临床工作。这一规定将临床医学"5＋3"人才培养模式（即5年临床医学本科教育，加3年住院医师规范化培训或全科医师规范化培训）中"提升临床实践能力"的核心培养目标与临床系列职称评审工作中"突出临床技能考核"的评价要求进行有效接轨，理顺了临床医学人才培养工作与临床系列职称评审工作的关系，使上述两项工作有效地衔接起来，进而保障了住院医师规范化培训工作的顺利推进。这也

为日后专科医师规范化培训的培养目标与临床系列高级职称评审标准的要求进行接轨提供了重要的理论参考和实践经验。因此,强化顶层设计,建立适应上海临床医学人才培养模式的临床系列高级职称全行业评审标准,应纳入上海医学教育综合改革方案之中,并将为总方案顺利推行提供有力保障。

## 二、建立临床系列高级职称全行业评审标准的工作回顾

2007 年,上海市为更好地规范卫生系列高级专业技术职务任职资格的评审工作,加快高级卫生人才队伍建设,根据《上海市专业技术职称(资格)评定与专业技术职务聘任相分离的暂行办法》(沪人〔1999〕52 号)的精神,制定并下发了《关于修改〈上海市卫生系列高级专业技术职务任职资格评审工作办法〉的通知》(沪人〔2007〕117 号)。

2011 年,上海市根据国家和本市医改方案的总体要求,通过完善本市卫生系列临床类高级专业技术职务评聘办法,制定并下发了《关于在本市临床类高级专业技术职务评聘工作中强化专业实践能力评价的通知(试行)》(沪人社专发〔2011〕52 号),进一步加强专业实践能力,建立以工作业绩为基础,以专业理论知识、临床服务工作量、科研创新能力为主要内容,符合卫生人才特点的评价机制,引导临床类卫生专业技术人员钻研技术、提高技能、改善服务。

2012 年,上海市为加强卫生专业实践能力,更好地规范卫生系列高级专业技术职务任职资格的评审工作,制定并下发了《关于印发〈上海市卫生系列高级专业技术职务任职资格试行全行业评审管理办法〉的通知》(沪人社专发〔2012〕40 号),进一步深化医药卫生体制改革和人事制度改革,建立统一的全行业评审管理体制。

## 三、建立临床系列高级职称全行业评审标准的工作特色

### (一)量化临床工作考核,细化临床业绩考核

长期以来,国内一些地区及部分具有评聘权的办医主体因对临床系列职

称定位不清,并受限于评聘结合的岗位设置名额,必须采用容易比较的量化指标进行筛选,于是大多选择了较易量化的教学科研指标用于临床系列高级职称评审工作,而对于临床实践工作只用定性语句作为初筛要求,使其在整个评价体系中占比较低。即将教学科研指标作为评价主要内容,仅在教育科研相同情况下,临床能力考核成绩才作为重要参考依据。这样的评价体系无疑在一定程度上扭曲了临床系列评审指挥棒的方向,进而造成"重科研、轻临床"的结果。

调整评审导向,首先就是要把临床工作量和质量作为评审考核的重要指标,使其便于评价。自2011年起,上海将门(急)诊人次数,病房工作天数,主持查房次数,手术数,主持及参与病例讨论次数,承担院内外会诊次数,主持危重病人的抢救和处理重大事故数,解决疑难病例或关键,重大技术(科研)问题数等项目纳入考核指标体系。申报材料明确要求申报临床系列高级职称人员所在单位必须如实填写申报人聘任本级技术职务前五年中每年上述指标完成情况,从而在一定程度上反映了申报人的临床工作量和质量,并将"专业技术岗位情况"这一项目设置总分为50分,使其占据全部评价分值(100分)的一半,切实保障了临床工作量和质量在评审指标中的主体性。其次,针对不同类别和专业特色,分类制订可操作的业绩考核办法,严把考核质量关。如自2012年起,将2011年"医疗、医技人员专业技术岗位情况"(一张表格)分类为"临床医师专业技术岗位情况"及"医技部门人员专业技术岗位情况"(两张表格),并将2011年以"主刀或第一助手"身份完成手术数改为以"主刀"和"第一助手"身份分别完成手术数进行统计,将2011年"承担院内外会诊次数"细化为"院内"和"院外"会诊数分开统计。上述变化充分反映了根据卫生系列不同类别和专业的特色,上海进一步细化临床系列高级职称评价指标,突出这些指标所代表的临床工作实践的价值和意义。

### (二)加强临床实践能力评价,改革科研创新能力评价

突出临床实践能力考核,深化临床病例分析、现场阅片等面试答辩试点,及时总结经验。在此基础上,根据各专业学科的特点,以本专业常见病例、疑难病例诊治分析和专业创新能力评价为主要内容,探索在不同专业学科分类采取实

践案例操作的评价方式,切实强化临床工作经验积累,使临床工作实践能力评价更加科学化。至于科研工作评价指标,首先是弱化"科研创新和获奖情况"在整个评价指标体系的比重。如在 2011 年的基础上,2012 年将该项目总分由 20 分降至 15 分。当然,从另一个角度,这种变化也同时巩固了整个评价体系中"突出临床实践能力"的导向性。其次,不简单以学术论文为唯一条件,逐步推行将本人临床研究和实践性课题报告、创新性专业工作总结、科技成果展示等列入科研创新能力考核范围,鼓励临床创新研究和实践,强调在临床实践中发现问题,开展"临床-基础"相结合的转化医学研究,并使其研究成果不只以发表学术论文为"研究终点",而是让其回归真实世界,回归临床应用,惠及群众健康。而为了适应公立医院改革需要,体现公立医院的"公益性",加大了对于"其他工作实绩"的评价比重,将该项目总分由 2011 年的 10 分增加到 2012 年的 15 分,并将"专业技术特长""承担对口支援等任务"分开填写,分别加以强调,对按规定到农村、基层定期工作及承担对口支援和重大医疗卫生保障任务的医务人员,应将完成任务情况纳入临床考核范围,择优推荐参加评审。表 3-9 为 2011 年医疗、医技人员和 2012 年临床医师专业技术岗位评分细则。

## 四、建立临床系列高级职称全行业评审标准的工作展望

### (一) 发挥行业协会优势,制定各专业临床业绩考核办法

我国医师队伍的管理已经由单一的卫生行政管理逐步向卫生行政管理和行业自律管理相结合的模式过渡。在临床系列高级职称全行业评审工作中,上海市医学会、上海市医师协会等相关行业学(协)会应充分发挥专业优势和组织优势,制定并不断完善符合各专业学科分类特色的临床工作质量及实践案例操作等评价方式。在行业学(协)会内部应充分贯彻医改精神,要求临床医师加强临床专业实践能力的锻炼,在参与或组织的临床系列职称评审、医师定期考核等工作中,强化对申报人员临床实践能力的考核,更好地起到行业自律管理和职业发展导向的作用。

表3-9　2011年医疗、医技人员和2012年临床医师专业技术岗位情况

| 2011年 | 2012年 |
|---|---|
| 专业技术岗位情况<br>(根据岗位情况选项填写,项目总分50分) | 专业技术岗位情况<br>(根据岗位情况选项填写,项目总分50分) |
| 项目 | 项目 |
| 参加专业工作天数 | 参加专业工作天数 |
| 门(急)诊工作天数 | 门(急)诊工作天数 |
| 门(急)诊人次数 | 门(急)诊人次数 |
| 病房工作天数 | 病房工作天数 |
| 主持查房次数 | 主持查房次数 |
| 手术数(主刀或第一助手)　大　中　小 | 手术数　主刀　大　中　小　第一助手　大　中　小 |
| 主持疑难病例讨论次数 | 主持、参与疑难病例讨论次数 |
| 承担院内外会诊次数 | 承担院内外会诊次数　院内　院外 |
| 完成检测的检验项目数 | |
| 完成检测的测试量 | |
| 负责审核室内、室间质控的检验项目数 | |
| 负责审核或签发检验报告的检验项目数 | |
| 主持读片(图)人次 | |
| 签核报告或检查人次 | |

续表

| 项目 | 2011 年 | 2012 年 |
|---|---|---|
| （续） | 介入性治疗人次<br>介入性穿刺活检人次<br>腔内技术等特殊检查人次<br>主持危重病人的抢救和处理重大事故数<br>解决疑难病例或关键（重大技术、科研）问题数<br>医疗事故　医疗差错<br>事故<br>项目评分 | 主持危重病人的抢救和处理重大事故数<br>解决疑难病例或关键（重大技术（科研））问题数<br>医疗事故　医疗差错<br>事故<br>项目评分 |
| 教学情况<br>（项目总分 15 分） | 教学授课或举行专业知识讲座情况<br>教学授课或指导开展新技术情况<br>带教下级卫生专业技术、进修人员情况<br>带教学生（研究生或本科实习生）情况<br>带教住院医师规范化培训情况<br>项目评分 | 教学授课或举行专业知识讲座情况<br>教学授课或指导开展新技术情况<br>带教下级卫生专业技术、进修人员情况<br>带教学生（研究生或本科实习生）情况<br>带教住院医师规范化培训情况<br>项目评分 |
| 科研创新和获奖情况<br>（项目总分 20 分） | 引进及创新技术（发明专利）情况<br>承担课题（注明立项时间和结题时间）<br>论文发表篇数<br>学术获奖情况<br>项目评分 | 科研创新和获奖情况<br>（项目总分 15 分）<br>引进及创新技术（发明专利）情况<br>承担课题（注明立项时间和结题时间）<br>论文发表篇数<br>学术获奖情况<br>项目评分 |

续表

| 2011年 | | 2012年 | |
|---|---|---|---|
| 国内外进修学习及各类学术活动（项目总分5分） | 项目评分 | 国内外进修学习及各类学术活动（项目总分5分） | 项目评分 |
| 其他工作实绩（项目总分10分） | 项目评分 | 其他工作实绩（项目总分15分） | 专业技术特长 承担对口支援等任务 项目评分 |

## （二）发挥信息平台优势，监测各医生临床业绩完成情况

目前，国内各级各类医疗机构信息化发展程度不一，但总体情况，尤其在运用信息化手段进行医院各类管理方面，距离西方发达国家仍存在较大的差距。因此，目前国内多数医疗机构尚不能有效地监测每个临床医师实际发生的各类临床工作量，从而无法达到将临床医师职称评审考核与日常监督管理相结合的效果。上海各级医疗机构应进一步强化信息化建设，发挥信息平台优势，探索如何进一步完善临床医师执业记录体系，使其能够准确客观反映临床医师的实际执业状况。如复旦大学附属中山医院向该院临床医师发放的与医院网络中心平台相关联的"移动终端"，已初步具有监测医生临床业绩完成情况的作用。

## （三）发挥政策协同优势，研究专科医师培训相衔接方案

按照新医改的精神，结合上海市开展住院医师规范化培训的实践情况和关于上海市专科医师培训的调研结果，上海拟在全国率先推行市级层面的专科医师规范化培训，进一步落实上海市医学教育综合改革总体方案的顶层设计，应该继续发挥政策协同优势，在认真总结住院医师规范化培训与临床医学硕士专业学位结合的基础上，积极争取教育主管部门的支持，尝试将专科医师培训与临床医学博士专业学位相结合，彻底构建起"5＋3＋X"的临床医学人才培养模式。当然，除此之外，为体现参与专科医师规范化培训的优势，将《专科医师培训合格证书》作为亚专科执业准入、职称晋升的重要条件，并试点建立和完善各住院医师规范化培训普通专科相对应的亚专科培训细则，并将职称晋升要求与专科医师培训要求进行有效衔接，从而实现"人才培养要求"与"人才评价指标"的总体一致性。

（本文收录于《中国卫生资源》2013 年第 16 卷第 6 期）

## 第六节 适应社会发展需求 深化医学教育改革

### 一、"防治结合"是现代医学发展的必然趋势

人群健康水平是小康社会的重要组成内容,也是国家综合实力的重要指标。在健康促进和全面建设小康社会的过程中,"临床医学"与"公共卫生"两者缺一不可。

传统医药卫生保健服务系统的防治职能是相互分割的。防病机构的服务对象是健康人或易感者,目标是预防疾病,采取的措施是免疫预防接种等;医疗机构的服务对象是病人,目标是治愈疾病,采取的措施是治疗。这样的医药卫生服务模式常常会导致人群健康促进中"防"与"治"的真空地带,显然不能满足现代人群的医药卫生保健需求。

随着经济发展、社会进步和生活方式的变化,肿瘤、心脑血管疾病等慢性非传染性疾病成为人群生命健康最主要的威胁,医药卫生保健服务的需求与利用也相应发生了变化,更多的疾病呈现出多病因、需要长期、综合性医疗照顾的特点,使针对单因单果的生物医学模式显得缺乏针对性,生物—社会—心理医学模式被普遍接受;并且近年来原已被控制的传染病死灰复燃,新的传染病陆续出现,突发性传染病暴发流行时有发生,使各种原因导致的耐药菌株不断增加,感染性疾病发病率上升,传染病再次严重威胁人民群众的生命健康。

2003 年 SARS 的流行充分暴露出多年来存在于临床医学与公共卫生之间的"裂痕"。一方面,许多医院对疫情的警觉性不够重视是导致 SARS 暴发的重要原因之一,临床医师很少有传染病和预防概念,在医院和社区传染病和慢性非传染性疾病的防治中重治轻防等。另一方面,刚开始时 SARS 病例和疑似病人由疾病预防控制中心的工作人员进行诊断,但由于他们缺少临床经验,难以做到准确及时诊断和排除 SARS 病人。

美国公共卫生学家卡尔·怀特 20 世纪就在《弥合裂痕》一书中强烈呼吁全

社会行动起来,共同弥合"临床医学"与"公共卫生"之间存在的裂痕。在疾病控制和健康促进中强调群体预防和个体预防相结合、预防与治疗相结合的原则:临床医生有必要学习"公共卫生和预防医学"知识,不仅对病人提供临床治疗服务,还应贯彻预防观念,具备发现公共卫生问题(如流感、SARS)的能力,并将慢病危险行为问题的预防纳入日常临床医疗工作中;同时,公共卫生人员也应掌握疾病诊治的基本技能,在社区卫生服务中将群体预防与个体防治有机地结合起来。

## 二、从人才培养模式看"临床"和"预防"的裂痕所在

在临床医学专业医学本科生的教学培养计划中,尽管"预防医学"是必修课之一,但长期以来并未得到其应有的重视。有些院校对"预防医学"的课时压了又压;有些院校把其列为选修课;"预防医学社区实习"在帮助临床医学生建立公共卫生观念方面极为重要,然而许多院校也未能从学时、指导教师、实习基地和经费方面予以保障。

在以培养高层次临床医生为目标的临床医学专业学位研究生培养方案中,和"预防医学"有关的课程也只有"临床流行病学"(2 学分)这门课程,并且授课老师来源于临床专家,其教学内容也主要是临床医疗的科学研究方法。结果是临床医学专业本科生和研究生大多缺乏预防医学观念及必要的技能,不具备在临床场所发现公共卫生问题的敏锐眼光,也不会想到在医院对急性传染病、慢性非传染患者提供必要的预防服务。

公共卫生和预防医学是一门综合性很强的应用学科,需要采用基础科学、临床医学、环境卫生科学及人文社会学的理论和方法,探查自然和社会环境因素对人群健康和疾病的作用规律,制定防治对策,并通过实施公共卫生措施,达到提高人群健康素质和生活质量、促进社会发展的目的。

在美国等发达国家的公共卫生教育主要定位在大学毕业后进行,实施公共卫生专业学位(MPH、DPH)和研究型学位(MS、PhD)的教育计划。这些国家的疾病控制、社区卫生、检验检疫和医疗服务等领域也都要求公共卫生从业人员具

有公共卫生或相关专业硕士以上学位。而我国目前公共卫生部门从业人员的学历和学位层次明显偏低,许多地区疾病预防控制中心人员的学历以大专为主,具有硕士学位的不到1‰,具有博士学位的就更少。

我国公共卫生人才的培养在"文化大革命"以前只有五年制本科教育,前3年半学习文理综合、基础医学和临床医学课程(包括临床实习),后1年半是预防医学专业课程的理论学习和毕业实践。近年来,更由于强调文理基础和综合教育,许多院校对预防医学专业教学计划实施了改革,减少了临床理论课程的学时数,取消了临床内外科见习,疾病诊治的基本临床技能得不到很好训练。从公共卫生和预防医学的学科特点不难理解,以上模式培养出的预防医学毕业生事实上已满足不了现代社会发展对健康促进的需求,社会发展要求在开展卫生保健服务时要将群体预防与个体防治有机结合。

1978年,我国已开始招收公共卫生硕士和博士科学学位研究生,就业单位以高校、研究所和政府卫生部门为主,在疾病控制中心和卫生监督所从事人群卫生服务的比例很小。

为适应我国各级疾病控制中心、社区卫生机构、检疫机构、医院等公共卫生部门对高素质、复合型、应用型的高层次公共卫生专门人才的需求,2001年底,国务院学位委员会颁布了《公共卫生硕士专业学位试行办法》,从2002年起在北京大学、中国疾病预防控制中心、复旦大学等22家培养单位进行了公共卫生硕士(MPH)专业学位研究生培养试点。从社会卫生服务需求看我国公共卫生硕士发展空间很大,然而和MBA、JM等专业学位相比,公共卫生硕士的生源数量又非常不足。2002年全国实际参加首届公共卫生硕士联考的只有1 140名考生,录取入学人数以中山大学最多,为129人(报名数231),复旦大学为48(报名数82)。公共卫生硕士生源量少的主要原因是现阶段我国社会对"公共卫生与预防医学"的重要性认识不足,公共卫生硕士考生种类单一,几乎全部为在医院、疾病控制中心、卫生监督所、检疫局等从事公共卫生专业的在职人员。而这些单位公共卫生从业人员的学历层次偏低,符合MPH招生要求,即"大学本科,一般应具有学士学位,且毕业后工作满3年"的数量不多。

### 三、深化医学教育改革是"弥合裂痕"的重要途径

#### (一) 加强医学生预防医学教学

1992 年,世界卫生组织卫生人力开发教育处 Boelen 博士提出"五星级医生"应具备卫生保健提供者、决策者、健康教育者、社区领导者和服务管理者等能力,即合格的临床医生不仅要精于医术,而且应掌握有关疾病发生发展规律、健康危险因素与促进因素、人与环境的关系等知识,深晓以病人为中心、以家庭为单位、以社区为范围的集疾病预防、保健康复、健康教育的综合服务。

对于临床医学专业五年制和七年制医学生,教学改革的重点是严格执行"预防医学"教学计划安排。在教学方法上,采用案例讨论等培养医学生的预防医学观念和科学思维习惯;在教学内容上,不能仅停留在卫生学或预防医学的课堂教学上,而是要使预防医学教育贯穿于培养全过程,如可试行在第一学年教学"预防医学导论",第三学年学习"卫生统计学",第四学年学习"环境医学""流行病学"等,第五学年进行"预防医学社区实习"教学。

对于临床医学专业学位硕士和博士研究生,应在培养方案中明确"临床流行病学"为临床医学所有专业硕士研究生的学位必修课程,并对其教学内容进行调整,增加公共卫生内容;同时还有必要针对广大研究生开设针对性强、有吸引力的公共卫生和预防医学相关选修课程。

对于临床医学专业八年制医学生,在教学计划中要明确"不少于七年制的预防医学相关课程和社区实习的学分要求"。要充分利用综合性大学的多学科优势,学习北美国家医学博士(MD)"4+4"的培养模式中将内科、外科、妇产科、儿科、精神病科和家庭医生科并举的临床技能训练经验,探索适合我国国情的临床医学博士八年制培养方法和特色。

医学教育社区化是当今国际医学教育发展趋势之一。在北美国家,近年来不仅医学生的临床实习场所由大型医院向社区诊所延伸,而且医学博士(MD)经住院医师训练后成为家庭医生的比例也在增加,如加拿大多伦多大学的医学博士从事专科医生和家庭医生的比例大约各为一半。在我国,随着人口老龄化

和疾病谱的变化,社会对医学人才需求呈现出多元化的特点,社区医疗对既精通临床又熟悉预防的家庭医生(全科医生)的需求日益增加。复旦大学临床医学专业多年来的教学特色之一就是强调预防医学教育(曾获 1990 年国家教委优秀教学成果特等奖),2003 年在临床医学专业学位研究生教育中,复旦大学又在具有博士学位授予权的临床医学一级学科点内自主设置了"全科医学"学科专业,并且认为中国特色的全科医师培养应当强调"预防医学"的教学和实践。

### (二) 实施 MD/MPH 联合学位计划

大力发展公共卫生硕士(MPH)教育是满足社会对实用型高层次卫生管理与疾病预防人才的有效途径。哈佛大学 MPH 学员来自世界各地,一般都具有医学卫生相关领域的博士学位或硕士学位。大约 70％的 MPH 学生原来是医师,具有医学博士学位,剩余的 30％是牙科医生、律师、其他公共卫生相关领域的博士学位获得者,或其他的有卫生相关经验的专业人士,如护理学硕士、社会工作硕士或工商管理硕士等。

现阶段我国发展 MPH 教育必须得到医疗卫生行政部门的支持,出台相关政策,除鼓励公共卫生人员参加 MPH 教育,还要引入国际先进理念,提倡"临床医生也要学习公共卫生"。

在培养模式上 MPH 试点单位要积极探索,如可以与医学院、护理学院、法学院、管理学院、社会学系等院系合作,实施公共卫生硕士和临床医学等专业的联合学位计划(医学博士 MD/MPH、护理学硕士 MSN/MPH、法学博士 JD/MPH、工商管理硕士 MBA/MPH、社会工作硕士 MSW/MPH)。在哈佛大学,对于正在就读医学博士(MD)的学生也可允许其申请修读 MPH,这些学生通常在医学院学习的第三或第四年"休学",以完成公共卫生学院的 MPH 学习,再回到医学院学完 MD 教学内容,毕业时同时获得 MPH 和 MD 学位。

### (三) 开展临床药学专业学位试点

在 1997 年国务院学位委员会审议通过的《关于调整医学学位类型和设置医学专业学位的几点意见》中,根据不同学科及其职业背景特点,将我国医学专业学位明确分为临床医学、预防医学、药学和口腔医学。1997年、2000年和2001年国务院学位委员会分别颁布了临床医学、口腔医学和公共卫生硕士专业学位的试行办法。目前我国临床医学、口腔医学和公共卫生硕士专业学位分别在84、29和22个单位试点。迄今药学专业学位的试点尚未开始。

现代医学发展迅速,器官移植、免疫和基因治疗等都要求临床药学做出相应配合,对临床药师的专业水平、知识结构、工作能力提出了更高要求,而科研型药学研究生毕业后大都集中在高校、科研机构或大型企业从事研究和开发。2002年卫生部与国家中医药管理局联合制定并发布了《医疗机构药事管理暂行规定》,要求药学部门建立以病人为中心的药学管理模式,开展以合理用药为核心的临床药学工作,逐步建立临床药师制。临床药学的特点在于它的临床实践性,临床药师的工作内容包括药物治疗监测、病人用药史、药物治疗、药物不良反应监测、药物评价、药物相互作用和配伍禁忌等。据国外资料分析,1位称职的临床药师可以替代3~5位外科医师或1~3位内科医师的临床药物治疗工作,并能提高药物治疗质量。

美国于1990年首次提出"药学服务"(PC)概念。PC的广泛性涉及任何时间、任何地点、任何药物的治疗过程;PC将服务内容由单纯的治疗发展到预防、保健、康复和治疗;PC将服务模式转变为不再是等病人上门,而是走出医院的围墙,进入社区,走进家庭;PC将服务对象也由单一患者扩大到广大人群。由此可见,药学服务的先进理念不仅展示出临床药学在人群健康促进方面和临床医学、预防医学之间的密切关系,也为启动"临床药学专业学位"试点,完善我国医药卫生系列专业学位体系提供了契机。

### (四) 探索医学教育新型管理体制

医学门类包括临床医学、公共卫生、药学、口腔医学、护理学等学科专业,医学教育在为社会提供高质量医药卫生专门人才与促进人民健康方面,肩负着重要的历史使命。

在北美国家可以看到,哈佛大学、加州大学洛杉矶分校、波士顿大学、多伦多大学、英属哥伦比亚大学等综合性大学的医学院、公共卫生学院、口腔医学院、护理学院、药学院基本上都是一个虚体的医学部或卫生科学中心。这是因为：①从教学关系看，这些学院的教学内容相互交叉，关系密切，如英属哥伦比亚大学口腔医学院的学生第一、第二年全部在医学院上医学基础课，而波士顿大学口腔医学院新建的分子生物学系，由于实力强大，医学院的学生也纷纷选择口腔医学院开的分子生物学课。②从学科交叉看，这几个学院都属于医学范畴，如口腔医学专家认为牙医教育的趋势是强调齿科和医学的结合，因为口腔疾病可导致全身疾病，全身疾病也可表现在口腔。③从地理环境看，这些学院在地理位置上较为集中。④从历史渊源看，原来这些学院大多是医学院内部的一个系，在合并到综合性大学以后，才逐渐成为相对独立的学院。

近年来我国高校管理体制改革后，已有50多所医科院校与其他高校合并，其中10余所原卫生部重点医科院校与其他大学合并组建成了新的综合性大学。目前，各高校都在不断从管理体制、机制上探索提高医学教学科研水平的有效途径。为了促进临床医学、公共卫生以及相关医学学科的融合，根据授予学位的学科门类关系，复旦大学2003年成立了人文社会科学学部、理工学部、医学部等学部学位审核机构，医学部包括上海医学院、公共卫生学院、药学院、护理学院等二级学院。在学位评定上，形成了校学位评定委员会、学部学位审核小组、学科学位评定分委员会的学位评审组织制度；在培养过程中，也有包含基础医学、临床医学、公共卫生和药学等学科专业及针对课程教学和临床技能培训的"医学研究生培养协作组"。

（本文收录于《学位与研究生教育》2005年第7期）

## 第七节　公共卫生硕士专业学位授权点评估的研究与实践

为贯彻落实《国家中长期教育改革和发展规划纲要（2010～2020年）》，促进专业学位研究生教育更好地适应经济社会发展和多样化需要，建立和完善具有中国特色的专业学位研究生教育制度,复旦大学于 2010 年成为公共卫生硕士专业学位(Master of Public Health,MPH)研究生教育综合改革试点单位。本着转变 MPH 教育理念,创新培养模式,改革管理体制的原则,为规范和推动公共卫生硕士专业学位教育的可持续发展,保证培养质量,提高社会声誉与影响,学校着力于公共卫生硕士专业学位授权点评估的研究与实践,制订《公共卫生硕士专业学位授权点合格评估方案》,用于对公共卫生硕士专业学位研究生培养单位进行规范及合格性评估。结合《学位授权点合格评估办法》、评估方案研制实践以及相关研究,现就评估方案研制基础及研制内容、流程进行阐述,并提出评估工作思考。

## 一、研究方法

本研究首先采用文献查阅与专家讨论相结合的方法,形成初步的评估指标,之后采用定性比较法、相关分析法等方法对指标进行简化、修改和完善,进而确定最终的评估指标。

## 二、评估方案研制基础

作为公共卫生硕士专业学位研究生教育综合改革试点单位之一,复旦大学通过将人才培养与实际需要相结合、理论学习与实际应用相结合、社会实践与现场教学相结合,初步探索出具有复旦特色的 MPH 培养模式,为研制《公共卫生硕士专业学位授权点合格评估方案》提供了重要的理论基础和实践参考。评估方案的设计充分吸取了综合改革工作的亮点,具体如下。

### (一)建设师资队伍,严选兼职导师

复旦大学建立了一支以副高职称以上教师为主的专业学位导师队伍,共计 48 人,其中正高职称导师 28 人,实行以学院导师为主,校外导师辅助的公共卫生硕士专业学位研究生导师制度,努力建设一支与公共卫生硕士教育相适应的、

专兼职相结合的高水平"双师型"教师队伍,保证每名全日制公共卫生硕士均配有学院导师及校外兼职导师。根据公共卫生硕士专业学位研究生培养方案的需要,经考核审查符合教学要求条件后,吸纳公共卫生相关机构及领域内学术带头人和技术骨干,主要承担公共卫生硕士教学现场实践带教任务。复旦大学现有基地导师每3年考核评估1次,合格方可继续延聘,并可根据实际情况适时调整合同条款。考核小组由双方组织资深专家、教授担任,严把导师聘任关。

### (二) 扩大招生规模,优化招生结构

复旦大学自2010年起招收全日制公共卫生硕士,注重鼓励和吸收不同专业背景的学员加入公共卫生专业人才队伍,积极扩大全日制公共卫生硕士招生规模和生源渠道。在国家统一的招生制度框架下,积极吸引具有较大培养潜力的优秀生源,2011年起已通过推荐免试方式吸引到优秀生源入读公共卫生硕士专业学位,2012年公共卫生硕士推免生比例持续增长,其中更有通过优秀大学生夏令营计划就读公共卫生硕士专业学位。此外,复旦大学公共卫生学院进一步优化科研学位硕士和专业学位硕士的规模和结构,两者目前比例为1∶1.3,较为均衡。

### (三) 调整培养方案,着重实践能力

复旦大学全日制公共卫生硕士实行3段式培养,即理论学习、社会实践、课题研究。在教学中加强案例教学,强调理论联系实际,注重培养分析问题、解决问题的能力及组织管理才能。尤其着重培养学生的实践能力,设有专业学位社会实践实习管理办法。每位学生在第三学期至少去公共卫生部门内4个不同性质的领域实践实习,如传染病控制领域、慢病控制领域、环境与职业卫生领域、卫生管理领域、卫生监督领域、健康促进领域等。每个部门或领域实践实习的时间不得少于4周,实习总时间为6个月。学生通过听取介绍、实地见习,以及与公共卫生机构工作人员的交谈和讨论并参与现场工作,了解我国公共卫生机构、体制、工作范畴、任务职责、管理形式、卫生服务需求等现状。同时结合现场实践,就亟待解决的公共卫生问题进行分析和研讨。学院针对社会实践教学环节设有

《全日制公共卫生硕士实习手册》，学生需详实记录实习工作内容和总结，存入个人学业档案。经实习单位和学院考核合格，方可获得学分。

### (四) 完善课程建设，明确论文导向

依据我国公共卫生人才的需要，复旦大学着手修订公共卫生硕士系列教材。在强调学生综合专业知识提高，着重于一级学科的培养目标的情况下，建立了一套公共卫生硕士核心课程与相应的专业方向的课程体系。2010 年起，在总结近几年教学实践的基础上，进行了《公共卫生硕士系列教材》（第二版）的编写。同时，在学位论文方面，鼓励以结合公共卫生的实际需要进行选题，突出专题研究的实际意义和应用价值，引导学生以提升职业能力为导向选题。学生入学后，在导师及导师小组的指导帮助下，明确研究方向，确立研究选题。课题要求结合现场需求，对某些亟待解决的公共卫生与预防医学或卫生管理和政策制定等方面的问题进行调查研究，制订、设计解决方案，收集资料，并在现场实践的基础上，对存在的问题进行分析，提出对策，撰写出公共卫生硕士专业学位论文。

### (五) 改革教学模式，搭建实践基地

复旦大学在公共卫生硕士教学中采用灵活的教学模式。鉴于公共卫生硕士专业学位教育是以培养应用型人才为主的特点，学院老师在授课过程中多采用案例教学、课堂讨论、互动教学、网络教学等灵活的教学手段，尤其加强案例教学和实践教学，以提高 MPH 研究生认识问题、分析问题和解决问题的能力。注重调动学员学习热情，提高实际操作应用能力，保证公共卫生硕士教育的应用性和实用性。鼓励学生独立思考，学习科研思路。同时将前沿知识和最新研究课题列为课程的重要内容，将传统的传授性课程改变为研究型课程。此外，复旦大学还积极搭建多样化的公共卫生硕士专业学位社会实践基地平台，已形成了层次分明，各有所长的社会实践网络。实践基地在教学上接受学院指导，在科研上双方合作。

### (六) 强化制度保障,建立奖助体系

公共卫生学院院长及分管副院长主管公共卫生硕士研究生的培养和管理,学生的政治思想工作统一由学院的副书记负责,注重加强思想政治和职业道德教育,提升公共卫生硕士的职业精神和职业素养;学院设有 MPH 管理办公室,负责日常协调和常规教学事务处理;公共卫生学院学位分委会、研究生培养指导委员会对招生、课程设置、论文答辩等过程进行质量把关,研究生管理部门对生源质量和培养质量进行监督,学位申请按照复旦大学有关条例执行。同时,复旦大学建立完备的 MPH 专业学位奖助体系,对全日制公共卫生硕士全面铺开基础奖学金,设有 MPH 专项奖学金,保证学生基本生活的同时引导学生努力学习,提高对专业学位的归属感和认同感。此外,研究生"三助工作"及助学贷款事宜纳入学院研究生工作组统一负责,由专人管理。平均每名公共卫生硕士 3 年能获得补助 6 000 元。每年每名公共卫生硕士申请助学贷款额度最高为6 000元。

### 三、评估方案研制内容

结合上述综合改革实践,复旦大学研制了《公共卫生硕士专业学位授权点合格评估方案》,主要包括评估指标体系和评估工作流程,具体如下。

### (一) 评估指标体系

评估指标设教学环境、师资队伍、招生管理、课程教学、社会实践、学位授予、管理与保障机制、合作与国际交流、教育效果满意度评价等 9 项一级指标和 25 项二级指标。二级指标以百分制打分,满分为 100 分;一级指标为所包含二级指标得分的平均分,满分为 100 分;评估总分为二级指标得分加权合计,满分 100 分。评估总分≥85 分且各项一级指标得分≥50 分,总体评估结果为优秀;评估总分≥70 分且各项一级指标得分≥50 分,总体评估结果为合格;评估总分＜70 分或某项一级指标得分＜50 分,总体评估结果为不合格。其具体评估指标体系如表 3-10 所示。

表 3-10　公共卫生硕士专业学位授权点评估指标体系

| 一级指标 | 二级指标(权重均为4%) | 指标解释 |
|---|---|---|
| 教学环境<br>(权重为12%) | 政策支持 | 学校重视公共卫生硕士专业学位教育,为其教育发展提供良好的政策环境:①提供与学校培养能力相适应的招生名额保障;②为公共卫生硕士专业学位研究生提供与学术型研究生同等标准的办学环境和学习条件;③将公共卫生硕士专业学位教学计入教师工作量并提供合理的课酬,支持公共卫生硕士专业学位师资队伍建设;④为公共卫生硕士专业学位教育发展提供合理、充足的经费支持,建议公共卫生硕士专业学位学费分配到承办院系的比例不低于60% |
| | 学科基础 | 拥有相关学科作为专业学位研究生教育的基础,有3个(含)以上具有较高水平的相关硕士学位、博士学位学科点 |
| | 教学设施与信息化教学条件 | 拥有与专业学位研究生规模相适应的教学设施,具有一定数量和较高标准的公共卫生硕士专业学位教育专用教室并能提供便捷的校园网络服务。80%以上的公共卫生硕士课程有多媒体教学课件,并使用多媒体教学设施进行教学 |
| | 师资配备 | 从事公共卫生硕士专业教育的教师达到一定规模,专职 MPH 导师中副高职称以上、博士学位获得者的比例均达到60%以上;公共卫生硕士专业培养方向的每门核心课程及重要必修课程均配备2名以上具有较丰富教学经验的专职教师授课;师生比合理;校外兼职教师应由从事公共卫生实际工作,具有较高理论水平和实际经验相当于副高职称资质担任 |
| 师资队伍<br>(权重为12%) | 教师资质 | 主干课程授课教师具有较丰富的教学经验;学校有明确的专业学位研究生指导教师遴选标准或上岗条件,并针对新聘导师开展导师培训。有一定数量的来自公共卫生实践部门的、副高职称以上(含副高职称)的公共卫生专家作为兼职教师,且承担专业课程教学的比例不低于1/4 |
| | 教师管理培训与激励 | 每年均有公共卫生硕士专业学位教师参加全国有关的师资培训或会议活动;每年定期组织本校公共卫生硕士专业学位教师开展教学研讨交流活动;对优秀的指导教师或授课教师予以奖励,并在研究生招生与培养上予以倾斜 |

| 一级指标 | 二级指标(权重均为4％) | 指　标　解　释 |
|---|---|---|
| 招生管理<br>(权重为8％) | 招生制度及过程 | 制定并严格执行规范的公共卫生硕士专业学位研究生招生考试和录取办法;考生资格审查、笔试、面试、录取过程严谨、规范、公平;复试的笔试试卷、答卷、面试评分表等材料真实、齐备 |
| | 招生数量与质量 | 生源数量充分、质量较高,招生规模控制在合理范围 |
| 课程教学<br>(权重为16％) | 目标定位 | 具有明确的公共卫生专业学位研究生培养方案;课程设置目标明确 |
| | 讲座及学术活动 | 平均每年聘请国内外公共卫生领域资深专家为公共卫生专业学位研究生举办各种专题讲座不少于6次 |
| | 课程资源与设置 | 选用内容全面、科学严谨的公共卫生研究生教材;80％以上(含)的公共卫生硕士专业学位课程有多媒体教学课件;课程设置体现学校优势和学科特色,满足公共卫生教育需求 |
| | 教学运行 | 课程教学大纲编写规范;课程紧密围绕公共卫生,授课方式多样,采用案例教学及课堂讨论等多种方式授课 |
| 社会实践<br>(权重为12％) | 社会实践基地建设 | 与公共卫生实践部门(卫生行政机构、疾病控制机构、卫生监督机构、医疗保健服务机构)在教学、科研以及人才培养等方面有较稳定的协作关系,能为培养公共卫生硕士提供较好的社会实践与教学活动场所;实践基地具备较强的承担公共卫生技能训练工作的能力 |
| | 社会实践目标与内容 | 公共卫生专业学位研究生社会实践的目标明确;公共卫生社会实践实践内容符合相关要求 |
| | 实践能力考核 | 通过社会实践,了解公共卫生部门的工作内容,巩固课堂教学中所学的专业基础知识与技术;了解社会对公共卫生的需求,明确公共卫生的职责和任务;通过专题调查实习,基本掌握疾病控制调查、监测、分析的工作方法、掌握相关执法程序、手段及文书写作格式;了解公共卫生管理职能部门各种规章制度,现行管理体制,管理职能(计划、组织、指挥、协调、控制)管理方法,管理现状,从而锻炼和提高公共卫生管理能力 |

| 一级指标 | 二级指标(权重均为4%) | 指 标 解 释 |
|---|---|---|
| 学位授予<br>(权重为8%) | 论文内容及质量 | 公共卫生硕士专业学位论文选题应贴近公共卫生实际,格式规范,内容充实,理论联系实际,有一定的应用价值或学术水平。研究生能针对公共卫生领域的热点、难点问题、典型案例开展研究和分析,并有合格的研究分析报告 |
| | 学位授予质量 | 通过课程考试,完成公共卫生社会实践,论文开题报告、中期评估、答辩环节规范,完成专业学位论文并通过答辩者授予公共卫生硕士学位 |
| 管理与保障<br>机制(权重为<br>16%) | 办学定位及规划 | 学校重视公共卫生硕士专业学位研究生教育,具有明确的办学定位,并提供良好的政策环境 |
| | 管理机构与人员 | 有专门的公共卫生硕士专业学位教学管理机构,负责公共卫生硕士专业学位研究生的日常管理与服务;配备专职的公共卫生硕士专业学位教学秘书,岗位职责明确、规章制度齐备;有完整的工作日志和会议记录等 |
| | 教学管理制度 | 教学文件齐全、教学档案完整;严格执行培养方案、教学计划及有关教学管理规定;教学方案和计划的变动遵循规定的程序 |
| | 教学质量保障体系 | 具备完整有效的教学质量保障体系;有稳定、畅通的师生沟通渠道和机制;建立有效的教学质量评估制度,教师行为得到足够的激励和监督 |
| 合作与国际<br>交流(权<br>重为4%) | 与卫生部门合作关系及国际及境外交流 | 与政府相关部门密切合作,在公共卫生硕士专业学位招生、培养、论坛、咨询、相关的科研合作等方面相互参与程度高。为公共卫生硕士专业学位研究生开设过关于学科发展的境外专家讲座。与国际及境外同行密切联系,有稳定的海外合作院校,有较多合作项目,包括合作研究、学术交流等 |
| 教育效果满<br>意度评价<br>(权重为<br>12%) | 教育教学成果 | 招生、培养及学位授予方面积累较为丰富的经验;有关专业学位研究生教育教学成果得到同行认可 |
| | 学生满意度 | 学生对公共卫生硕士专业学位研究生的培养较为满意 |
| | 用人单位满意度 | 公共卫生硕士专业学位毕业生得到用人单位认可和肯定,有典型案例 |

## （二）评估工作流程

公共卫生硕士专业学位研究生培养单位合格评估工作流程分为 4 个阶段，依次为高校自评、书面评审、实地考察和评估总结，具体如下。

**1. 高校自评**　接受评估的培养单位开展自评，各公共卫生硕士专业学位研究生培养单位按照《公共卫生硕士专业学位研究生授权点评估指标》进行自评打分、撰写自评报告并准备有关材料，向全国医学专业学位研究生教育指导委员会提交自评报告及有关证明材料。

**2. 书面评审**　全国医学专业学位研究生教育指导委员会秘书处对上报材料做初步筛查和整理，组织专家就各培养单位上报材料进行书面评审。

**3. 实地考察**　专家组到通过书面评审的院校进行实地评估，检查资料和考察设施条件、实施情况，并核对受评院校自评材料是否准确。

**4. 评估总结**　全国医学专业学位研究生教育指导委员会根据书面评审和实地考察情况进行汇总，形成评估报告，结合实际情况组织召开总结交流会。

## 四、评估方案研制工作的实践与思考

2014 年 1 月，为进一步实施《教育部、国家发展改革委、财政部关于深化研究生教育改革的意见》（教研〔2013〕1 号），保证我国学位与研究生教育质量，国务院学位委员会、教育部制定了《学位授权点合格评估办法》，明确了"学位授权点合格评估分为学位授予单位自我评估和教育行政部门随机抽评两个阶段，以学位授予单位自我评估为主"这一文件的出台，对开展我国专业学位授权点评估有着重要的指导意义。在研制公共卫生硕士专业授权点评估方案实践中，结合《学位授权点合格评估办法》的有关精神，并参考现有的一些研究结果，在"评估理念""评估方法""评估主体""评估导向"等方面有些思考，具体如下。

### （一）转变评估理念：变"被动受评"为"主动自评"

在学位授权点评估研制过程中，复旦大学坚持"评建结合，以评促建，以评促改"的原则，结合公共卫生硕士专业学位研究生教育综合改革试点工作，设计了一整套评估体系。从理念上,充分认识到评估工作是诊断专业学位人才培养问题的重要手段,是学科内涵建设的重要推手,是持续推进学位授权点常态化质量保障体系建设的重要抓手,从而将过去"被动接受评估"转向为"主动自发评估"。

### (二) 转变评估方法:变"定量为主"为"量性结合"

以往各类评估方案往往以"定量为主",虽然有较好的"可操作性",但容易导致"重量轻质、见物不见人"的问题出现。本次评估体系的设计,注重"定性与定量指标相结合",淡化量化规模指标,突出人才培养质量和效益,不仅可供教育行政部门随机抽评时参考,也可供全国其他公共卫生硕士专业学位培养单位自我评估时参考。

### (三) 转变评估主体:变"政府主导"为"自评为主"

迄今,全国共有 44 所大学公共卫生学院招收非全日制和全日制的公共卫生硕士专业学位研究生,但各高校发展水平和特色不同。由"政府主导"的统一模式的学位授权点评估,无法充分结合每个高校学科自身的发展目标和方向。本次评估方案的研制,充分借鉴了国际上通行的评估经验,在规范公共卫生硕士专业学位研究生培养的同时,各培养单位也可参考本评估方案,并结合自身学科与培养特色,制定适合本单位的自我评估方案。

### (四) 转变评估导向:变"科研核心"为"人才核心"

我国医学院院校不同程度地存在着"沿用科学学位方式培养专业学位研究生"的问题,即"重科研、轻技能"。本次评估体系的指标突出了公共卫生硕士专业学位研究生实践与职业能力的培养,完善了对"社会实践"等指标的权重设计,同时在"师资配备"中强调了校外兼职导师(行业导师)的要求,并在评估流程中特别指出需要行业专家的参与,并在"论文内容及质量"中,明确"公共卫生硕士专业学位论文选题应贴近公共卫生实际,格式规范,内容充实,理论联系实际,有一定的应用价值或学术水平",从而避免了以科研为主导的倾向,通过学位授权点评估的导向作用,将过去评估中"以科研为核心"转为"以人才培养为核心"。

综上,随着我国学位授权点合格评估的进一步开展,在公共卫生硕士专业学位领域,各培养单位必将围绕自身学科定位和特点开展自我评估,不断优化结构,提高公共卫生专业学位人才培养质量。

（本文收录于《中国卫生资源》2015 年第 18 卷第 6 期）

# 第八节　以专业学位发展为基点构思
## 药学硕士专业学位研究生培养

随着社会、经济的迅速发展,经济全球化、信息网络化、知识资本化已渗透到各行各业,因此对于应用性、复合性的高层次人才需求大量增加,导致我国研究生教育迅猛扩展。目前,中国研究生教育主要以学术型为主;发达国家较早有了专业学位（Professional Degree）研究生的培养,科学学位研究生和专业学位研究生基本实行双轨制,专业学位研究生接受严格的职业训练,并且培养数量超过科学学位。我国于 2010 年正式开始设置药学硕士专业学位,为适应社会需求加大了对专业人才培养的力度。

### 一、国内、外硕士专业学位发展

#### （一）美国硕士专业学位发展

美国大学协会（Association of American Universities，AAU）1909 年调查显示:硕士学位向职业方向发展;1935 年,AAU 又发布:硕士教育目标有学术性学位、教师学位和文化学位,进一步表明硕士培养目标有专业性倾向;全美 1940 年共授予硕士学位 27 000 个（专业学位有 15 000 个）;2000 年,美国教育部报道在 1 416 所授予硕士学位的大学中有 900 所培养教育硕士。美国的药学教育由 1938 年以培养药学理学学士学位为主,逐渐衍变成以培养临床教育学科的专业型人才为主。目前,美国已形成了一套成熟的专业学位研究生教育理论、教学、培养和管理体系,并建立了完善的学业评估机制。美国一门典型的工商管理硕士(MBA)专业课程的学习成绩由 4 个部分组成:课程研究报告、课堂发言的次数与质量、课程考试成绩、论文或案例分析报告。20 世纪 90 年代,美国专业硕士学位获得者的比例已占整个硕士学位获得者人数的 55% 以上。2001~2002年度哈佛大学总共授予 6 791 个研究生学位,科学学位与专业学位的比例为 1∶1.8。

### (二) 英国硕士专业学位发展

英国也是按研究型和专业型培养硕士和博士。根据英国教育机构的统计数据,2003~2008 年每年授予的专业学位数约占授予研究生学位总数的 75% 左右。英国德蒙福特大学药学院学生毕业后主要服务于医院药房、社区药房和医疗保健中心;学制为 5 年,除学习药理、药剂、药物分析、药物化学等专业课外,课程侧重点为:如何与病人交流(第一年);药物相互作用(第二年);如何检索文献、做研究(第三年);自己完成 1 个课题(第四年);实践(第五年)。

### (三) 法国硕士专业学位发展

法国获得专科毕业的优秀人才可攻读科技硕士学位,获得本科毕业取得Maitrise 学位并进入第一年研究生培养阶段的学生将有两种选择:一是通过科研入门及相应的理论课程学习,获得深入学习文凭,为继续攻读博士作准备;二是通过应用课程学习,获得高等专业学习文凭,为就业作准备。

### (四) 中国硕士专业学位发展

1991 年,国务院学位委员会正式批准了我国第一个 MBA 专业学位;1996 年下发的《国务院学位委员会办公室、国家教委研究生工作办公室关于开展教育硕士专业试点工作的通知》中批准 16 所师范大学为首批教育硕士专业学位试点单位,1997 年首批招收了 115 名学生;1998 年首次实行入学全国联考;1996~2009年累计授予硕士、博士专业学位的人数分别为 48.97 万、0.7 万;近年大幅增长的硕士专业学位授予数量,体现了我国社会和经济发展对应用型高层次人才的迫切需求;2002 年《关于加强和改进专业学位研究生教育工作的若干意见》再度重申,"专业学位"是培养具有较强的专业能力和职业素养、能够创造性地从事实际工作的高层次应用型专门人才而设置的一种学位类型。《中国学位与研究生教育发展战略报告》提出,中国攻读专业学位的在校生力争在 2010 年达到在校研究生总数的 40％。2010 年,教育部首次对专业学位研究生招生计划进行单列,明确国务院学位委员会审批通过的硕士专业学位种类全部可以纳入全国硕士研究生统一招生安排。为保障专业学位研究生教育的健康运行,国家先后出台《关于加强和改进专业学位教育工作的若干意见》(学位〔2002〕1 号)和《教育部关于做好全日制硕士专业学位研究生培养工作的若干意见》(教研〔2009〕1 号)。从 2006 年至今,已经有 11 所高校的临床药学专业被列入了教育部高等学校专业目录,拥有了自己的专业代码。另外,尚有挂靠在药学、医学等专业下招生的院校,如北京大学药学院的六年制和山东大学药学院的七年制临床药学。2009 年招收临床药学专业或方向的 23 所高等院校共计划招收学生 1 313 人,上海有关高校每年招收药学硕士和博士专业学位研究生 80～100 人。第二军医大学可授予硕士、博士专业学位的临床药学学科,近年来已成为国务院学科评议组指导性二级学科。但现阶段我国专业学位研究生教育只占研究生教育的 10％左右,远远落后于英国和美国。

## 二、中国、英国、美国学位授予条件的比较

### (一) 中国硕士专业学位的授予条件

我国授予研究生学位必须要求有学位论文,在攻读研究生期间课程学习和学位论文均须达到相应的要求,论文的立题、内容、撰写形式、字数和参考文献等都要符合全国教育硕士专业学位教育指导委员会 1999 年颁布的《教育硕士专业学位论文参考标准》。

### (二) 英国工程博士专业学位的授予条件

工程博士专业学位研究生教育源于"专业—实践—应用",因此学位论文要求能解决实际问题,在工程实践应用研究方面有所创新。工程博士论文可以涉及工业技术、社会、人文、环境等方面,可以有假设推论,但必须要在实践中被证明。工程博士论文如涉及知识产权方面的问题,一般由企业与学生共同协商解

决;在形式上不限于一篇高水平的论文,可以由理论转化为实际应用方面一系列小的实践项目研究论文组合成的学位论文。

### (三)美国硕士专业学位的授予条件

在美国,学位论文并不是授予教育硕士专业学位的必备条件,有这种要求的大学仅占 25% 左右,而综合水平测试成绩是大多数院校授予学位的重要依据。综合水平测试包括笔试和能力测试:笔试是考查申请学位的研究生本专业基础知识掌握程度;能力测试是评估和测试申请学位的研究生实际解决问题的能力及现实工作中知识运用的能力。

## 三、专业学位硕士研究生培养目标及教学内容

### (一)专业学位硕士研究生培养目标

科学学位硕士研究生教育主要培养科研后备力量及以科学研究为职业方向的人才,注重基础理论教育、知识源和原创性研究,体现理论研究性特点;专业学位硕士研究生主要是培养具有扎实理论基础,并适应社会实际工作需要的应用型专门人才,突出"应用型、复合型、高层次"培养的过程,体现专业性和务实性特点。科学学位与专业学位硕士研究生教育在课程设置、导师人数、教学安排以及论文评价等方面都会有所不同。专业学位更加强调双导师制(其中一名为实践带教导师)、案例教学、课堂讨论等教学模式,特别注重实践环节,注重硕士研究生职业素养及创业能力提升。专业学位研究生质量评价的方式主要看其毕业后能否掌握某种工作技术与方法,能否适应市场和用人单位的职业需求;评价主体为社会、市场及企业单位,评价的客观标准为用人单位的现实要求。

### (二)专业学位硕士研究生教学内容

专业学位研究生课程设置以职业需求为目标,以应用知识与综合能力的提高为核心。专业实践是专业学位研究生教育的重要教学环节,教学内容强调理论性与应用性课程相结合,科学技术与社会发展相结合,注重应用性、开发性研究设计、案例分析和实践研究;教学过程重视运用案例分析、现场讨论、模拟训

练、集体参与等方法；教学时间安排可结合专业培养方向采取 2 年的药学课程教育、1 年的职业场所培训与实践，通过实践增强专业学位研究生解决实际问题的意识和能力，提升实践研究和创业革新的思维和技能。高质量的专业实践是专业学位研究生教育质量的重要保证，也可缩短专业学位研究生就业适应期。

## 四、构建药学硕士专业学位研究生学位论文评价指标体系

### (一) 药学硕士专业学位研究生学位论文要求

目前，大量围绕生源、课程、实践、导师、论文与学位水平评价等的学术研究成果，正逐步对专业学位研究生教育制度规范和质量标准产生重要影响，一些相对成熟的培养模式和做法正不断得到推广应用。江西中医学院中药学硕士研究生综合素质评价体系重点考察研究生实践能力、应用能力及行业适应能力，综合考虑研究生在校期间取得的成果，包括学位论文、技术报告、发明专利、解决方案、实物产品、认证证书等。学位论文形式采用调研报告、应用基础研究、规划设计、产品研发、案例分析等多种形式。在质量评价上，强调企业参与，保证评价的中立性以及与生产一线的接轨。

根据《关于印发金融硕士等 19 种专业学位设置方案的通知》(学位〔2010〕15 号)精神，按照上海教育评估院药学硕士专业学位论文的选题须紧密结合药学及相关领域科技转化、注册与申报、生产与技改、推广与流通、药学服务及药品监管等实际问题，体现综合运用科学理论和方法解决实际问题的能力的要求，结合已有的培养经验和前人的研究成果，经过分析调研和现场会议、通讯征求同行专家意见的形式，初步形成药学硕士专业学位研究生学位论文评价指标体系，包括药学硕士专业学位研究生学位论文内容要求、药学硕士专业学位研究生学位论文撰写要求及药学硕士专业学位研究生学位论文评价指标。药学硕士专业学位研究生学位论文可围绕专题研究、典型案例分析、技改方案 3 方面内容进行展开，学位论文字数可根据不同专业学位特点和选题，灵活确定，正文字数不少于 2 万字。学位论文须独立完成，要体现研究生综合运用科学理论、方法和技术解决实际问题的能力。论文内容要求和撰写要求分别如表 3－11、3－12 所示。

表3-11　药学硕士专业学位研究生学位论文内容要求

| 分类 | 选题 | 研究内容 | 研究方法 | 研究成果 |
|---|---|---|---|---|
| 专题研究类 | 应紧密结合药学应用基础研究、应用研究、系统研究等领域的实际问题,命题具有实用性和针对性,避免大而泛,具有一定的社会效益、经济效益或应用前景 | 带着研究问题查阅文献资料,了解和掌握国际、国内研究动势和发展前沿,通过理论分析、现场调研或实验探索解决相关研究问题。开展的专题研究应紧跟国内外此领域的发展前沿,体现领先的科学技术水平,具有一定的深度和难度及相应的工作量 | 综合运用基础理论与专业知识对所研究的命题进行分析研究,确定科学、合理的技术路线,通过文献检索、定性或定量分析及使用药学领域通行的研究方法开展工作,实验方法科学、严谨,分析过程周密、正确,实验结果准确、可信 | 应具有一定的先进性和实用性,对解决现实问题有指导意义,应能体现作者的新观点或新见解 |
| 典型案例分析类 | 应紧密结合药学实践领域的实际问题,命题应体现实践性和创新性,研究成果应具有一定的社会效益、经济效益或应用前景 | 根据典型案例涉及的问题查阅相关文献资料,了解和掌握国际、国内研究动势和发展前沿,深入剖析典型案例中的问题并建立相应对策。开展的研究应解决实际问题并具有相应的工作量和难度 | 运用综合基础理论与专业知识进行剖析,采用科学、规范的方法、合理的流程和先进的技术手段,通过检索文献、数据统计分析开展研究,注重突出关键的技术创新点,资料与数据来源可信 | 通过对典型案例科学论证,提出合理建议及相应对策。研究成果应具有新观点或新见解 |
| 技改方案类 | 应利用本专业方向的优势,对工作流程、路线、方法等提出改进措施,能够进行开创性研究,提出新观点、新方法或新技术,使论文成果具有实用性和创新性 | 对设计的技改方案进行文献资料查阅,了解和掌握国际、国内研究动态和发展前沿,运用系统理论和方法分析面临的技改问题,深入剖析现存问题根源,探索技改办法并建立技改方案加以实施。进行的技改研究应具有实用价值及相应的工作量和难度 | 综合运用基础理论与专业知识对所研究的技改问题进行分析研究,采取规范、科学、合理的方法和程序,通过资料检索、定性或定量分析等技术手段开展工作,数据翔实准确,分析过程严谨 | 给出明确的技改方案,提出相应的对策及建议。研究成果应具有实用性,并能体现作者的新观点或新见解 |

表3－12　药学硕士专业学位研究生学位论文撰写要求

| 分类 | 绪论 | 研究方法 | 研究成果或验证对策或建议 | 总结 |
|---|---|---|---|---|
| 专题研究类 | 阐明专题研究命题的背景及立体依据,综述与分析所研究命题的国内外现状及发展趋势,明确本专题研究的重要性或必要性 | 针对专题研究所涉及的问题应用基础理论、专业知识、科学方法和技术手段进行综合分析和实验研究 | 将专题研究成果应用于实际工作或进行验证,并对成果的先进性、实用性、可靠性、局限性等进行分析,提出进一步研究的前景及建议 | 描述成果的科学价值及应用前景,概括所开展的应用性研究的主要工作及结论,明确表达作者在研究中的创新点,并对研究的深入开展和未来计划提出建议 |
| 典型案例分析类 | 清晰描述和分析典型案例的国内外现状,简述本研究的主要内容,重点阐述本典型案例研究的必要性和重要性 | 对典型案例涉及的资料和数据采用科学理论和合理方法进行统计、处理、汇总和分析,并对结果的可信度、有效性进行验证 | 对典型案例中存在的问题或者研究结果应用于实际中可能出现的问题,提出可行的对策或具体建议,并具有较强的理论与实践依据 | 简要阐明典型案例研究成果的应用价值,系统概括所开展研究工作的主要结论和建议,明确表明作者在研究中的独立观点和创新之处 |
| 技改方案类 | 描述与分析研究所涉及的技改问题的国内外现状,阐明本技改问题产生的背景及研究的必要性,简要介绍技改方案主要内容及研究路线 | 针对技改问题的技术路线、解决原理和实施办法运用基础理论与专业知识进行综合剖析和深入研究,找出问题根源和解决办法 | 针对技改方案中的根源问题,提出相应的对策或具体建议。对策及建议应具有较强的理论与实践依据,并具有可操作性和实用性 | 简要阐述技改报告的应用价值,系统归纳技改方案所涉及的主要改进内容及其结论,明确表述作者在技改工作中的新思路、新方法和新技术 |

## (二) 药学硕士专业学位研究生学位论文评价指标

《中华人民共和国学位条例》中规定:通过硕士学位的课程考试和论文答辩,

成绩合格,达到一定学术水平者,授予硕士学位。其中所指的学术水平除了要求具有科研能力和系统知识外,还包含具有独立担负专门技术工作的能力。《中华人民共和国学位条例暂行实施办法》也特别指出,硕士学位论文对所研究的课题应当有新的见解,表明作者具有从事科学研究工作或独立担负专门技术工作的能力。由此可见,研究生综合运用科学理论、方法和技术解决实际问题的能力应在药学硕士专业学位论文中充分体现。因此,根据《药学硕士专业学位设置方案》的规定,在探讨药学硕士专业学位研究生学位论文的类型、要求的基础上,药学硕士专业学位研究生学位论文评价指标设为选题的实用性、创新性、科学性、应用性和规范性;并且加大了评价指标体系中应用性的权重。综合评价分为优秀、良好、合格、不合格 4 种。优秀:≥90 分;良好:89～75 分;合格:74～60 分;不合格:≤59 分(表 3 - 13)。

表 3 - 13 药学硕士专业学位研究生学位论文评价指标体系

| 评价指标 | 评 价 要 素 | 分值(总分为100分) | 权重 |
|---|---|---|---|
| 选题的实用性 | 选题来源于药学实践领域的实际问题,有明确的临床应用背景和一定的临床应用价值 | 10 | 0.1 |
| 创新性 | 运用新视角、新方法进行研究或探索,或提出新见解 | 10 | 0.1 |
| 科学性 | 论文设计严谨,内容及结论体现相关学科领域系统的专门知识和专业能力 | 20 | 0.2 |
| 应用性 | 论文成果对实践具有实践指导意义;或有一定的社会效益或经济效益 | 40 | 0.4 |
| 规范性 | 论文体现严谨的职业规范性;有一定的工作量及研究难度;资料引证、作者论证、文字、图表的准确和规范 | 20 | 0.2 |

(本文收录于《药学服务与研究》2014 年第 14 卷第 6 期)

# 第九节　护理学人才培养和学科建设的若干思考

护理学是一门在自然科学与社会科学理论指导下的综合性应用学科,是研究有关预防保健和疾病防治过程中的护理理论与方法的科学。国际护士会2005年修订的《国际护士伦理准则》指出:"护士的职责是促进健康、预防疾病、维护健康和减轻痛苦;护士为个人、家庭和社区提供健康服务,并与有关人员进行协作。"

从历史上看,由于生物医学模式的主导地位,护理学长期以来一直处于临床医学的附属地位。在我国1997年制定的《学科目录》中,护理学隶属于医学门类中临床医学一级学科下的二级学科。但随着医学门类各领域科学技术的飞速发展和生物-心理-社会医学模式的建立,护理专业概念和内涵已从"以疾病为中心的护理"理念逐渐发展到"以人的健康为中心的护理"。随着社会人口结构的改变、健康需求的扩大和社区卫生保健的发展,护理学的学科内涵和范畴也发生了巨大的变化。因此,今天的护理学已经不能仅仅局限为临床医学范畴。护理学的内容、范畴和任务已经涉及生物、心理、社会等各个方面,护理的对象涉及个体、家庭和社区,护理的场所从医院扩展到家庭、养老机构、社区、学校;护理研究的方法亦提升为应用科学思维的形式、方法和规律对护理研究对象进行整体认识,以揭示护理研究对象的本质及其发展规律。即使在临床医学范围内,医学科学学科的分化也从客观上加速了护理学专科的分化,使今日的护理学已经逐渐形成独立的、相对完整的、不同于临床医学的一级学科体系,由此,对专科护理人才的需求也日益增加。本文就护理学人才培养与学科建设围绕培养目标、核心课程、研究方向、研究内容以及社会需求进行探索,并提出若干思考。

## 一、护理学人才培养目标

鉴于护理学学科在全球的发展趋势以及护理学科在我国的发展现状和前

景,该学科应具备以博士为终极学位层次的研究生教育体系。

护理学学科培养适应我国现代护理发展需要的,具备良好专业价值观、职业道德、团队合作精神、严谨求实的学风和强烈的社会责任感,具备现代护理理论、知识和技能,从事护理实践、护理教育、护理管理及护理研究的专门人才,应当授予学士、硕士、博士3级学位,并逐步发展成为具有明显职业特征的专业学位。

### (一) 本科生培养目标

培养具有一定的自然科学、人文社会科学和医学基础理论知识,掌握扎实的护理专业知识和技能,能够应用护理程序为个体、家庭和社区提供全面、安全、高效的护理,善于运用现代信息技术获取信息,且在护理研究、护理管理和护理教育方法等方面具有良好发展潜力的护理专业人才。学位获得者可在医疗机构从事临床护理、护理教育工作,也可以继续攻读硕士学位。

### (二) 硕士生培养目标

培养具备现代护理理论和知识,在临床专科护理、老年保健和社区护理、护理教育或护理管理领域具有独立实践的能力,并具备一定研究能力的护理人才。学生经过对护理专业的有关理论知识的研究,以及对预防医学、人文社会学科等相关学科知识的学习,并通过临床护理实践和护理教学实践,应掌握临床专科护理或老年保健及社区护理的理论知识和实践技能,具备一定的护理教育能力和较强的专业信息获取能力,能够把握护理专业发展的前沿信息和知识。较熟练地掌握一门外语,要求具备听、说、读、写能力。学位获得者可在医院或其他医疗机构从事专科护理、护理教育工作,也可进一步攻读博士学位。

### (三) 博士生培养目标

培养具备现代护理前沿理论和知识,在护理教育、护理研究、护理管理领域具有组织、判断、决策能力,并能够独立开展护理研究,并具备创新能力的护理人才。护理博士生主要从事护理理论的研究,为学科的发展作贡献,因此应具备扎实的护理学专业理论知识,深入了解护理学科最新研究成果和发展动态,能独立开展护理学的教学和科研工作。要求熟练掌握一门外语,具备听、说、读、写能力,并能够熟练浏览专业外文文献,具备专业外语的阅读、笔译和口译及写作。学位获得者可在高等院校或三级医院,从事教学、研究、临床护理管理工作。

## 二、护理学核心课程

鉴于护理学科兼有自然科学、人文科学和社会科学属性,护理学科的学科理论基础也呈现跨学科性,除基础医学理论、临床医学理论外,还包括心理学、社会学、伦理学、管理学、教育学、经济学等多学科理论。因此,护理学科的方法论基础也是建立在多学科研究方法的交叉渗透,量性研究和质性研究的研究方法综合运用基础上,既有自然科学的临床试验和干预性研究,也有人文社会科学常用的调查研究、历史研究、比较研究、现象学研究、人种学研究等质性研究方法。不同教育层次护理学专业的主要核心课程如下所示。

### (一) 本科生核心课程

本科生核心课程包括:护理学导论、护理学基础、健康评估、内科护理学、外科护理学、妇产科护理学、儿科护理学、精神科护理学、社区护理学、护理研究概述、护理管理概述、护理教育概述等,还包括临床护理实践和社区护理实践。

### (二) 硕士生核心课程

硕士生核心课程包括:护理学科发展中的核心概念、护理研究方法和应用、护理管理与领导、护理教育的策略和实践、护理理论概述、循证护理等。此外,硕士阶段根据专科的特点,可选修不同的专科课程,包括:康复护理、肿瘤护理、老年护理、疼痛管理、社区护理、重症监护、急救护理、糖尿病护理、新生儿护理、院内感染控制、姑息照护、造瘘口护理和导管护理等。同时,还应当进行相应专科的临床实践或社区实践。

（三）博士生核心课程

博士生核心课程包括：护理哲理、护理理论、护理模式和理论的构建、护理研究中的量性研究方法、护理研究中的质性研究方法、高级护理实践、循证护理实践和临床护理指南构建等。

## 三、护理学研究方向及研究内容

### （一）护理学研究方向

**1. 临床护理** 主要研究医院护理实践的理论、技术和方法，包括促进临床护理质量、提高照护水平、减轻病人痛苦、促进病人康复的措施，内容涉及内科护理、外科护理、危重症监护技术、创伤护理、肿瘤护理、院内感染监测和控制、儿科护理、老年科护理、疼痛管理、产科护理、眼科护理、耳鼻喉科护理、医院护理管理等。其中也包括了中医护理研究。

**2. 社区护理** 主要研究社区健康、亚健康、患有慢性病的个体、家庭或社区，开展健康促进、预防疾病的措施、技术和方法，内容涉及儿童保健、妇女保健、家庭护理、老年护理、姑息护理、康复护理、流行病调查、公共卫生事件的预防和处理、社区护理管理等。

### （二）护理学跨学科研究和应用

该领域的研究主要结合管理学、教育学、心理学、伦理学、社会学等开展护理管理、护理教育、护理心理、护理伦理、护理美学等的研究，探索护理教育、护理管理等领域的特点和规律，研究护理的发展史、相关护理哲理和护理理论。其中护理教育主要集中于人才培养模式、课程设置、教学方法、教育评价、实践技能教学等方面；护理管理主要集中于护理人力资源配置、护理工作绩效评价方法与工具、护理人才分层次使用、临床路径的制订、护理管理文化、照护模式与人文关怀、高级护理实践、循证护理实践等方面。

## 四、护理学社会需求

### (一) 护理学专业毕业生就业前景

卫生部科教司发布的《关于我国护理人力资源状况和加强护理紧缺人才培养培训工作的建议》调研数据显示:我国护士人力资源严重短缺,千人口护士数仅 0.993,医护比例失调(1∶0.613);学历层次低,大专以上学历不足 15％,远低于世界发达国家和相当部分发展中国家,远远不能满足我国随着社区卫生服务体系的建立、健全所需,以及护理功能不断扩展、护理服务质量要求不断提高的情况下对护士数量增加和质量提高的要求。近年来,社会对大专以上高学历护士的需求居高不下。因此,尽管全日制护理本科生、大专生的招生数量增长较快,但仍处于供不应求状态,护理学专业大专、本科毕业生一次就业率基本达到98％以上,成为各医学院校就业率最高的专业。

### (二) 护理学专业毕业生就业走向

各类护理专业毕业生的就业走向特征为:本科生主要进入省、市的二、三级医疗机构从事临床护理,目前进入社区卫生服务中心的本科护士有逐年增加的趋势;硕士毕业生则主要进入三级医院从事专科领域的护理实践、临床护理教育、病房护理管理和高等职业技术学院护理专业课程的教学工作。随着护理学科的发展和不断成熟,高等院校的护理教育和护理研究需要具有博士资格的专业人才,这也符合目前国际护理学科发展的现况。

综上,护理学的学科内涵和范畴随着社会对于健康需求的变化而发生了改变,要求我国的护理教育必须加快改革的步伐,创新护理教育理念,适应护理学人才培养与学科建设的发展需求,不断提高护理教育质量,以满足社会和人民的健康需求。

(本文收录于《中华医学教育杂志》2015 年第 35 卷第 3 期)

# 第四章 医学生源质量和培养质量保障体系建设

## 第一节 创新"5+3"临床医学人才培养模式吸引优质医学生源

无论是在我国古代还是在国外,医生都是受人尊敬且收入颇丰的职业。在我国曾经只有成绩最好的学生才可能去学医。但近年来,医生这一职业的吸引力却在消退,《人民日报》《光明日报》《柳叶刀》《英国金融时报》等国内外重要报刊均有报道。除了医患关系紧张、付出与收入不成比例、工作压力大等原因之外,我国医学学制学位繁杂,院校教育及毕业后教育脱节并互不认证,造成医学生培养周期过长,临床实践存在"违法行医"风险,这些因素都在无形中极大消磨着优秀高中生的学医热情。而优质生源、高质量医学生、高水平医生三者依次关联,优质生源的流失直接影响医生队伍质量。

因此,创新医生培养体系,建立标准化、规范化的医生培养路径,在教育层面,是吸引国内优质生源学医的关键之举;在卫生层面,为各级医疗机构提供同质化、高水平的医生,有助于推进我国分级诊疗制度,逐步缓解"看病难、看病贵"等问题,促进国民健康和社会稳定。

### 一、创新医生培养体系

在教育部和上海市的大力支持下,经过长期理论研究和实践探索,复旦大学等高校构建了具有中国特色的标准化、规范化医师培养模式,即"5+3"模式,在创新我国医生培养体系方面取得了重大突破。一方面从理论上构建了以临床实践能力为核心的"5+3"临床医学人才培养模式,通过界定临床医学专业学位硕士同时具备住院医师和研究生的"双重身份",实现了"研究生招生和住院医师招录、研究生培养过程和住院医师规范化培训、专业学位授予标准与临床医师准入制度"的"三个结合"。合格研究生毕业时可获得《执业医师资格证书》《住院医师规范化培训合格证书》《研究生毕业证书》和《硕士学位证书》,简称"四证合一"。另一方面,在实践中通过上海市政府统筹资源配置,建立医教协同机制,着力于医学教育发展与医药卫生事业发展的紧密结合,着力于人才培养模式和体制机制改革的重点突破,着力于医学生职业道德和临床实践能力的显著提升,着力于医学教育质量保障体系的明显加强,创新临床医师培养机制。

## 二、破解医学教育困局

### (一) 创新制度,化解"违法行医"风险

缺乏临床实训如今已不是临床专业硕士的"疑难杂症",而是各学制医学教育的"常见病"。这背后折射出的是医学院校教育和行业教育的深层矛盾。

1999 年 5 月,我国正式施行《执业医师法》,规定"未经医师注册取得执业证书,不得从事医师执业活动"。医学生在获得医学学士学位后,必须在临床工作一年才能够参加国家统一举行的执业医师资格考试,获执业医师资格后才有临床处方权。由于没有处方权,临床医学专业学生不可独立处置病人和进行手术,这是导致其临床能力训练难以进行的主要原因。

一些医生出于职业责任感,冒着风险带教学生,进行极为有限的临床实践训练。有医生甚至这样说:"因为最后签字的是你,所以责任在你身上。但如果你不让他上手术台,将来等他上手术台了,救人的刀就可能成为杀人的刀。"这样的两难困境,一直困扰着医生。

"5+3"培养体系明确由培训医院组织具有双重身份的"5+3"临床硕士参加

执业医师资格考试,使得临床技能培训不再面临承担"违法行医"风险,从而找到了提高我国研究生临床技能水平的根本途径,化解了临床技能训练与执业医师制度之间的矛盾,并通过 3 年不同科室的轮转将住院医师的临床技能夯得更实,有助于减轻学生和家长对于"违法行医"的担忧。

### (二) 构建模式,缩短医生培养周期

由教育部门主管的七年制和临床医学专业学位硕士的培养方案均已规定了相应的临床实践时间,但毕业后仍然必须接受卫生部门主管的至少 2 年时间的住院医师规范化培训。从 5 年本科入学算起,七年制和临床医学硕士总年限分别为 9 年和 10 年。

"5+3"培养体系通过"住院医师规范化培训与临床医学硕士专业学位教育相结合",将医学院校教育与毕业后教育进行有效衔接,推进了七年制和传统临床医学硕士向"5+3"模式的转型,使得医学生用 8 年时间就能成为一名合格的临床医师,既达到了培养目标,又节省了时间成本,有助于增强学生和家长对于选择学医的信心。

### (三) 控制规模,回归医学精英教育

随着 1999 年以来的大学扩招,医学生就业问题凸显。"国家每年培养约 60 万医学生,据我掌握的一个数字,只有约 10 万人能穿上'白大褂'。'广种薄收'式的医生培养模式该变变了。"北京大学国家发展研究院经济学教授、著名医改专家李玲和北京大学公共卫生学院教授陈育德都认为,从患者利益出发,医生培养模式有必要转为"量少质优"。

"5+3"培养体系有效推动了我国住院医师规范化培训制度的建立健全,并在实践过程中建立了医教协同机制,为教育和卫生行政部门深度合作并建立医学人才培养宏观调控机制提供了重要保障。即按照卫生行业需求确立医学招生规模,供需匹配,使得医学教育回归精英教育,有助于满足学生和家长对于医学就业和职业发展的期待。

### 三、迎来学医最好时代

"5＋3"医生培养体系目前已被应用推广到全国102家临床医学(全科)硕士培养单位和64所医学院校。

创新医生培养体系,解决了困扰医学实践教育多年的瓶颈问题,推动了国家住院医师规范化培训制度的建立健全,并为我国推进分级诊疗制度提供了重要保障,形成了良好的社会影响。在最先实施"5＋3"培养体系的上海地区,吸引优质医学生源的效果已初步显现,媒体称"学医最好的时代"已经到来。

比较分析2014年上海市普通高校招生一本批次各校理科投档分数线,在排序位列前20位的综合性大学中,均为国家高水平大学,即"985工程"高校(表4－1);而位列前20位的单科性大学均为优质生源集中的财经类(上海财大、中央财大、对外经贸大学)和外语类(上海和北京外国语大学)高校。作为在综合性大学中医学分代码招生的复旦大学上海医学院和上海交通大学医学院排名均位于前20名,远远高于本科一批控制线423分。

表4－1    2014年上海市普通高校招生一本批次各校投档分数线(理科)

| 院校全称 | 最低分 | 排序 | 院校全称 | 最低分 | 排序 |
|---|---|---|---|---|---|
| 北京大学 | 538 | 1 | 南开大学 | 477 | 12 |
| 清华大学 | 533 | 2 | 中央财经大学 | 477 | 12 |
| 上海交通大学 | 509 | 3 | 上海外国语大学 | 476 | 15 |
| 复旦大学 | 507 | 4 | 北京航空航天大学 | 475 | 16 |
| 中国人民大学 | 502 | 5 | 华东师范大学 | 475 | 16 |
| 复旦大学上海医学院 | 497 | 6 | 厦门大学 | 475 | 16 |
| 浙江大学 | 496 | 7 | 北京外国语大学 | 472 | 19 |
| 同济大学 | 493 | 8 | 对外经济贸易大学 | 472 | 19 |
| 南京大学 | 490 | 9 | 上海交通大学医学院 | 472 | 19 |
| 中国科学技术大学 | 488 | 10 | 武汉大学 | 472 | 19 |
| 上海财经大学 | 481 | 11 | 西安交通大学 | 472 | 19 |
| 东南大学 | 477 | 12 | | | |

注:北大清华在沪单独设"零志愿";北大医学部在沪未投放计划

比较分析 2014 年全国普通高校招生一本批次复旦大学上海医学院的投档分数线,在 30 个省市平均高于本科一批控制线 130 分以上。

复旦大学上海医学院分代码招生始于 2013 年。比较分析 2013～2014 年华东地区普通高校招生一本批次复旦大学上海医学院投档分数线,除福建省持平以外,2014 年在全国高校中的排序均有不同程度的上升。在江苏省,复旦大学上海医学院比清华大学仅低 2 分,排名第 2;在浙江省,位于北大清华之后,排名第 3;在江西省位于北大清华和北大医学部之后,排名第 4。(表 4 - 2、4 - 3)

表 4 - 2　2013～2014 年复旦大学医科投档线排序变化

| 地区 | 2013 年 | 2014 年 | 地区 | 2013 年 | 2014 年 |
| --- | --- | --- | --- | --- | --- |
| 上海 | 8 | 6 | 福建 | 11 | 11 |
| 江苏 | 4 | 2 | 江西 | 6 | 4 |
| 浙江 | 5 | 3 | 山东 | 12 | 8 |
| 安徽 | 31 | 10 | | | |

表 4 - 3　2014 年华东地区普通高校招生一本批次各校投档分数线(理科)

| 地区 | 本科一批控制线 | 清华大学 | 北京大学 | 复旦大学 | 上海交通大学 | 复旦大学上海医学院 |
| --- | --- | --- | --- | --- | --- | --- |
| 上海 | 423 | 533 | 538 | 507 | 509 | 497 |
| 江苏 | 345 | 404 | 401 | 388 | 399 | 402 |
| 浙江 | 597 | 734 | 738 | 724 | 726 | 727 |
| 安徽 | 489 | 646 | 652 | 634 | 638 | 620 |
| 福建 | 506 | 674 | 676 | 663 | 666 | 647 |
| 江西 | 526 | 674 | 670 | 659 | 659 | 660 |
| 山东 | 572 | 699 | 701 | 694 | 693 | 686 |

综上数据分析结果,医学类专业对高中优质生源的吸引力正在逐步恢复,"优质生源不愿学医"的状况有所扭转。

### 四、深化改革筑梦健康

2014 年 2 月,国家卫生计生委等 7 部门在上海召开"建立国家住院医师规范化培训制度"工作会议。会议明确,2015 年我国全面启动住院医师规范化培训工作,2020 年基本建立住院医师规范化培训制度,所有新进医疗岗位的本科及以上学历临床医师均接受住院医师规范化培训。

目前,我国医学门类本专科生年招生规模为 52.2 万(本科生 22.8 万,专科生 29.4 万),为了与全国住院医师规范化培训数量相匹配,以培养执业医师为目标的临床医学本科生年招生规模应当从现在的 13.4 万,逐步减少到 2020 年的 11.2 万。根据规划数据,到 2020 年全国临床医学专业学位硕士年招生规模将从目前的 2.2 万增加到 5 万。这样,到 2020 年,预计每年将有 5 万临床医学本科生,通过 3 年临床医学硕士专业学位研究生教育,完成住院医师规范化培训,实现由医学生向合格医生的转变。其余 6 万左右的临床医学本科生,将通过 3 年住院医师规范化培训,完成向合格医生的转变,其中符合专业学位授予标准者,可以同等学力身份申请临床医学硕士专业学位。

因此,我国必须建立临床医学人才培养宏观调控机制。卫生行政部门研究提出各地区各专业人才需求规划和计划;教育行政部门及高等医学院校,根据人才需求及医学教育资源状况,合理确定临床医学专业医学生招生规模及结构。宏观调控机制既有助于遏制因部分医学院校"扩招"所致教育质量下滑等不良现象,提升医学人才培养质量;又有助于进一步明确医学院校招生规模与医药卫生事业发展需求岗位的匹配关系,明晰医学专业就业前景。

综上所述,创新医生培养体系这一改革举措,将会为我国各级医疗机构提供标准化、规范化、同质化的医生,真正推动我国分级诊疗制度的建立,改变医生收入和工作强度不匹配的状况,从而使医生这一职业恢复应有的社会和经济地位。这一正面的多米诺骨牌效应将吸引越来越多的优质生源投身医学事业,守护国民健康,从而形成良性循环。相信经历一段时间的改革之后,无论大城市还是小城镇,无论大型医院还是社区医院,"5＋3"体系培养的"标准化医生"都能遵循同样的要求,在诊治疾病技术方面没有显著差异,从而逐步改善医患关系,缓解"看病难、看病贵",最终实现"健康中国梦"。

(本文收录于《中国大学教学》2014 年第 9 期)

## 第二节　提高研究生教育水平必须从生源质量抓起

复旦大学现有一级学科学位授权点 20 个,博士点 103 个,硕士点 148 个;2001 年招收研究生 3 297 名(其中博士生 951 名,硕士生 2 346 名),是 1991年研究生招生数的 4.4 倍。目前,在校研究生人数是 1991 年研究生在校人数的 3.9 倍,在校本科生(13 421 人)和研究生(8 193 人)人数之比已达到了1∶0.61。

在近年来研究生招生规模不断扩大的情况下,我们面临的问题是如何确保研究生生源质量,提高研究生培养质量,以满足社会对高层次人才的需求。本文在对 431 名导师和 438 名应届毕业研究生进行问卷调查的基础上,分析了我校研究生生源质量的现状,并对提高研究生生源质量的措施进行了探讨。

### 一、调查对象和内容

按学科门类,采用分层随机抽样的方法,对本校 431 名研究生导师和 438 名应届毕业研究生就"研究生生源质量""跨学科招收研究生"等问题进行了问卷调查。调查对象基本情况如表 4-4、表 4-5。

表 4-4　调查对象研究生导师基本情况

| 学科 | 人数 | 百分比(%) | 硕导 | 百分比(%) | 博导 | 百分比(%) |
|---|---|---|---|---|---|---|
| 文科管理 | 105 | 24.4 | 68 | 15.8 | 37 | 8.6 |
| 理工科 | 133 | 30.9 | 71 | 16.5 | 62 | 14.4 |
| 医药卫生 | 193 | 44.8 | 104 | 24.1 | 89 | 20.6 |
| 合计 | 431 | 100.0 | 243 | 56.4 | 188 | 43.6 |

表4－5　调查对象研究生基本情况

| 学科 | 人数 | 百分比(%) | 硕导 | 百分比(%) | 博导 | 百分比(%) |
|---|---|---|---|---|---|---|
| 文科管理 | 196 | 44.7 | 172 | 39.3 | 24 | 5.5 |
| 理工科 | 151 | 34.5 | 127 | 29.0 | 24 | 5.5 |
| 医药卫生 | 91 | 20.8 | 52 | 11.9 | 39 | 8.9 |
| 合计 | 438 | 100.0 | 351 | 80.1 | 87 | 19.9 |

## 二、调查结果和讨论

### (一) 导师对研究生生源质量的评价

调查结果显示:硕士生源质量较博士为好,导师认为生源质量"好"和"较好"的比例硕士(75.1%)高于博士(52.6%);硕士生源质量中,以文科管理类较差,导师认为"一般""不好"的比例分别为28.7%和9.9%;博士生源质量中,以理工科类较差,导师认为"一般""不好""很不好"的比例分别为50.9%、16.0%和6.6%(表4－6)。

表4－6　导师对研究生生源质量的评价

| 学科 | 好 | | 较好 | | 一般 | | 不好 | | 很不好 | |
|---|---|---|---|---|---|---|---|---|---|---|
| | 人数 | 百分比(%) | 人数 | 百分比(%) | 人数 | 百分比(%) | 人数 | 百分比(%) | 人数 | 百分比(%) |
| 硕士 | 100 | 23.9 | 214 | 51.2 | 92 | 22.0 | 11 | 2.6 | 1 | 0.2 |
| 文科管理 | 14 | 13.9 | 48 | 47.5 | 29 | 28.7 | 10 | 9.9 | 0 | 0 |
| 理工科 | 34 | 26.2 | 68 | 52.3 | 26 | 20.0 | 1 | 0.8 | 1 | 0.8 |
| 医药卫生 | 52 | 27.8 | 98 | 52.4 | 37 | 19.8 | 0 | 0 | 0 | 0 |
| 博士 | 45 | 13.6 | 129 | 39.0 | 121 | 36.6 | 25 | 7.6 | 11 | 3.3 |
| 文科管理 | 3 | 4.4 | 29 | 42.6 | 28 | 41.2 | 5 | 7.4 | 3 | 4.4 |
| 理工科 | 2 | 1.9 | 26 | 24.5 | 54 | 50.9 | 17 | 16.0 | 7 | 6.6 |
| 医药卫生 | 40 | 25.5 | 74 | 47.1 | 39 | 24.8 | 3 | 1.9 | 1 | 0.6 |

博士生的生源质量不高的原因是多方面的。随着研究生扩招计划的实施,报考博士生的人数不断增加,但优秀的硕士毕业生数量增加不多;国内名牌大学

培养的优秀硕士生不愿意留在国内读博士学位,而愿意到国外去发展;国外学校和国内的外资企业对优秀的硕士毕业生有很大的吸引力,优秀人才流失现象严重;与此同时,在职人员报考博士的越来越多,其中不乏职务、社会地位、收入较高的人士,这些人入学后很难安下心来攻读博士学位。

## (二) 提高生源质量的措施

**1. 加强学科建设** 保证研究生培养质量的第一关是把好入口质量关。目前我们吸引研究生生源的优势有一部分是来自上海这个地域优势,而不断提高学校的综合实力,建立一批处于国内外领先的重点学科和优势学科,聚集一支优秀的导师队伍群体才是提高研究生报考录取比,改善研究生生源质量的根本。

**2. 交叉学科招生** 学科建设的显著特征之一是注重学科之间的交叉与综合。为充分发挥我校综合性大学多学科交叉如数学金融、生物信息等的优势,增强对考生的吸引力,培养复合型、创新性人才,在教育部指导下,今后应逐步做到对于已获得一级学科博士、硕士学位授予权的学科在此一级学科下自主设置二级学科,对于学科目录未包含的新学科方向将在相近的已获学位授予权的学科领域安排招收培养研究生,建立适当制度,使得部分导师根据学科发展的需要可跨学科招收研究生,减少兼考科目。在本次调查中,导师和研究生对"跨学科招收研究生"大都表示"同意"和"很同意",分别为 77.2% 和 79.4%(表 4 - 7)。

表 4 - 7 导师和研究生对跨学科招收研究生的看法

| 项目 | 很同意 | | 同意 | | 一般 | | 不同意 | | 不知道 | |
|---|---|---|---|---|---|---|---|---|---|---|
| | 人数 | 百分比(%) | 人数 | 百分比(%) | 人数 | 百分比(%) | 人数 | 百分比(%) | 人数 | 百分比(%) |
| 导师 | 102 | 24.7 | 217 | 52.5 | 59 | 14.3 | 28 | 6.8 | 7 | 1.7 |
| 研究生 | 153 | 36.3 | 182 | 43.1 | 63 | 14.9 | 16 | 3.8 | 8 | 1.9 |

**3. 稳定招生规模** 在全国研究生教育进入超常规发展的形势下,我校研究生在校人数也在迅速增加,已初步形成规模。我们应清醒地认识到,扩招既要保证数量,更重要的是要保证质量,只有质量在提高,数量的提高才是真正的提高。

我校作为国家研究生培养、实施研究生教育改革的重要基地,在制定招生规模时,既要主动适应社会和市场发展的需求,又必须充分考虑现有规模和办学基础、招生报考录取率、师资队伍、科研项目及研究经费、质量保障等条件,以自身敏锐的判断应对来自外部的种种诱惑和压力,增强自律和自我约束的能力,逐步稳定研究生招生规模。

**4. 建立录取评价体系**　在教育部对硕士生入学考试中的初试科目调整减少后,与招生专业相关度高的专业课的复试环节对保证新生入学质量就显得更为突出和重要。因此,要加强在复试中对考生素质和综合能力的考察,建立合理的考生录取评价体系,对反映考生"德、智、体"综合素质和能力的相关材料(如平时成绩、推荐信、自述、成绩单、思想政治表现、论文等)进行合理评价。而对于参加由培养单位自主组织入学考试的博士研究生的录取,要结合其入学考试成绩和本科、硕士阶段的学业成绩及发表论文、工作业绩等情况,确定是否录取。

**5. 增加"硕博连读"**　为留住优秀生源,缩短培养周期,提高培养效率,在研究生招生中,要适度增加本科"免试直升"的比例;在理工科、医药卫生的数学、物理、化学、生物、基础医学等学科,要加大"硕博连读"和五年制"直接攻博"的力度。

**6. 加强研究生院网页建设**　建立和完善面向广大考生的招生信息咨询服务系统,及时公布与研究生招生相关的动态信息、统计分析报告和公共查询信息,如导师队伍建设、学科专业建设、相关政策等,最大限度地满足考生的需求。

## 三、小结

导师对生源质量的评价是:硕士生源较博士为好,硕士以文科管理类生源质量较差;博士以理工科类生源质量较差;提高研究生的生源质量必须注重学科建设,加强研究生院招生网页建设,开展交叉学科招生,建立合理的考生录取评价体系;在稳定招生规模的同时,要加大"免试直升""硕博连读"和"直接攻博"的力度。

(本文收录于《上海高等医学教育》2002 年第 3 期)

# 第三节　"一题多卷"试卷质量和防作弊成效的计算分析

## ——以 2012 年"综合能力"和"英语"试卷为例

从 2010 年起,我国对学术型和专业学位硕士研究生招生,采取"分类报名考试、分别标准录取"的方式进行,按照"科目对应、分值相等、内容区别"的原则设置专业学位研究生招生考试科目和内容。

根据教育部办公厅《关于做好 2012 年硕士研究生招生专业目录编制工作的通知》精神,报考我国管理类的工商管理、公共管理、旅游管理、工程管理、会计、图书情报和审计专业硕士研究生的初试科目设两个单元,即外国语(英语二),满分 100 分;管理类联考综合能力(简称"综合能力"),满分 200 分。

为了从源头和机制上遏制社会作弊团伙利用高科技手段实施团体作弊行为,确保研究生入学考试的公平、公正和安全,教育部考试中心在 2012 年全国硕士研究生统一入学考试的外国语(英语二)和管理类联考综合能力两个科目的试卷,首次试行"一题多卷"的考试改革。所谓"一题多卷"是指同一科目、内容相同、多套试卷。笔者首先对"一题多卷"试卷分析的计算方法进行了探讨,并以信度、难度和区分度为指标分析了"综合能力"和"英语二"的试卷质量,重点研究了"综合能力"试行"一题多卷"改革对于防范高科技团伙作弊的作用机制和实际效果。

## 一、"一题多卷"试卷分析的计算基础

### (一) 试卷质量评价指标的计算方法

试卷的难度、区分度和信度是评价试卷质量的重要指标,而对于"一题多卷"的试卷分析,必须要编制程序将多套题目还原成一套试题来进行计算。

表 4-8 中给出了 2012 年全国硕士研究生入学考试的"综合能力"和"英语

二"试卷的内容构成。

表 4 - 8    2012 年全国硕士研究生入学考试的"综合能力"和"英语二"试卷的构成内容

| 试卷构成 | 综合能力 | | 英语二 | |
|---|---|---|---|---|
| | 考试内容 | 分数 | 考试内容 | 分数 |
| 客观题 | 数学基础(问题求解、条件充分性判断) | 75 | 英语知识运用 | 10 |
| | 逻辑推理 | 60 | 阅读理解 | 50 |
| 主观题 | 论证有效性分析 | 30 | 英译汉 | 15 |
| | 论说文 | 35 | 写作 | 25 |
| 总分 | | 200 | 总分 | 100 |

**1. 难度**    试题难度用于测试考生的答对率情况。难度越低,答对该试题的人数就越多;反之亦然。在对试卷进行分析时,对于选择题(客观题)和非选择题(主观题)分别采用公式 1 和公式 2 来计算难度系数 $P$。

$$p = \frac{N_1}{N}$$

式中:$N_1$ 是答对该某题的考生数,N 是参加答题的考生数。

$$p = \frac{\bar{x}}{W}$$

式中:$\bar{x}$ 是某题的平均分,$W$ 是该题满分值。

**2. 区分度**    试题区分度是指试卷对不同水平考生加以区分的能力。区分度计算方法如下:将考生成绩从高分到低分排列,取排名前 27% 的考生组成高分组,排名后 27% 的考生组成低分组,分别计算高分组考生在各试题上的得分率($P_H$)和低分组考生在同一试题上的得分率($P_L$),再将高分组的得分率减去低分组的得分率,便得到该题的区分度系数 $D(D = P_H - P_L)$。

**3. 信度**    试卷信度是指测验结果的一致性、稳定性和可靠性。信度主要受到随机误差的影响,随机误差小,考试信度就高,表示该测验的结果一致、稳定和可靠。

本研究采用 Cronbach α 系数法计算试卷每个大题以及整份试卷的信度,α 系数评价的是试卷中各题项得分间的一致性,属于内在一致性系数。信度系数 α 计算公式为:

$$\alpha = \frac{K}{K-1}\left[1 - \frac{\sum S_i^2}{S_T^2}\right]$$

式中:$K$ 为试题数,$S_i^2$ 为第 $i$ 题得分的题内方差,$S_T^2$ 为全部题项总得分的方差。

### (二) 试卷答题作弊行为的推算方法

**1. 统计分析法**　根据统计学原理,通过对某门考试科目的成绩进行整体统计或抽样统计,可以确定其成绩的整体分布情况。当发现某考点的考生成绩不符合整体分布,出现明显的偏态分布,则可能存在群体作弊行为。

**2. 概率分析法**　按照概率理论,一方面,试卷的客观选择题题量大、选项多,任何两个考生做出相同选择的概率不会超过偶然概率;另一方面,正确的选择是相同的,而错误的选择却各不相同,即考生之间如果没有相互作用,他们的作答在统计上是独立的,同对同错的概率较低。但是如果通过高科技团伙作弊获得了"答案",考生之间在题目作答上就不再独立。因此,通过试卷成绩计算分析,如果发现考生之间出现相同或十分近似的作答结果,"对错同一性"的概率大幅上升,便可以反推考试的作弊程度。

## 二、"一题多卷"试卷质量的分析结果

2012 年全国硕士研究生统一入学考试的"综合能力"(268 所院校参加考试)和"英语二"(423 所院校参加考试)试卷涉及的学校和专业面广,考生人数众多。表 4-9 中是每个科目的实考人数、各套试卷的实考人数、试卷平均分数和标准差。

表 4 - 9　2012 年全国硕士研究生统一入学考试科目"综合能力"和
"英语二"的实考人数和平均分数

| | 综合能力 | 英语二 |
|---|---|---|
| 平均分数 | 101.92 | 44.32 |
| 标准差 | 24.16 | 16.32 |
| 实考人数 | 135 324 | 212 976 |
| 试卷 1 | 33 736 | 53 209 |
| 试卷 2 | 33 928 | 53 240 |
| 试卷 3 | 33 926 | 53 389 |
| 试卷 4 | 33 734 | 53 138 |

**（一）难度**

一般认为,整份试卷的平均难度系数 $P$ 值在 0.5 左右比较合适。但这并不是要求所有题目都是中等难度,而应当是"难、中、易"的题目都应当有。因为在一张试卷中如果都是中等难度的题目,只能对中等程度的考生有最佳鉴别力,却不能对水平高和水平低的考生很好的区分。表 4 - 10 是 2012 年全国硕士研究生统一入学考试科目"综合能力"和"英语二"试卷的难度分析情况。

表 4 - 10　2012 年全国硕士研究生统一入学考试科目"综合能力"
和"英语二"试卷的难度分析

| 难度等级 | 难度系数 $P$ | 综合能力 | | 英语二 | |
|---|---|---|---|---|---|
| | | 题号 | 百分比(%) | 题号 | 百分比(%) |
| 非常难 | ＜0.2 | — | 0.0 | — | 0.0 |
| 难 | 0.2～0.4 | 23、27、56、8、4、22 | 10.5 | 7、24、16、40、9、32、19、15、18、20、27、3、25、39、12、38、14、17、23、33、8、6、48、29 | 50.0 |
| 中等偏难 | 0.4～0.45 | 5、6、55、25、57、9、31、7、24 | 15.8 | 21、13、36、47 | 8.3 |

续表

| 难度等级 | 难度系数 $P$ | 综合能力 | | 英语二 | |
|---|---|---|---|---|---|
| | | 题号 | 百分比(%) | 题号 | 百分比(%) |
| 适中 | 0.45~0.55 | 14、21、53、36、15、49、13、48、51、32、52 | 19.3 | 2、46、26、31、35、1、11、34、10 | 18.6 |
| 中等偏易 | 0.55~0.6 | 37、41、40、26、50、17 | 10.5 | 37、28、30、4、22 | 10.4 |
| 容易 | 0.6~0.8 | 42、20、54、3、18、10、46、45、16、38、30、47、33、11、19、39、2、28、29、12、34、44、35、43 | 42.1 | 44、42、5、41、43、45 | 12.5 |
| 非常容易 | 0.8~1.0 | 1 | 1.8 | — | 0.0 |

由表4-10可见,"综合能力"和"英语二"试卷难度整体适中。"综合能力"试卷57道题,所有试题的难度系数平均值为0.510,没有出现"非常难"的题目,"非常容易"的题目也只有一题;"中等偏难""适中"和"中等偏易"的题目26道,占全部试题量的45.6%。"英语二"试卷48道题,所有试题的难度系数平均值为0.443,没有出现"非常难"和"非常容易"的题目;"中等偏难""适中"和"中等偏易"的题目18道,占全部试题量的37.5%。

研究还发现,"综合能力"试卷"容易"的题目和"英语二"试卷"难"的题目均为24道,分别占全部试题量的42.1%和50.0%。

**(二) 区分度**

试卷区分度系数 $D$ 取值在$-1$~$1$,$D$值越大区分度越好。"综合能力"和"英语二"试卷区分度整体良好,均没有出现区分度"很差"的试题。"综合能力"试卷区分度评价为"很好"和"良好"的试题数48道,占全部试题量的84.2%;区分度"较差"的试题只有3道,并且集中在主观题(第56题"论证有效性分析"和第57题"论说文");"英语二"试卷区分度评价为"很好""良好"和"适

中"的试题共 39 道,占全部试题量的 81.2%;区分度"较差"的试题仅 9 道
(表 4-11)。

表 4-11　2012 年全国硕士研究生统一入学考试科目"综合能力"
和"英语二"试卷的区分度分析

| 区分度等级 | 区分度系数($D$) | 综合能力 | | 英语二 | |
| --- | --- | --- | --- | --- | --- |
| | | 题号 | 百分比(%) | 题号 | 百分比(%) |
| 很好 | 0.4～1.0 | 16、19、53、54、21、20、8、12、17、49、18、7、50、9、13、34、41、11、51、48、30、55 | 38.6 | 31、41、22、44、28、29、37、45、43、30、21、42、34、36、35、46、27、39 | 37.5 |
| 良好 | 0.3～0.4 | 29、42、28、22、45、35、26、10、44、14、40、36、43、39、31、47、37、32、46、24、6、25、15、3、52、4 | 45.6 | 26、5、38、32、33、23、6、11、10、48、1 | 22.9 |
| 适中 | 0.2～0.3 | 5、33、23、38、2、27 | 10.5 | 4、47、24、14、12、2、25、8、16、40 | 20.8 |
| 较差 | 0.0～0.2 | 1、56、57 | 5.3 | 3、19、9、20、17、13、18、15、7 | 18.8 |
| 很差 | <0.0 | — | 0.0 | — | 0.0 |

## (三) 信度

一般认为,Cronbach α 系数达到 0.7 的试卷信度比较高。"综合能力"和"英语二"试卷整体信度较高,α 系数均接近 0.7。"综合能力"客观题部分信度系数 0.703,其中逻辑推理部分信度系数是 0.819。"英语二"客观题部分信度系数 0.792,其中阅读理解部分信度系数是 0.818。

研究还发现,"综合能力"试卷主观题部分信度系数偏低(α 系数 0.412),而"英语二"主观题部分信度系数较高(α 系数 0.777),这可能与中文和英文的不同写作要求有关(表 4-12)。

表 4 - 12　2012 年全国硕士研究生统一入学考试科目"综合能力"
和"英语二"试卷的信度分析

| 综合能力 | | 英语二 | |
|---|---|---|---|
| 试卷构成 | α 系数 | 试卷构成 | α 系数 |
| 试卷整体 | 0.646 | 试卷整体 | 0.636 |
| 1. 客观题 | 0.703 | 1. 客观题 | 0.792 |
| 问题求解 | 0.633 | 英语知识运用 | 0.579 |
| 条件充分性判断 | 0.632 | 阅读理解 | 0.818 |
| 逻辑推理 | 0.819 | | |
| 2. 主观题 | 0.412 | 2. 主观题 | 0.777 |
| （论证有效性分析、论说文） | | （英译汉、写作） | |

### 三、"一题多卷"防范作弊的实践效果

#### （一）"一题多卷"防范作弊的作用机制

"一题多卷"的防范作弊机制在于通过打乱同一套试卷的题目排列顺序（题号错位法）或同一道题目的选项排列顺序（选项错位法），以达到有效打击客观选择题作弊的目的。

在全国研究生入学考试中，考生作弊主要是发生在考试期间，除雇用"枪手"作弊外，团伙作弊行为一般是利用高科技隐秘通讯工具，通过以 ABCD 编码形式给考场内考生传递答案信息来实现的，其作弊行为的共同特征就是信息发送方和信息接收方试卷类型必须相同才能完成作弊过程，或者说发送方必须让接收方能够区分是哪一套试题的答案。

试行"一题多卷"之后，可以在同一考场使用"题号相同、答案不同"的多套试卷，除了能有效防止考场传统的抄袭方式以外，更能最大限度地防范高科技团伙作弊。因为在"一题多卷"情况下，作弊团伙和作弊考生都无法提前知晓考生拿到的是哪套试卷，即使作弊团伙拿到了某科目试题的全套试卷，由于考生不知道自己作答的是哪一套试题，而不同试卷的题目顺序或答案选项顺序是不同的，这样即使考生收到了作弊团伙发送的答案信息也无所适从。

**1. 题号错位法**　将不强调难易次序的题目前后错位排列,打乱先后次序。例如,第1、2、3、4道选择题,按这个题号排序,正确答案的选项分别是 A、B、C、D;如果把题目的题号按 2、1、4、3 排序,则正确答案变成了 B、A、D、C。于是,不同试卷中题号相同的试题答案却完全不同。

**2. 选项错位法**　对于强调难易次序的题目,则可以采用答案选项错位法。例如,方程 10X＋8＝38 的解为 3,如果作为选择题,对选项进行错位排列,则答案完全不同:

试卷 1:A. 2　B. 3　C. 4　D. 5　答案:B
试卷 2:A. 2　B. 5　C. 4　D. 3　答案:D
试卷 3:A. 4　B. 5　C. 3　D. 2　答案:C
试卷 4:A. 3　B. 2　C. 4　D. 5　答案:A

### (二)"一题多卷"防范作弊的数据分析

由于主观题的答案具有主观不确定性,导致其现场作弊难度很大,故绝大多数作弊行为都是针对客观题的。因此,2012 年"综合能力"和"英语二"试行"一题多卷"考试改革也是体现在不同试卷"客观题"的差异上。并且"英语二"是从2012 年起才集中在上海阅卷,因此,本研究对"一题多卷"防范作弊效果分析是以"综合能力"试卷客观题为案例。"综合能力"试卷共有 55 道客观题计 135 分,占总分的 67.5%。

**1. 改革前后"平均分数"比较**　2011 年全国研究生入学考试结束后,有媒体称在 MBA 联考中,出现考生利用高科技作弊的情况。在对 2011 年全国"综合能力"试卷成绩分析时也发现数据分布异常,如某省综合能力试卷的客观题平均分高于北京市近 9 分,高于全国平均分 11 分以上。

2012 年进行"一题多卷"改革后,全国和北京市综合能力试卷客观题的平均分变化不大,而某省的平均分则下降了 22.6 分。2011 年与 2012 年综合能力客观题均分比较如表 4－13 所示。

表 4-13 2011～2012 年"综合能力"客观题均分比较

| 地区 | 2012 年 | | | 2011 年 | | |
|------|--------|------|------|--------|------|------|
| | 考生数 | 平均分 | 标准差 | 考生数 | 平均分 | 标准差 |
| 某省 | 10 968 | 68.04 | 25.17 | 10 329 | 90.62 | 26.38 |
| 北京市 | 19 467 | 81.76 | 21.60 | 13 091 | 81.80 | 20.75 |
| 全国 | 135 324 | 76.15 | 21.97 | 90 568 | 79.33 | 22.81 |

**2. 改革前后"频数分布"比较** 如前所述,分析试卷成绩频数分布可以帮助推断是否存在群体作弊行为。从图 4-1 可见,2011 年某省"综合能力"试卷客观题的得分集中分布在 100～130 分区间,如 110～120 分数段考生比例达 29.15%,100～110 分数段比例为 13.83%;低分数段考生较少,整体呈现严重偏态分布。2012 年某省"综合能力"试卷客观分的频数分布正常,以 60～80 分数段的比例较高,如 60～70 分数段考生比例为 15.42%,70～80 分数段比例为 15.36%,两侧分布均匀下降,基本符合正态分布。

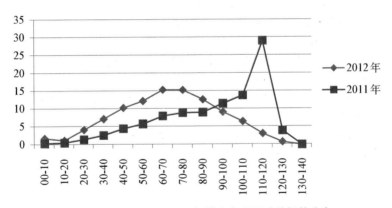

图 4-1 2011 年和 2012 年某省客观题成绩频数分布

**3. 改革前后"对错同一性"比较** 2011 年,全国综合能力试卷的实考人数为 90 568 人。对试卷答案的错同率和相似度进行计算机对比分析后,发现众多考生的客观题答案组合出现了惊人的"对错同一性",如最多的一组客观题答案组合是:BACBDEBDEDEDADCAEDBCBEDDEDBDEADEBBCBAACBCEBCCD CCECBCDEB(得分 117),竟然高达 1 017 人,并且客观题答案组合的"对错同一性"集中出现在某省。根据概率计算,这种现象在正常考试情况下是不应该出现的。

2012 年,全国"综合能力"试卷的实考人数为为 135 324 人。同样对试卷答案的错同率和相似度进行计算机对比分析,发现 2011 年"对错同一性"的异常现象消失了,最多的一组客观题答案组合是:BBBBBBBBBBBBBBBBBBBBBBBBBBBBBBBBBBBBBBBBBBBBBBBBBBBBBB(得分 27),只有 11 人,并且某省考点聚集性的异常现象也随之消失。这充分表明 2012 年"一题多卷"改革起到了有效遏制客观题高分雷同答案的作用。2011 年与 2012 年综合能力客观题"对错同一性"比较如表 4－14 所示。

表 4－14　2011 年和 2012 年"综合能力"客观题"对错同一性"比较

| 年　份 | 客观题答案组合(分数) | 全国(人) | 某省(人) |
|---|---|---|---|
| 2011 年 | BACBDEBDEDEDADCAEDBCBEDDEDBDEADEBB CBAACBCE BCCDCCECBCDEB(117) | 1 017 | 712 |
| | BACBDEBDEDEDADCAEDBCBEDDEDBBEADEBB CBEACBCE BCADCCEDBCDED(121) | 318 | 303 |
| | BACBDEBDEDEDADCAEDBCBDCDCDEBEADEBB CBEACBCE BCADCCEDBCDED(119) | 189 | 181 |
| | BACBDEBDEDEDADCAEDBABEDDDEDBDEADEBB CBAACBCE BCCDCCECBCDEB(114) | 142 | 141 |
| | BACBDEDEDBEDADCAEDBCBDDDCDEACADEBA DBEECBCE BCCDCCDDBCDEB(102) | 109 | 108 |
| 2012 年 | BBBBBBBBBBBBBBBBBBBBBBBBBBBBBBBBBBBB BBBBBB BBBBBBBBBBBBB(27) | 11 | 3 |
| | CCCCCCCCCCCCCCCCCCCCCCCCCCCCCCCCCCCC CCCCCCC CCCCCCCCCCCCCCC(23) | 8 | 4 |
| | CEBECABCDDCDADBDBDEDDCCEAEEDCDDDEEA ADEDCAB ABEBBBDAACBCC(35) | 7 | 0 |
| | CACBBEEACDADDEBDEABDCAACDECEDDAEEBC CBCABAD EEAAACECDEDBE(97) | 7 | 0 |
| | CBACBBEEACDADDEDABDCAACDEEECEDDAEEB CCBCABA DEEAAACECDDBE(97) | 7 | 0 |

以上试卷质量分析结果表明:2012 年试行"一题多卷"的"综合能力"和"英语二"试卷均具有较高信度,并且试题难度适中、区分度良好,基本达到了研究生

入学选拔考试的预期目标。

根据概率分析和数据统计理论,通过比较分析 2011 年和 2012 年"综合能力"试卷成绩的"平均分数""频数分布"和答案"对错同一性"等指标,翔实的数据分析表明:2012 年全国硕士研究生统一入学考试试行"一题多卷"改革,在有效防范和遏制团伙高科技作弊方面起到了重要作用。

(本文收录于《学位与研究生教育》2012 年第 5 期)

## 第四节 完善质量保障体系 提高研究生培养质量

研究生教育的核心问题是质量问题。近年来,随着全国范围研究生的招生规模和在校生人数的不断扩大,研究生教育的质量日益受到各方关注。当前研究生教育所面临的问题是如何在"科学发展观"的思想指导下,加强研究生课程教学和学位论文工作的过程管理,健全导师队伍和完善研究生淘汰制,以提高研究生培养质量,满足社会对高层次人才的需求。

研究生教育过程有两个方面的目标:一是对专业知识的掌握,主要是通过设置合理的学位课程体系得以实现;二是科研工作能力的提高,主要是通过学位论文工作加以培养。本研究在对复旦大学文科管理、理工科和医药卫生等学科专业的 431 名研究生导师(硕导 243 人,博导 188 人)和 438 名应届毕业研究生(硕士生 351 人,博士生 87 人)关于课程教学、学位论文、质量抓手等问题进行问卷调查分析的基础上,总结了复旦大学近年来在完善研究生培养质量保障体系方面的一些做法。

### 一、重视课程建设 提高教学质量

问卷调查发现,导师对研究生课程教学质量选择"满意"的比例为 59%;硕士生对本专业课程教学的满意度普遍低于博士;文科管理和理工科的硕士对课程教学选择"满意"的比例都在 50％以下,而选择"不满意"都在 10％以上。

导师认为研究生课程教学中存在的主要问题是"教材陈旧、教学设施落后、教学管理不严格"(表 4－15)。研究生对课程教材存在问题的看法主要集中在"缺乏合适的教材和参考书""教材过于陈旧""教材没有结合实际问题""教材过于单一""缺乏外文教材和参考书"等方面。

表 4－15　导师对研究生课程教学存在问题的看法

| 学科 | 教材陈旧 | | 教学设施落后 | | 教学管理不严格 | | 其他 | |
|---|---|---|---|---|---|---|---|---|
| | 人数 | 百分比(%) | 人数 | 百分比(%) | 人数 | 百分比(%) | 人数 | 百分比(%) |
| 文科管理 | 10 | 10.6 | 32 | 34.0 | 29 | 30.9 | 23 | 24.5 |
| 理工科 | 37 | 37.4 | 26 | 26.3 | 21 | 21.2 | 15 | 15.2 |
| 医药卫生 | 75 | 46.0 | 51 | 31.3 | 27 | 16.6 | 10 | 6.1 |
| 合计 | 122 | 34.3 | 109 | 30.6 | 77 | 21.6 | 48 | 13.4 |

课程教学是研究生培养中的重要环节,通过课程学习,研究生可建立合理的知识结构,并跟踪学科发展趋势和前沿,为高质量学位论文奠定坚实的基础理论和专门知识。2001 年,我校成立校级研究生教育指导委员会,定期就研究生课程教学改革等问题咨询相关学科专家意见,针对研究生课程教学中存在的主要问题,近年来已采取了一系列改革措施,在提高研究生课程质量方面取得了显著效果。

### (一) 开展重点课程建设

在"985 一期"设立了研究生重点课程建设基金,投入 500 万元用于建设 100 门研究生学位课程,目前已出版精品教材系列《复旦大学研究生教学用书》30 余种,有 5 本教材入选全国研究生推荐教学用书;开设一级学科公选课和跨一级学科前沿知识选修课,目前已有知名教授主讲的面向全校研究生的 10 余门复旦大学研究生新视野系列课程;积极引进国外原版教材,鼓励教师用双语讲授研究生课程,在物理系率先试点基础上,目前全校已有双语教学研究生学位课程 66 门。在 2004 年全国高等教育优秀教学成果奖评审中,我校有 5 个研究生教学项目获上海市优秀教学成果一等奖,并通过专家鉴定上报国家级优秀教学成果奖,其中李大潜院士的"物理学与偏微分方程"项目获上海市优秀教学成果特等奖。

### (二)设立专项课程经费

为改善研究生课程教学的实验条件,除"985一期"项目一次性专款300万元用于研究生公共课教学实验室的仪器设备更新以外,还设立了常规的研究生课程教学专项经费项目用于日常理工医科研究生的实验材料消耗、文科研究生的网络查询、研究生讨论课的硬件条件等。

### (三)重视课程教学管理

在课程教学管理方面,不断完善研究生培养管理信息系统,规范管理全校研究生课程的排课、选课、成绩录入和输出、课程评估等各类教务工作。2002年,我校发布了研究生教育两级管理的实施细则,并在年终对各学院工作总体评价的考核指标体系中,加入了师均开设研究生课程数、英语开专业课占总开课数的比例、跨一级学科开设课程的数量及比例、获得课程及教材建设资助的项目数或获奖数、课程教学质量等指标项目。

### (四)修订课程设置方案

2004年7月在全校性的"研究生培养工作会议"上,我校专家教授和管理干部就"研究生弹性学制和学分制改革试点"进行了广泛深入的讨论,针对我校学科专业特色,大家认为应在全校各学科实施"硕士2~3年、博士3~4年"的弹性学制,对于文史哲、数理化生、基础医学等学科专业则应实行以"硕博连读/直接攻博"为主的学习方式。为适应学制改革对研究生课程教学提出的新要求,2004年12月我校启动了新一轮研究生培养方案的修订(上次修订时间在1998年)。研究生的课程设置必须依据其培养目标来确立,在《复旦大学关于修订研究生培养方案的基本要求》中,按照不同学制、不同层次研究生应掌握的基本理论课程的要求,明确了按一级学科要求精简硕士生课程学分要求,从研究方向和创新能力培养出发来设置博士生基本课程教学内容。

## 二、增加经费投入  培养创新能力

学位论文工作是培养研究生运用所学基础理论和专业知识从事科学研究能力的重要环节,也是培养研究生具有创新精神、严谨治学态度和科学作风的重要途径。

研究生学位论文的完成离不开充足的科研经费和良好的实验条件。在调查研究生完成学位论文遇到的最大困难时,文科管理(40.5%)研究生强调的是"培养经费不足",理工科(28.5%)和医药卫生类(43.2%)研究生认为最大的困难是"实验条件差"(表4-16)。

表4-16  学位论文过程中研究生遇到的困难

| 学科 | 培养经费不足 | | 实验条件差 | | 时间不够 | | 学科氛围差 | | 其他 | |
|------|------|------|------|------|------|------|------|------|------|------|
| | 人数 | 百分比(%) | 人数 | 百分比(%) | 人数 | 百分比(%) | 人数 | 百分比(%) | 人数 | 百分比(%) |
| 文科管理 | 75 | 40.5 | 16 | 8.6 | 44 | 23.8 | 29 | 15.7 | 21 | 11.3 |
| 理工科 | 34 | 23.6 | 41 | 28.5 | 27 | 18.8 | 15 | 10.4 | 27 | 18.7 |
| 医药卫生 | 17 | 21.0 | 35 | 43.2 | 18 | 22.2 | 3 | 3.7 | 8 | 9.8 |
| 合计 | 126 | 30.7 | 92 | 22.4 | 89 | 21.7 | 47 | 11.5 | 56 | 13.7 |

研究生培养经费不足解决的根本出路在于建立合理的研究生教育成本分担机制。我校在理顺非定向、定向、委培、自筹经费等各类研究生经费收支管理的基础上,结合各学科实际需要,于2001年增加了下拨到二级学院硕士和博士研究生的培养经费,文科管理类增加到1 200元/人·年和2 000元/人·年;理工科和医药卫生类增加到1 500元/人·年和2 600元/人·年。

自教育部启动"研究生教育创新工程"以来,为提高研究生培养质量,推进研究生教育创新,我校加大了研究生教育的经费投入力度,以研究生学术、实践和创新能力培养为核心,在全校范围构建了若干以研究生为主体的科研创新平台。

### (一) 设立科研创新基金

2001年,我校设立了每年100万元的"研究生科研创新基金",主要用于资助在校博士生的优秀科研项目,采取课题招标的形式,对博士生申报的科研创新项目,按优博论文风险选题、优博论文培育、优博论文后续研究、研究生创业种子等不同类型,由专家小组评审后择优资助。如2004年共资助了55项优秀博士学位论文培育、13项研究生创业种子和5项优秀博士学位论文风险选题项目。

从1998年以来的6届全国百篇优秀博士学位论文评选中,我校送选的优秀博士学位论文均以优良成绩名列前茅,目前已有33篇博士学位论文入选,入选总数全国排名第三。

### (二) 构建资源共享体系

为提高研究生尤其是博士生的科研创新能力,我校高度重视研究生开放实验室、交叉学科研究生培养平台等资源共享体系的构建。2003年建成了面向文科管理和理工科研究生的教育部研究生教育创新工程项目"金融数学开放实验室",根据"985二期"计划中重点建设若干个研究生多学科综合开放实验中心的要求,2004年又下拨启动经费各30万元,组建了面向理科和医科研究生的"生物信息学"和"数字医学"两个研究生创新开放实验室。

### (三) 承办博士学术论坛

博士学术论坛也是教育部"研究生教育创新工程"的一项重要内容,为广大博士生提供了一个感悟学术魅力、开拓学术视野、提升创新能力的学术交流平台。自2003年10月首届论坛在清华大学举行以来,我校已积极组织博士生(88篇论文)参加了由7所不同高校举办的全国博士生学术论坛,其中有38篇论文在学术论坛上大会宣读。2004年4月我校启动了"复旦博士生学术论坛",前后共举办了管理学院、国关学院、医学院等八期学术论坛,为2005年我校百年校庆时承办"第三届全国博士生学术论坛"奠定了厚实基础。

### 三、健全制度建设　完善保障体系

关于提高研究生培养质量的抓手,导师(40.9％)和研究生(58.9％)都认为"导师队伍建设"是最重要的抓手(表 4－17)。导师的选择重要性依次排列为导师队伍建设、研究生淘汰制、论文双盲评估、实行弹性学制;研究生则为导师队伍建设、实行弹性学制、研究生淘汰制、论文双盲评估。

表 4－17　导师和研究生对提高研究生培养质量抓手的看法

| 项目 | 导师队伍建设 | | 研究生淘汰制 | | 论文双盲评估 | | 实行弹性学制 | | 其他 | |
|---|---|---|---|---|---|---|---|---|---|---|
| | 人数 | 百分比(％) | 人数 | 百分比(％) | 人数 | 百分比(％) | 人数 | 百分比(％) | 人数 | 百分比(％) |
| 导师 | 169 | 40.9 | 147 | 35.6 | 43 | 10.4 | 21 | 5.1 | 33 | 8.0 |
| 研究生 | 242 | 58.9 | 45 | 10.9 | 37 | 9.0 | 79 | 19.2 | 8 | 1.9 |

### (一) 加强导师队伍建设

对导师的指导满意度,67.4％的研究生表示"满意",6.2％的研究生"不满意"。在"研究生认为导师指导中存在的最大问题"一项,理工科和医药卫生类研究生的选择依次排列为:"导师忙于社会活动或在外兼职,来不及过问""导师带的学生太多,顾不过来";而文科管理类研究生的选择依次排列为:"导师带的学生太多,顾不过来""导师忙于社会活动或在外兼职,来不及过问"。进一步比较导师和研究生每周讨论研究课题的时间,导师的选择集中在"1～3 小时/周"和"3～6 小时/周";而研究生的选择却集中于"＜1 小时/周"和"1～3 小时/周";与理工科和医药卫生类相比较,文科管理类平均每周讨论研究课题的时间较少。

我校现有在岗博士生导师 746 人,硕士生导师 1 272 人。导师的学术水平、学术地位和个人素质对研究生的培养质量起着至关重要的作用。在调查中,90％以上的导师和研究生都表示赞同对博导实行年度复审制度,对每位在岗博导的科研项目、科研经费、发表论文及博士生培养质量等情况建立跟踪数据库。2004 年我校已完成所有在岗研究生导师的数据库建设。被调查的导师和研究生一致认为在加强导师队伍建设方面重点要抓好制度建设,除了强调师风师德和学术规范,还应实施导师遴选制度改革和新任导师上岗培训制度,让导师明确职责,了解研究生招生、培养及学位授予等方面的有关规定。2004 年 1 月我校有 4 名杰出副教授被破格评为博士生导师。

### (二) 推进研究生淘汰制

研究生淘汰制可以贯穿于研究生培养全过程,开题报告、中期考核、论文答辩和学位授予等任一环节都可对研究生进行筛选,即有一定比例的不通过率。在调查中,对"推进淘汰制",选择"同意"的导师和研究生比例分别为 90.7% 和 71.2%,选择"一般"和"不同意"的研究生的比例(22.1% 和 5.2%)显著高于导师(7.7% 和 1.4%)。

63.1% 的研究生认为开题报告"重要",只有 7.3% 的研究生认为开题报告"不重要";但也有部分研究生(文科管理占 14.9%、理工科占 10.1%)指出开题报告"重要,但走形式"。我校的做法是,每个研究生在正式进入学位论文工作之前都必须进行开题报告,说明选题依据、课题研究的理论意义及实用价值、研究内容和步骤、进度安排及创新性。各学科专业在开题报告时聘请专家对研究生选题的合理性、可行性等做出分析评价,提出修改意见。

中期考核是指由第二学年的研究生向各学科专业的专家审查小组汇报学位论文所做工作和阶段性成果,审查小组给出评价,并指出存在问题和不足,及时采取改进措施。对前一阶段工作差的学生提出警告,甚至建议推迟论文答辩和毕业时间。2002 年起我校在全校数理化生、信息工程、基础和临床医学等学科专业开始实行"硕博连读"资格考试(博士资格考试)。

多数研究生(文科管理 72.1%、理工科 79.3%、医药卫生 97.7%)都认为学位论文答辩严格认真,能够"保证质量";但也有部分研究生(文科管理 27.9%、理工科 20.7%)认为学位论文答辩把关不严,"流于形式走过场"。近年来,我校建立了博士学位论文评审和答辩专家库,除了参加上海市博士学位论文"双盲"

抽查评审,2002年在校内试行了按学科专业抽查数量不少于5％的博士学位论文进行"双盲"评审,在此基础上,2004年起在全校范围面向全体博士学位申请人,启动对博士学位论文的"双盲"评审,对于"双盲"评审出来有异议的论文,必须重新修改达到要求后才可以进行学位论文答辩。

两校合并后,我校2001年进一步明确了研究生申请学位需公开发表论文的要求,即硕士学位至少在国内核心期刊上发表1篇论文(专业学位除外);文科类博士学位至少在国内核心期刊上发表2篇论文;理工、医科类博士学位至少在SCI、EI或国内权威期刊上发表1篇论文。在调查中,尽管有观点认为这种做法会促使研究生为了完成发表论文的任务而忽略了论文质量,甚至花钱买文章;但80％以上的导师和70％以上的研究生都认为申请学位必须按规定发表论文的制度是非常必要的。近年来的统计数据表明我校研究生第一作者发表SCI(包括SCIE)的论文数占全校论文总数的60％以上。以2002年为例,全校师生发表总数773篇,博士生第一作者数321篇,占42％;硕士生第一作者数151篇,占20％。本次调查结果显示我校研究生在毕业时都有论文在权威或核心期刊上发表,在校期间平均发表论文2.32篇,其中硕士为2.05篇,博士为3.40篇。

[本文收录于《厦门大学学报(哲学社会科学版)》2005年增刊]

## 第五节　对我国研究生教育财政投入体制机制的若干思考

提高自主创新能力,建设创新型国家,已提升为我们国家发展战略的核心。研究生教育,尤其是博士生教育,作为高等教育体系的顶层,担负着培养国家高层次创新型人才的重任,是实现国家战略、增强综合国力和国际竞争力的重要因素。研究生教育资源投入体制机制是否科学合理是实现研究生教育功能的重要条件。因此,对我国研究生教育发展及资源配置历史变迁进行回顾分析,并在此基础上对我国现行研究生教育财政投入体制机制进行分析,进而提出如何改革的政策建议,在当前具有重要的理论和实践意义。

## 一、我国研究生教育发展及资源配置的历史变迁

### (一) 研究生规模结构调整:从"外延扩张"到"内涵发展"

1981 年 1 月 1 日,《中华人民共和国学位条例暂行实施办法》正式颁布实施,标志着我国学位与研究生教育进入了一个新的发展阶段;在随后的 10 年间,我国研究生招生规模从 1982 年的 1.1 万人增加到 1991 年的 3.0 万人;1992 年起,我国从计划经济向市场经济转轨,经济建设与社会发展对高层次人才需求迅速增加。1998 年研究生年招生规模为 7.3 万人,从 1999 年开始,我国研究生教育规模进入了快速发展阶段,到 2004 年研究生年招生规模已达 32.6 万人。2004 年起,我国博士生招生规模趋于稳定,硕士生招生规模增长趋缓;2009 年全国新增招收全日制硕士专业学位近 5 万人;2010 年,我国在下达研究生招生计划时,加大了结构调整力度,减招了学术性硕士研究生的招生人数,扩大了专业学位硕士研究生招生人数。表 4 - 18 为 2004～2009 年我国研究生教育基本情况。

表 4 - 18　2004～2009 年我国研究生教育基本情况(单位:万人)

| 年份 | 招生数 | | | | 在校生数 | | | | 毕业生数 | | | |
|---|---|---|---|---|---|---|---|---|---|---|---|---|
| | 人数 | 增长(%) | 博士 | 硕士 | 人数 | 增长(%) | 博士 | 硕士 | 人数 | 增长(%) | 博士 | 硕士 |
| 2004 | 32.63 | 21.35 | 5.33 | 27.30 | 81.99 | 25.89 | 16.56 | 65.43 | 15.08 | 35.73 | 2.35 | 12.73 |
| 2005 | 36.48 | 11.80 | 5.48 | 31.00 | 97.86 | 19.36 | 19.13 | 78.73 | 18.97 | 25.80 | 2.77 | 16.20 |
| 2006 | 79.79 | 9.07 | 5.60 | 34.20 | 110.47 | 12.88 | 20.8 | 89.66 | 25.59 | 25.87 | 3.62 | 21.97 |
| 2007 | 41.86 | 5.20 | 5.80 | 36.06 | 119.50 | 8.17 | 22.25 | 97.25 | 31.18 | 21.84 | 4.14 | 27.04 |
| 2008 | 44.64 | 6.64 | 5.98 | 38.67 | 128.30 | 7.36 | 23.66 | 104.64 | 34.48 | 10.58 | 4.37 | 30.11 |
| 2009 | 51.09 | 14.45 | 6.19 | 44.90 | 140.49 | 9.50 | 24.63 | 115.86 | 37.13 | 7.69 | 4.87 | 32.26 |

资料来源:教育部网站,《全国教育事业发展统计公报》

**(二) 研究生资源配置体制:从"国家完全负担"到"培养机制改革"**

伴随着研究生教育 30 年的发展,我国研究生教育资源配置体制也发生了较大变化,且在不同的历史阶段表现出不同的特征。

**1. 国家完全负担时期(1981～1985 年)**　这一时期研究生教育经费完全由中央财政拨付,实行的是单一的国家财政拨款模式,国家财政负担了全部的研究生培养经费和生活费用支出。

**2. 教育成本分担时期(1986～2006 年)**　1985 年以后,我国部分高校开始招收由委培单位出资的委托培养研究生。1993 年起,在研究生生源结构中出现了由个人或导师出资的自筹经费研究生。这一阶段的特点是研究生教育经费的来源逐步呈现多元化的格局。

**3. 培养机制改革时期(2007～2011 年)**　2006 年开始,国家在研究生教育资源配置体系中开始了研究生培养机制改革的尝试。研究生培养机制改革的目标就是要建立"以科研为主导的导师负责制"和"与科研紧密联系的研究生资助制"。培养机制改革在理论上意味着研究生不再有计划内和计划外之分,并统一收取培养费。所收培养费是教育成本中应由个人补偿的那部分费用,实际的研究生教育成本由各利益相关者(政府、社会、学校和个人)来共同分担或补偿。培养机制改革首先在哈尔滨工业大学等 3 所高校进行试点;2007 年改革范围扩大到北大、清华、复旦等 17 所高校;2008 年又推广到所有设置研究生院的高校;2009 年扩大至所有中央部(委)属高校,并鼓励各省、自治区、直辖市选择所属高校进行试点。应该说,国家安排专项资金推动研究生培养机制改革,创新研究生培养模式,是优化研究生教育资源配置的重要手段。

## 二、我国现行研究生教育资源投入体制机制的基本概况

研究生教育是高等教育的重要组成部分,研究生教育,尤其是博士生教育,又和高校科学研究密切相关。因此,我国现行高等教育和科学研究的资源投入体制机制现状,在很大程度上也就体现了我国研究生教育资源投入体制机制的主要特征。

## (一)国家财政拨款为主的多渠道高等教育经费筹措体制

在计划经济向市场经济的转变过程中,我国逐步形成了以国家财政拨款为主,以征收教育税费、收取学费、发展校办产业、支持鼓励社会集资办学和捐资助学、建立教育基金等为辅的多渠道筹措高等教育经费的基本格局。根据复旦大学年鉴统计数据,在2008年度学校各类经费总收入27.44亿元中,中央及上海市教育、基建等经费9.84亿元,占35.86%;教育事业收入7.13亿元,科研经费与科研事业收入6.46亿元,占49.53%;其他收入4.01亿元,占14.61%。

## (二)"综合定额加专项补助"的高等教育经费拨款机制

1949年以后,我国高等教育资源配置采用的是"基数加发展"拨款方式;1985年起,我国财政体制预算管理由中央"统收统支"转变为"划分收支,分级包干",高等教育(包括研究生教育)资源配置方式也逐渐演变成为"综合定额加专项补助"。综合定额拨款机制是指财政部和教育部根据不同层次、不同种类的在校学生数,采用不同的定额标准,计算确定综合定额部分经费预算数,主要包括教职工人员经费、学生奖学金、行政公务费、教学业务费、设备费、修缮费等。专项补助拨款机制是指财政部和教育部根据高校特殊发展需要,另行单独安排一些竞争性的专项经费,如"211工程"和"985工程"、研究生培养机制改革专项等。

## (三)"直接拨款"和"科学基金"组合的科研经费投入方式

高起点的科研项目、必要的科研经费是确保研究生培养的必要条件,科研经费已成为我国研究生教育领域重要的资金来源。我国政府对大学研究生导师的科研资助采取的是"以中央财政拨款为主、地方财政拨款为辅,国家主体性科技计划和科学基金为主、政府委托合同为辅"的投入体制。

"经常性科研经费拨款"是指不与科研项目挂钩而与专职科研人员编制挂钩的科研事业费,尽管其经费拨款总量很少,但却是高校可自主支配的非竞争性国家财政性科研经费拨款。"专项科研经费拨款"是建立在同行评议基础上的竞争性拨款,主要来自国家主体性科技计划、教育行政主管部门的各项科研计划和专项拨款等。此外,其他国家部委(如卫生部、农业部等)和地方政府也有相关科研计划,通过委托课题或共建科技平台方式对大学科研进行资助。"科学基金"属于竞争性资助方式,主要包括国家自然科学基金、各省(市、自治区)自然科学基金、国家社会科学基金、中国博士后科学基金、高等学校博士学科点专项科研基金等。

### 三、我国研究生教育财政拨款体制机制的改革路径

#### (一) 适时成立国家研究生教育拨款咨询委员会

现行我国财政拨款模式是由教育部、财政部、国家发展和改革委员会、科技部等部门各自决定高校的经费投入及其使用,在行政机构纵向管理和部门分割情况下,这种模式不利于各政府部门之间协调沟通,会直接导致大学的教育和科研经费使用效率不高。

英国等政府通常是在大学与政府之间设立中介组织负责教学和科研活动的财政拨款,其目的在于预防政府对大学实施过多干涉,使高校真正成为面向社会自主办学的法人实体,同时也促使政府经费分配更加透明和高效。

随着我国高校管理体制和研究生资源配置体制改革的深入,建议在适当的时候成立国家研究生教育拨款委员会,负责按照全国人大批准的预算,向各学校拨付法定的非竞争性的财政性研究生教育经费;并由教育部、财政部、发改委、科技部等部门通过一些竞争性专项,以政府购买方式,在高校中推进政府部门需要重点支持或扶植的科研和教育项目。

#### (二) 增加政府对研究生教育的财政投入

**1. 逐步增加财政性教育经费投入的总量与比例**　统计数据表明,我国财政性教育经费投入总量已经从 2001 年的 2 582 亿元增加到了 2009 年的 12 231 亿元,其中,高等教育财政投入 3 790 亿元,占总投入的 30.98%。1993 年,我国财政性教育经费占 GDP 比例为 2.46%,2009 年,这个比例已达到 3.59%。研究生教育作为高等教育的龙头,在实现国家战略、培养高端人才与领军人才方面具有重要作用,为进一步落实科教兴国战略的部署,实现教育中长期规划确立的教育经费投入占 GDP 比例不低于 4% 的目标,今后一段时期还需要加大财政性教

育经费投入的总量与比例,尤其要调高高等教育经费的总量。

**2. 提高研究生综合定额拨款标准** 2009 年以前,我国教育部直属高校国家计划研究生培养经费的生均拨款定额为硕士生每人每年 10 000 元、博士生每人每年 12 000 元。这部分生均拨款培养经费只占到研究生实际培养成本的很少一部分,并且多年来没有增加。当前在全国财政性高等教育经费投入整体提高以及物价变动的情况下,应当提高国家计划研究生的生均综合定额拨款标准。建议自 2011 年起,将我国国家计划研究生的生均综合定额拨款标准提高到硕士生每人每年 15 000 元和博士生每人每年 20 000 元。

**3. 增加博士生国家计划比例** 近年我国研究生国家计划比例逐年增加,由 2004 年的 56.19% 上升到 2010 年的 79.87%,其中博士生和硕士生的国家计划比例分别为 91.7% 和 78.3%。

表 4-19 2004～2010 年全国研究生招生计划

| 年份 | 博士生＋硕士生 | | | 博士生 | | 硕士生 | |
| --- | --- | --- | --- | --- | --- | --- | --- |
| | 总规模 | 国家计划 | 国家计划比例(%) | 总规模 | 国家计划 | 总规模 | 国家计划 |
| 2004 | 326 213 | 183 305 | 56.19 | 53 096 | | 273 117 | |
| 2005 | 367 184 | 209 008 | 56.92 | 54 892 | | 312 292 | |
| 2006 | 398 190 | 237 718 | 59.70 | 56 042 | | 342 148 | |
| 2007 | 422 240 | 292 192 | 69.21 | 57 542 | | 364 698 | |
| 2008 | 447 500 | 340 569 | 76.10 | 59 000 | 51 570 | 388 500 | 288 999 |
| 2009 | 475 000 | 386 931 | 81.46 | 60 000 | 54 025 | 415 000 | 332 906 |
| 2010 | 534 000 | 426 488 | 79.87 | 62 000 | 56 854 | 472 000 | 369 634 |

资料来源:教育部、国家发改委关于下达全国研究生招生计划的通知
注:2009 年全国增招全日制专业学位硕士 50 000 人,故实际 2009 年国家计划应小于 81.46%

从资源配置领域的角度看,国家资源配置趋向于基础性学科,而企业、团体、个人出于自身利益的考虑,更多倾向于应用性学科;从研究生培养模式看,博士研究生和学术型硕士培养是以学术为导向,而专业学位硕士注重其应用性,强调产学研结合。今后,政府财政拨款应作为学术型研究生尤其是博士生培养经费的主要来源,而企业委托培养和自筹经费则是应用型研究生尤其是专业学位硕

士培养经费来源的主要渠道。因此,建议增加博士研究生国家计划的比例。

**4. 落实高校非竞争性科研事业费拨款**　培养机制改革的关键核心问题是将研究生教育资源配置和科学研究有机结合,在研究生特别是博士生培养中强化科学研究导向原则。"高校科研事业费"是政府对大学的非竞争性经常性科研经费拨款,对学术型研究生教育资源配置也起到一定的补充作用。落实高校科研事业费制度,增加高校经常性科研经费等非竞争性科研事业费的拨款数额,将有助于健全高校科研基本运行经费保障制度,也有助于鼓励高校开展自由探索性的学术研究,提高研究生培养质量和创新能力。

### (三)建立公平效率兼顾的专项拨款管理体制

从我国的国情出发,研究生教育政府拨款制度改革应采取效率优先、兼顾公平的策略,"211 工程""985 工程"就较好地体现了"效率优先、兼顾公平"的发展思路。这两个工程建设至今,均取得了良好的成效。"211 工程"和"985 工程"学校是我国研究生教育的重要培养基地。"211 工程"学校数量占全国高校比例不到 10%,但在校硕士生和博士生数量占全国 69% 和 84%;北京大学、清华大学等"985 工程"高校 2010 年博士生招生计划数为 10 441 人,占全国 16.8%;硕士生招生计划数为 34 330 人,占全国 7.27%;在"211 工程""985 工程"实施中,国家考虑到东西部地区存在的经济发展水平和研究生教育资源配置差别,近年来又增设了优势学科创新平台和特色重点学科项目;一些中西部地区、边疆地区的高校和一些特殊行业的高校也相继进入了"211 工程""985 工程",获得增量资源的支持。表 4－20 为 2010 年九所高水平大学研究生招生计划情况。

表 4－20　2010 年北大、清华等高水平大学研究生招生计划

| 单 位 名 称 | 博士生 | | | 硕士生 | | |
|---|---|---|---|---|---|---|
| | 总规模 | 国家计划 | 国家计划比例(%) | 总规模 | 国家计划 | 国家计划比例(%) |
| 全国总计 | 62 000 | 56 854 | 91.70 | 472 000 | 369 634 | 78.31 |
| 北京大学 | 1 610 | 1 526 | 94.78 | 4 700 | 4 093 | 87.09 |

| 单 位 名 称 | 博士生 | | | 硕士生 | | |
|---|---|---|---|---|---|---|
| | 总规模 | 国家计划 | 国家计划比例(%) | 总规模 | 国家计划 | 国家计划比例(%) |
| 清华大学 | 1 318 | 1 231 | 93.40 | 3 050 | 2 687 | 88.10 |
| 中国科学技术大学 | 771 | 771 | 100.00 | 3 000 | 2 407 | 80.23 |
| 复旦大学 | 1 132 | 1 132 | 100.00 | 3 400 | 2 738 | 80.53 |
| 上海交通大学 | 1 238 | 1 185 | 95.72 | 4 300 | 3 178 | 73.91 |
| 南京大学 | 971 | 971 | 100.00 | 3 500 | 2 692 | 76.91 |
| 浙江大学 | 1 600 | 1 559 | 97.44 | 4 710 | 3 911 | 83.04 |
| 西安交通大学 | 845 | 845 | 100.00 | 3 450 | 2 913 | 84.43 |
| 哈尔滨工业大学 | 956 | 881 | 92.15 | 4 220 | 3 064 | 72.61 |

#### (四) 完善国家研究生奖助体系

随着研究生培养机制改革的不断深入,高校要统筹规划和使用国家财政拨款、导师部分科研经费和学校其他资金,逐步完善研究生奖助体系。2009 年,中央部委所属普通高等学校博士研究生奖学金标准由原来每生每月 200 多元统一提高到 1 000 元;2010 年,教育部设立"博士研究生学术新人奖",一次性资助获奖博士生科研经费 3 万~5 万元。学术型研究生尤其是博士生是高校科学研究的生力军,因此,国家财政应当继续加大对博士研究生的投入,充分调动博士研究生参与科研的积极性。建议自 2011 年起,由教育部按博士生规模国家计划 5%的比例设立"博士生国家奖学金",用于奖励全日制优秀博士生,每人每年 5 万元,按学制 3 年计算,并且奖励经费既可以用于博士生科研补助,也可以用于生活津贴。

#### (五) 改革政府竞争性科研经费拨款机制

由于高校是基础研究和应用基础研究等科研类公共产品的主要提供者,因此政府往往是高校科研活动最重要的资助主体。要把研究生教育体系和国家科技创新体系结合起来,通过立法鼓励科技研发投资和研究生教育相结合。要科学合理地配置"专项科研经费拨款"和"科学基金",打破条块分割和部门利益对竞争性科研经费的资源垄断,使高校能够通过公平竞争获得应有科研资助。

此外,我国政府目前对高校科研经费投入是"以严格的过程控制为主,以宽松的绩效评估为辅;以硬件设备经费投入为主,以人力资源经费投入为辅"。如规定:国家自然科学基金面上项目劳务费不得超过资助经费15%,杰出青年基金、重点重大项目及各类专项劳务费不得超过资助经费10%。研究生在科研工作中承担了大量的工作,但因受到项目经费使用规定的限制,无法从中获得应有的劳务报酬。因此,建议由国务院主导,协调国家自然科学基金委、国家社科基金、国防科工委、卫生部、农业部、国土资源部等部委科研资助主体,改革科研经费管理办法,调整科研经费拨款支出项目及内容,提高"人员劳务费"比例,在重大、纵向科研项目研究经费中,明确包含参加项目研究生的劳务酬金等。这样,高校就可以根据科研拨款合同,从导师科研经费中划转研究生的部分培养经费和生活津贴,更好地调动研究生这个科研群体的积极性。

(本文收录于《研究生教育研究》2011 年第 1 期)

## 第六节　完善临床医学专业学位
## 　　　质量保障体系的几点做法

临床医学专业学位的设置是我国医学学位制度和研究生教育改革的一项重大举措。我国从 1984 年试行临床医学研究生培养至今,经过近 20 年的摸索、发展,已形成了一整套比较完善的、适合我国国情的培养模式,在培养临床医学专业应用型人才方面取得了一定的经验成效。但是,我们仍然面临着许多新情况、新问题,如医学专业学位制度与执业医师资格制度之间的矛盾、专业学位与住院医师规范化培训的矛盾、临床医学专业学位的 3 种授予对象(临床医学研究生、七年制医学生及进行规范化培训的住院医师)学位授予的标准统一及管理问题等等。因此,在临床医学专业学位的试行工作中,如何根据临床医学专业学位特点,借鉴以往经验,采取相应措施,设置有关制度,确保授予质量,是我们亟待不断总结和摸索的问题。根据国务院学位委员会关于临床医学专业学位的试行办法和卫生部等上级部门的有关精神,从 1998 年下半年起,上海医科大学研究生院临床医学专业学位的试点工作即积极稳妥地实施,现将我校 6 年来在完善临床医学专业学位质量保证体系的几点做法和体会总结如下。

## 一、领导重视、健全机构、规范管理

### (一) 领导重视

1998 年 10 月底,我校成立了校级临床医学专业学位领导小组并设立秘书,由校长担任组长,研究生院常务副院长直接主持工作,并多次召开了有关会议,专门对《临床医学专业学位试行办法》进行了学习,统一认识,对如何开展该项工作进行了认真部署。各医院也相继成立了院级临床医学专业学位领导小组,以加强对本院试行工作的领导与协调,具体落实临床医学专业学位的各项试行工作。

### (二) 专题研讨

1999 年 3 月中旬我校召开了全校临床专业导师及各医院领导、研究生管理干部大会,校领导和研究生院领导对临床医学专业学位的试点背景、试点目的与意义、试点中可能遇到的问题及解决办法,结合全国试点工作会议精神进行了全面的宣讲和通报。本次大会,对我校积极稳妥地推进临床医学专业学位工作的实施,起到了积极的作用。

我们对在临床医学专业学位实施过程中存在的一系列问题和困难,多次向校专业学位领导小组汇报,提出解决办法,并多次组织附属医院管理干部进行了专题研讨,领会上级有关文件精神,统一认识。我们还深入各附属医院和教学医院,听取临床医学专家的意见,对住院医师规范化培训情况进行摸底和了解。在以上工作基础上,根据临床医学专业学位的试行办法和要求,前后多次修改和制定了我校临床医学专业学位的实施细则。组织修订了全校临床医学专业学位培养方案,根据各专业需求,规范了相应课程的设置,并进一步改革和完善临床医学专业学位研究生的临床能力考核办法。与此同时,成教学院根据临床医学专业学位的试行办法进一步修订了我校住院医师规范化培训制度,教务处也根据临床医学专业学位的要求,下达了有关文件,规范七年制临床医学生的论文要求。

### (三) 规范管理

由于校领导的重视,1999年初我校对临床医学专业学位的试点范围、试点对象、课程设置及论文要求等问题再次进行了广泛深入讨论,作出了以下决定:

**1. 试点范围**　为了保证授予质量,首先在我校附属中山医院、华山医院、儿科医院、肿瘤医院、眼耳鼻喉科医院、妇产科医院及教学医院中的市一医院等7所医院进行试点。

**2. 试点对象**　1999年入学的临床医学研究生、七年制临床医学生及上述医院中经过住院医师规范化培训、符合条件的优秀住院医师作为试点对象。

**3. 试点学科**　除临床医学一级学科中的护理学、临床检验诊断学外的所有临床医学二级学科及中西医结合临床专业均可参加临床医学专业学位的试点。

## 二、采取措施、完善制度、重视质量

### (一) 稳定招生规模

《临床医学专业学位试行办法》中规定在职申请人员必须在学位授予单位从事临床工作满半年,以考察其临床实际工作能力,而试点单位的临床各学科均严重地面临着实习生(包括五年制和七年制学生)、住院医生、临床医学研究生、进修生"五生抢床位"的现象,而分管床位数的多少是直接影响培养质量的因素。

为保证学位授予质量,临床医学专业学位的招生人数和接受在职申请学位的人数必须要充分考虑临床教学资源的承受能力。在近年全国研究生教育进入超常规发展,我校研究生招生人数大幅度增加的情况下,我们坚持在对临床相关教学资源(如病房床位数、临床导师数等)认真调研基础上,合理确定科学学位与专业学位两种类型研究生的招生比例,宏观控制临床医学专业学位研究生的招生人数和接受同等学力在职申请学位的人数,我校近年来临床医学专业学位研究生招生人数在报考人数大幅度增加情况下,基本做到了招生规模的基本稳定(表4-21)。

表4-21 复旦大学近年来临床医学专业医学生招生情况

| 项　　目 | 2000 年 | 2001 年 | 2002 年 | 2003 年 |
|---|---|---|---|---|
| 医学学士(五年) | 219 | 79 | 0 | 0 |
| 七年制 | 219 | 293 | 372 | 240 |
| 医学硕士 | 117 | 143 | 154 | 156 |
| 医学博士 | 102 | 109 | 122 | 106 |
| 合计 | 438 | 545 | 648 | 502 |

**(二) 重视过程管理**

**1. 课程设置合理化** 临床医学研究生课程学习采取集中 4 个月在校本部进行学位课程强化学习的方法。针对课程设置中"知识面过窄,专业划分过细,部分课程内容老化,不同课程间内容重复,课程的学时数偏多"等弊端,组织临床专家对原有的临床医学研究生课程体系进行评估,结合住院医师规范化培训的课程要求和临床医学专业学位的课程要求,我们通过"精选课程内容,压缩学时数,增加选修课",逐步构建了临床医学专业学位研究生学位课程体系。一方面注意拓宽基础知识和专业基础知识;另一方面,以讲座形式紧密跟踪本学科发展的前沿。在专业课的教学中,则结合病例分析,探索适合于临床医学专业学位研究生的启发式和讨论式教学方法,将有些课程放在临床轮转期间边实践、边学习。

随着传统的生物医学模式向生物—心理—社会医学模式转变,高层次的临床医学人才不仅要懂医学,还要了解人的心理、社会环境,要具备相关的人文科学知识和社会科学知识。因此,我们鼓励临床医学专业学位研究生交叉选修复旦大学知名教授开设的面向全校研究生的跨学科前沿课程如社会学、心理学、伦理学、文学、艺术以及经济、法律等。

**2. 临床训练规范化**    强调临床训练的规范化,明确"硕士生阶段必须严格按二级学科培养,博士生阶段在二级学科训练的基础上,严格执行总住院医师制度和专科训练,以使其临床能力在二级学科基础上进一步在三级学科加深"。这是因为只有在大量的规范化临床实践活动中,才能积累丰富的临床工作经验,使硕士"具有较强的临床分析和思维能力,能独立处理本学科领域内的常见病,能对下级医师进行业务指导,达到住院医师规范化培训第一阶段培训结束时所要求的临床工作水平",使博士"具有较严密的逻辑思维和较强的分析问题、解决问题的能力,熟练地掌握本学科的临床技能,能独立处理本学科常见病及某些疑难病症,能对下级医师进行业务指导,达到住院医师规范化培训第二阶段培训结束时所要求的临床工作水平"。

面临现行执业医师制度与临床医学专业学位制度的矛盾,为贯彻落实《执业医师法》和《医疗事故处理条例》,规范执业行为,同时也要保证临床医学专业学位研究生的临床训练,2002 年 9 月我校研究生院和医院管理处就附属医院研究生临床行医资格问题明确如下:①七年制医学生、硕士生和博士生在未取得医师资格证书和医师执业证书前,不得在临床独立行医;②七年制医学生在学习期间已具有 1 年以上临床实践训练的经历,可在毕业当年参加医师资格考试;③临床型硕士生和博士生,如参加临床工作累计满 1 年,并符合报考条件,医院有关部门应为其办理医师资格考试报名手续;④目前尚未获医师资格证书的临床型博士研究生,在"总住院医师"岗位轮转期间,必须由执业医师指导;⑤研究生在取得医师资格证书后,所在医院对其独立行医能力考核合格,应为其办理注册手续,取得医师执业证书。

我校在 2004 年研究生招生简章中明确"凡报考'临床医疗技能训练与研究'方向的硕士考生,历届生必须具有医师资格证书;凡报考'临床医疗技能训练与研究'方向的博士考生,必须具有医师资格证书"。

**3. 临床考核制度化**    临床能力考核制度化是坚持临床医学专业学位标准,保证学位授予质量的重要环节。

临床轮转出科考评制度:临床能力的提高是一个经验积累的过程。因此,我校把临床医学专业学位研究生平时临床轮转考核的重点放在临床实践能力、临床思维能力、临床技能操作以及医德医风等方面。要求学生在每个科室或病房轮转期间如实地做好本人的主要工作记录,如门、急诊病人数,病房分管床位数,所进行的诊疗操作,手术类型,术后并发症,病例讨论及参加学术活动次数等。轮转结束时认真填写统一制作的轮转小结表,对照培养方案进行自我小结,并由上级带教老师写上评语,根据考评表打分。如我校附属中山医院内科教研室,已建立了临床医学专业学位研究生和住院医师规范化培训的出科考核制度,由教研室主任担任考核小组组长,对考生应掌握的病种、手术、操作常规进行具体的量化考核,作为达到要求的依据。

二级学科训练考核制度:从 1997 年开始,研究生院对部分临床专业按二级学科统一组织临床医学研究生进行阶段考核。在试行临床医学专业学位后,我们还以二级学科组成了相对固定的临床医学专家考核小组,并根据不同的学科要求修改、制定和完善了临床能力的考核评估指标体系,从专业、专业外语、病例答辩、诊断治疗操作、教学查房等方面对临床专业学位研究生及在职申请人员进行全面统一的考评。

临床训练质量抽查制度:由研究生院组织部分临床专家和管理干部,对研究生临床轮转的相关记录、在职申请学位人员的培养情况特别是对其入学前接受住院医师规范化培训的情况、入学后临床轮转计划完成情况、存在的问题和困难等方面进行全面检查,对未达到培养要求者,进行督促、追踪,帮助其在导师的指导下完成培养计划。

中期考核筛选制度:临床医学专业学位研究生培养中采用的是"分段连续培养、中期考核筛选、择优进入第二阶段、直接攻读博士学位"的办法,我校自 1998 年以来,每年大约有 50% 左右的临床医学专业学位研究生经过由临床专家组成的审查小组的中期考核筛选,择优进入第二阶段"硕博连读"。在中期考核筛选时,实行医德医风一票否决制,即凡在医德医风上出问题,造成不良影响者,不能转入博士阶段。

### (三) 严格学位授予

**1. 强调临床技能的同时,重视科研能力培养**　毫无疑问,临床医学专业学位突出的是临床能力,但是临床医学专业学位研究生教育最终目的是要造就高层次临床医学专门人才,提高临床医疗质量,而临床科学研究是临床水平提高的基础。因此在对临床医学专业学位研究生培养时,我们在强调临床技能提高的同时,也注重对研究生尤其是博士生科研能力的培养,强调科研基本功的训练。并要求硕士能结合临床实际,学习并掌握临床科学研究的基本方法,完成一篇学位论文(病例分析或文献综述)并通过答辩;博士具有从事临床科学研究工作的能力,能紧密结合临床实践,选定科研课题,实施科学研究,完成一篇具有一定临床应用价值的学位论文并通过答辩,此外还须在国内核心期刊上发表1篇学术论文,方能达到临床医学专业学位的授予标准。

**2. 规范在职申请学位的培养要求**　严格贯彻"坚持标准、严格要求、慎重试点、逐步扩大"的方针,对经过规范化培训的优秀住院医师授予临床医学专业学位的,坚持由所在医院推荐,以保证临床医学专业学位的授予质量。为了将住院医师规范化培训与临床医学专业学位研究生的培养有机地结合起来,我们在组织医院管理干部研讨的基础上,制定和下发了《关于在职临床医师申请临床医学专业学位培养工作的若干规定》,从住院医师规范化培训阶段临床轮转情况及业绩记录的认定、学位课程、临床能力训练、临床能力考核、思想素质和医德医风考核等五个方面,具体地将住院医师规范化培训内容与申请临床医学专业学位相衔接。如对学位课程学习,为了保证住院医师进行规范化临床培训时间,我们将课程尽量安排在双休日或晚上等业余时间进行;住院医师的临床能力阶段考核和毕业考核与临床医学专业学位研究生同步进行等。

(本文收录于《上海高等医学教育》2003 年第 4 期)

# 第五章  "5＋3"医学人才培养模式的构建与实践

## 第一节  探索构建"5＋3"临床医学人才培养模式

随着我国经济社会发展和生活水平的提高,人民希望有高水平的医疗卫生服务。探索医学教育改革,培养卓越临床医师,是提高医疗卫生工作质量和水平的治本之策,对于维护和提升人民群众健康水平、深化医药卫生体制改革、实现"健康中国梦"具有重要意义。教育部、卫生部《关于实施卓越医生教育培养计划的意见》明确指出,我国临床医学教育综合改革的目标任务之一是要"适应医药卫生体制改革的总体要求,探索建立'5＋3'(5年医学院校本科教育加3年住院医师规范化培训)临床医学人才培养模式,培养一大批高水平医师"。上海市于2010年启动了"临床医学硕士专业学位教育与住院医师规范化培训结合的改革试验"(即"5＋3"项目),成为最早开展的"国家教育体制综合改革项目"之一。迄今,复旦大学等5所上海市医学院校已经招录5届共计2 193名"5＋3"项目学生。

### 一、以问题为导向,构建"5＋3"临床医师培养模式

"5＋3"模式以临床医学专业学位教育改革为突破口,实现了临床医学专业学位教育与住院医师规范化培训的实质性结合,促进了我国住院医师规范化培

训制度的建立健全。

### (一) 探索了我国研究生临床实践能力提高的根本途径

1998 年起,我国开始试行临床医学专业学位研究生培养。1999 年 5 月我国正式施行《执业医师法》,规定"未经医师注册取得执业证书,不得从事医师执业活动"。医学生在获得医学学士学位后,必须临床工作 1 年才能够参加国家统一举行的执业医师资格考试,获执业医师资格后才有临床处方权。一方面,所有医学本科生或尚未取得执业医师资格的临床医学专业学位研究生,由于没有处方权,不可独立诊治病人和进行手术,导致临床医学专业学生的临床能力训练难以进行;另一方面,临床医学专业学位教育(教育系统)和住院医师规范化培训(卫生行业)各自为政和自成体系,临床医学专业学位硕士接受的有限临床技能培训也得不到住院医师规范化培训部门的认可,研究生毕业后仍然需要按照卫生行业要求重新开展住院医师规范化培训。这导致全国医学院校不同程度沿用科学学位方式培养专业学位研究生,即"重科研、轻临床,重论文、轻技能",毕业研究生临床技能难以胜任岗位实际需求。

在临床技能方面,"5＋3"临床硕士能够在住院医师规范化培训的标准化实践环境下,逐步达到独立行医所必备的医德医风、专业知识、临床技能等基本要求,胜任常见病、多发病及部分疑难病症的诊疗工作,成为"会看病"的医生。在学位论文方面,明确规定"学位论文类型为病例分析报告或文献综述等,选题应紧密结合临床实际,以总结临床实践经验为主",扭转了"重科研、轻临床,重论文、轻技能"的倾向,保证了住院医师规范化培训所需临床轮转时间。在执业资格方面,由培训医院组织"5＋3"临床硕士参加执业医师资格考试,临床技能培训不再面临违法行医的困境,并且由于"研究生培养过程和住院医师规范化培训相结合",研究生毕业后也就不再需要重复进行住院医师规范化培训。

### (二) 促进了我国住院医师规范化培训制度的建立健全

临床医师培养包含院校教育、毕业后教育和继续教育 3 个阶段。住院医师规范化培训属毕业后医学教育,是医学生成长为合格临床医师的必由之路,对保证临床医师专业水准和医疗服务质量具有重要作用。美国、英国等世界主要国家均已建立政府主导的、较为成熟的住院医师规范化培训制度。我国住院医师规范化培训制度尚不健全。目前,我国临床医学本科生年招生规模13.4万人,而全国住院医师规范化培训数量只有4.48万人。临床医学教育只是培养了合格的医学毕业生,没有培养出经过规范化培训的合格医生。

根据我国人事制度,研究生学历学位者在职称晋升和工资待遇上优势显著。临床医学专业学位教育与住院医师规范化培训有机结合的"5+3"模式,大大增强了住院医师规范化培训对本科毕业生的吸引力,对于建立健全国家层面住院医师规范化培训制度起到了促进作用。2014年2月,国家卫生计生委等7部门在上海召开"建立国家住院医师规范化培训制度工作会议"。会议明确,2015年我国全面启动住院医师规范化培训工作,2020年基本建立住院医师规范化培训制度,全国住院医师规范化培训数量将从2014年的4.48万人增加到11.2万人,所有新进医疗岗位的本科及以上学历临床医师均接受住院医师规范化培训。

## 二、以能力为重点,创新临床医师培养体系

上海市医学院校在"5+3"项目实施过程中,着力于医学教育发展与医药卫生事业发展的紧密结合,着力于人才培养模式和体制机制改革的重点突破,着力于医学生职业道德和临床实践能力的显著提升,着力于医学教育质量保障体系的明显加强,创新临床医师培养体系。在"5+3"为主体的临床医学人才培养体系中,医学生完成5年的医学院校教育后,一部分毕业生选择考研攻读临床医学科学学位,但绝大部分将进入住院医师规范化培训基地进行为期3年的培训,考核通过后,取得医师执业资格,其中一部分医师直接进入社区或者二级医院工作。此外,还有一部分医师希望在大医院做"分工更细"的专科医生,如神经内科、泌尿外科等,就要在住院医师规范化培训结束后,进入专科医师规范化培训基地继续学习,这被称为"5+3+X"(X为专科医师培训)。

## (一) 教育制度创新

"5+3"模式不仅有机结合了临床医学专业学位教育和住院医师规范化培训,而且有效衔接了院校教育和毕业后教育。通过明确临床硕士"双重身份",打破了本科毕业生在"就业(住院医师)"和"在读(研究生)"之间"非此即彼"的束缚;实现了"研究生招生和住院医师招录、研究生培养和住院医师培训、学位授予标准与医师准入制度"的"三个结合";以"四证合一"解决了医学教育与执业医师制度之间的矛盾,临床医学在读硕士经住院医师规培1年以后,可以本科学历报名参加国家执业医师资格考试,获得医师资格证书和住院医师规范化培训合格证书,经学位论文答辩可获得研究生毕业证书和学位证书。

"四证合一"包括《执业医师资格证书》《上海市住院医师规范化培训合格证书》、《硕士研究生学历证书》和《临床医学硕士专业学位证书》。通过"四证合一"的制度创新,实现了在医师培养过程中的医学教育和卫生行业培训两者的紧密结合,有利于切实提高医学生的临床专业素质和临床技能,以满足社会发展对高层次应用型医学人才的需求。通过"四证合一"的制度创新,培训医院组织本项目临床医学专业学位硕士在培养期间参加执业医师资格考试,有效地解决了临床医学专业学位研究生进行临床能力训练和培养所面临的违法行医风险;由于"研究生培养过程和住院医师规范化培训相结合",临床医学专业学位研究生的临床技能培训完全达到了住院医师规范化培训要求(获得培训合格证书),研究生毕业后也就不再需要重复进行住院医师规范化培训。

## (二) 协同机制创新

"5+3"模式以临床医学专业学位教育改革为突破口,立足教育和卫生两大民生工程,既是贯彻国家教育规划纲要的具体实践,又服务于医药卫生体制改革的需要。

"5+3"模式在上海的探索和实践充分体现了医教结合,协同创新。上海市成立专门工作机构负责实施"临床医学硕士专业学位教育与住院医师规范化培训结合的改革试验",在项目实施过程中,通过政府、行业、高校、医院形成合力,确保改革试验深入推进,形成了教育卫生部门的良好合作机制,出现了"教改推医改、医改促教改"的生动局面。机构人员组成也充分体现了上海市教委、卫生局、各相关高校、培训医院共同参与的临床医学教育管理体制和管理机制的"协同创新"。由上海市教委和卫生局分管领导、各大学分管校长组成住院医师规范化培训与临床医学硕士专业学位教育衔接改革领导小组,负责该项工作的全面实施;由住院医师规范化培训和专业学位研究生教育的专家共同组成专家小组,负责指导相关工作的实施;由上海市学位办、卫生局科教处、大学研究生院、医管处和培训医院相关负责人组成工作小组,具体实施此项工作。在项目试点过程中,工作小组定期召开联席会议,具体制订各项规章制度,研究解决项目开展过程中遇到的各种问题,协调各高校执行上海市的统一规定。

### (三) 实践教学创新

"5＋3"模式突出了能力培养,以培养合格医师为目标,以岗位胜任力为导向,以职业素养和临床能力培养为重点,加强质量保障体系建设。

在课程体系、课程内容和教学方式等方面,本项目培养方案充分体现了住院医师"不能脱离临床规范化培训"的特征。课程学习实行学分制,由政治、英语、专业基础和专业理论等课程组成,所有课程均以上海市统一组织的网络课程学习为主。其中,基础理论课和住院医师规范化培训公共科目完全一致;专业理论课由上海市统一组织各培训医院根据住院医师培训标准细则要求,学习有关的专业理论知识,掌握本学科基本理论,了解相关学科的基础知识。本项目2010～2013级临床医学专业学位研究生通过以上"网络化课程"的学习,共同的体会是本项目网络课件和教学方式既满足了"住院医师"特殊群体在规范化培训期间个体学习时间的自主特点,也体现了临床医学专业学位"研究生"课程质量的高水平和现代化。

在临床技能训练方面,传统的临床医学专业学位教育没有和住院医师规范化培训有机结合,对于临床能力没有强制性要求,研究生要花大量时间完成课程学习(脱离临床培训6个月以上),有些医学院校的临床医学专业学位和科学学位课程设置和教学要求甚至完全相同,使得专业学位研究生临床技能训练时间严重不足。而"5＋3"模式下,专业学位硕士必须严格按照《上海市住院医师规范化培训细则》要求进行临床技能训练,完成包括内科、外科、妇产科、儿科、急诊科、神经内科、皮肤科、眼科、耳鼻喉科、精神科、小儿外科、康复医学科、麻醉科、医学影像科、医学检验科、临床病理科、口腔科、全科医学科等18个学科的临床培训轮转。为保证临床培训质量,上海市制定了统一的培训大纲和考核标准,开展了带教师资培训,建立了培训质控体系。住院医师规范化培训考核分为培训过程考核和培训结业考核,以培训过程考核为重点,培训过程考核合格和依法取得执业医师资格是参加培训结业考核的必备条件。

在专业学位论文方面,传统的临床医学专业学位研究生培养方案并没有涉及专业学位论文基本要求和评价指标体系,许多医学院校的导师常常安排自己带教的临床医学专业学位研究生去完成自己的基础医学研究课题,并要求专业学位研究生和科学学位一样发表SCI收录论文。而目前的专业学位硕士培养方案明确"学位论文类型为病例分析报告或文献综述等,学位论文应紧密结合临床实际,以总结临床实践经验为主"。这样就从根本上杜绝了将临床医学专业学位硕士学位论文要求等同于科学学位硕士,改变了"重科研、轻临床"的倾向。

### 三、以需求为目标,深化临床医学教育改革

医学教育改革聚焦社会和人民关注的重大问题,立足教育和卫生两大民生工程,因此,我国医学院校应当不断深化临床医学教育改革,以适应我国医药卫生体制改革的需求。

继续推进"5＋3"模式。2013年5月,教育部、国家卫计委联合下发《关于批准第一批临床医学硕士专业学位研究生培养模式改革试点高校的通知》,要求北京大学等64所试点高校,根据临床医学教育综合改革目标和临床医学硕士专业学位研究生培养规律,制订"5＋3"项目试点方案,做好实施工作。在"5＋3"试点实施方案中,应明确落实地方卫生行政部门在临床医学硕士专业学位研究生参加住院医师规范化培训等方面的支持政策,明确落实临床医学硕士专业学位研究生教育与住院医师规范化培训制度结合的具体措施。在推进"5＋3"模式过程

中,要逐步统一住院医师规范化培训和医学硕士专业学位研究生培养的内容和方式,即"取得《住院医师规范化培训合格证书》并符合国家学位要求的临床医师,可授予医学硕士专业学位;符合住院医师规范化培训管理要求,按照住院医师规范化培训标准内容进行培训并考核合格的医学硕士专业学位研究生,可取得《住院医师规范化培训合格证书》。"

逐步理顺医学学制。长期以来,我国临床医学人才培养体系主体不清晰,多种医学学制学位并存,有三年制(无学位)、五年制(学士学位)、七年制(硕士学位)和八年制(博士学位)等多种医学学制,不利于标准化、规范化的临床医学人才培养。1981年我国学位制度建立,医学本科教育授予医学学士学位,医学研究生授予医学硕士和博士学位;1988年,试办七年制授予医学硕士学位;1998年,试行临床医学专业学位授予临床医学硕士和博士专业学位;2001年,教育部批准北京大学等高校试办八年制授予医学博士学位。"5+3"成为我国临床医学人才培养主体,将有助于逐步理顺我国临床医学学制和学位体系。现阶段,立足国情,我国应加快构建以"5+3"为主体的临床医学人才培养体系;在一定时期内保留3年制,并将"3+2"(3年临床医学专科教育+2年助理全科医生培训)作为临床医学人才培养体系的补充。在上海的实践中,复旦大学作为组长单位,负责上海市"5+3"改革项目的整体推进,同济大学已经将七年制转变为"5+3"一体化临床医学人才培养;上海交通大学创新八年制模式培养多学科背景高层次医学拔尖创新人才。此外,复旦大学接受上海市委托正在开展"临床医学博士专业学位研究生教育与专科医师培训制度有机衔接的方案研究",探索"5+3+X"临床医学人才培养模式,此项改革已被列入2014年国家卫计委和上海市合作项目主要内容之一。

建立供需平衡机制。2015年我国全面启动住院医师规范化培训工作,2020年基本建立住院医师规范化培训制度,全国住院医师规范化培训数量将从2014年的4.48万人增加到11.2万人,所有新进医疗岗位的本科及以上学历临床医师均接受住院医师规范化培训。目前我国医学门类本专科生年招生规模为52.2万(本科生22.8万,专科生29.4万),为了与全国住院医师规范化培训数量相匹配,以培养执业医师为目标的临床医学本科生年招生规模应当从现在的13.4

万,逐步减少到 2020 年的 11.2 万。根据规划数据,到 2020 年全国临床医学专业学位硕士年招生规模将从目前的 2.2 万增加到 5 万。这样,到 2020 年,预计每年只能有 5 万临床医学本科生,通过 3 年临床医学硕士专业学位研究生教育,完成住院医师规范化培训,实现由医学生向合格医生的转变。其余 6 万左右的临床医学本科生,将通过 3 年住院医师规范化培训,完成向合格医生的转变,其中符合专业学位授予标准者,可以同等学力身份申请临床医学硕士专业学位。达到上述目标,必须要加强院校设置、专业布局、招生规模等临床医学人才培养宏观调控,建立健全临床医学人才培养与卫生计生行业人才需求的供需平衡机制。由卫生计生行政部门研究提出各地区各专业人才需求规划、计划;由教育行政部门及高等医学院校,根据人才需求及医学教育资源状况,合理确定临床医学专业医学生招生规模及结构。

(本文收录于《中国高等教育》2014 年第 15/16 期)

## 第二节    创新医学培养模式    服务国家医改需求

随着我国经济社会发展和生活质量提高,人民希望有高水平的医疗卫生服务。探索医学教育改革,创新人才培养模式,是提高医疗卫生工作质量和水平的治本之策,对于深化医药卫生体制改革、守护国民健康水平、实现"健康中国梦"具有重要意义。然而,我国长期以来存在"临床医师培养不规范、学生临床实践不到位、教育卫生行业不兼容"等人才培养瓶颈问题。在教育部和国家卫生计生委的大力支持下,上海市 2010 年在多年来高校和医院的研究与实践基础上,立足教育和卫生两大民生工程,率先在全国探索了省级层面统一实施的临床医学教育综合改革,大力推进医教协同,成功构建和实践了"5+3"临床医学人才模式,既全面提升了临床医生的能力和水平,又让广大患者从中得益受惠。我们的主要做法和体会如下。

## 一、聚焦国家战略和群众需求

2003 年以来,教育部和上海市委托复旦大学围绕临床医学教育改革开展了18 项重大研究,复旦大学等高校坚持"边理论研究,边实践探索",对全国 41 所医学院校的 1 343 位临床医学导师进行问卷调查,并实地了解青海、西藏、内蒙古、新疆等地人民群众的健康医疗需求。

2009 年,国家新医改吹来了医学教育改革的东风,上海市抓住国家战略和群众需求的机遇,探索临床医学教育综合改革,以职业需求为导向,以实践能力为重点,以专业学位教育和住院医师规范化培训相结合为途径,形成了以培养临床实践能力为核心的"5＋3"人才培养模式雏形。

2010～2014 年,在住院医师规范化培训全行业覆盖背景下,上海市各级医疗机构不再聘用未经住院医师规范化培训的医学院校毕业生从事临床工作。复旦大学作为"上海市临床医学硕士专业学位研究生教育综合改革试点"的工作组长单位,以"教改服务医改"为中心,制定了《上海市临床医学硕士专业学位综合改革试点方案》《上海市临床医学硕士专业学位综合改革实施细则》《上海市临床医学硕士(住院医师)专业学位培养方案》《上海市临床医学硕士(住院医师)专业学位质量保障体系》,丰富和完善了"5＋3"临床医学人才培养模式。

## 二、融合国际标准与中国特色

世界主要国家临床医学人才培养体系是"医学院校教育、毕业后医学教育和继续医学教育"的连续统一体。其中,毕业后医学教育(住院医师规范化培训)阶段是实现"医学生"向"合格医生"转变的关键环节。

上海市立足基本国情,应用现代教育理论,遵循医学教育规律,在深入研究世界主要国家医学教育和医师培养体系的基础上,先行先试,大胆创新,构建了具有中国特色的标准化、规范化"5＋3"临床医生培养体系。从理论上界定临床医学专业学位硕士同时具备住院医师和研究生的"双重身份",实现了研究生招生和住院医师招录、研究生培养过程和住院医师规范化培训、专业学位授予标准与临床医师准入制度的"三个结合",研究生毕业时可获得《执业医师资格证书》《住院医师规范化培训合格证书》《研究生毕业证书》和《硕士学位证书》,简称"四证合一"。

"5＋3"模式的中国特色体现在:一是临床医学专业学位教育和住院医师规范化培训有机结合,避免了临床重复培训,减少了医生培养成本,规范了医学生临床技能训练;二是医学院校教育和毕业后教育有效衔接,从根本上解决了医学临床实践与执业医师之间的制度矛盾;三是"政府、行业、高校、医院"协同创新,大大促进了我国住院医师规范化培训制度的建立健全,有助于探索医改这一世界性难题的中国式解决办法。

### 三、注重顶层设计和基层实践

2010 年 9 月,教育部领导到上海论证并通过"临床医学硕士专业学位教育与住院医师规范化培训结合的改革试验",并将其列入国家教育体制综合改革项目。此后教育部相关部门也多次到上海进行指导,实施顶层规划设计,召开各类座谈会,在招生计划、考试办法、培养要求等方面给予政策支持。

2010 年以来,上海市政府注重顶层设计与整体构架,着力于医学教育发展与医药卫生事业发展的紧密结合,着力于人才培养模式和体制机制改革的重点突破,着力于医学生职业道德和临床实践能力的显著提升,着力于医学教育质量保障体系的明显加强。建体系、定标准、重保障、严控制,统筹资源配置,协调教育、卫生、财政、科技、人社等部门,建立了"政府、行业、高校、医院"之间的协同机制。上海市 5 所医学院校在基层实践中,修订培养方案,加强能力训练;改进课程教学,推进基地建设;重视质量保障,强化应用导向。如复旦大学强化医学教育与医院管理部门之间、学校和附属医院之间的协同协作,充分调动学校及附属医院相关职能部门积极性,使其勇于担当、主动作为,凝心聚力,协同创新,形成学校内部的"医教协同"机制,从政策层面破解"5＋3"实施过程中所面临的重点难点问题。

## 四、坚持重点突出与整体推进

围绕"5＋3"模式重点改革,上海市还打出一系列教学改革"组合拳",包括:建立教育和卫生行政部门关于医疗卫生行业人才培养和需求的"宏观调控"机制,调整和优化部分医学院校招生规模;大力推进五年制临床医学人才培养模式改革,创建医学人文和职业精神教育的新模式;构建以问题为导向、基于疾病的多学科整合式课程新体系;组建卓越医学教育教师发展中心联盟,加大临床技能培训中心建设;率先建立全国首家区域性全科医学师资培训示范基地等。这些改革的整体推进为加快构建具有中国特色的高水平现代医学教育体系,培养卓越医学人才打下了坚实基础。

在课程教学中,建设以临床能力为核心的课程体系,整合医学基础与临床课程设置,回归三基、回归临床、回归人文;创新网络化授课方式,解决课程学习与临床培训无法同步的问题;培养医学生的自我学习能力和循证医学思维。

在临床实践中,强化临床实践教学环节,着力培养医学生临床诊疗、科研创新潜质以及医患双向有效沟通、关爱病人、尊重生命的职业操守;建立完善导师带教制度,通过有针对性的临床实训与技能强化,增强临床实践能力和科研思维。

在质量控制中,落实各项教学和培训制度,强调过程管理。一方面严格培训对象招录管理,严格培训医院和培训基地资格认证;在全市层面统一组织结业综合考核,培训对象必须按照培训计划完成全部培训后,方可申请参加结业考试。一方面定期组织专家对培训基地和教学情况进行检查督导;对带教师资、管理人员定期组织培训,提高各培训医院的管理和带教水平。

显然,教育改革如果只是"孤岛式"的创新,就失去了领先的意义;"5＋3"改革成果如果不能在全国复制推广,这样的改革就不可能继续深入。2013年,"5＋3"模式已经在全国102家临床医学(全科)硕士培养单位和64所医学院校应用。2014年2月,国家卫生计生委等7部门在上海召开"建立国家住院医师规范化培训制度"工作会议,明确2015年我国全面启动住院医师规范化培训工作,2020 年基本建立住院医师规范化培训制度,全国住院医师规范化培训数量将从 2014 年的 4.48 万人增加到 11.2 万人,所有新进医疗岗位的本科及以上学历临床医师均接受住院医师规范化培训。2014 年 11 月,我国医教协同深化临床医学人才培养改革工作推进会在北京召开,教育部、国家卫生计生委等六部门联合印发《关于医教协同深化临床医学人才培养改革的意见》,这标志着我国教育与卫生等相关部门将进一步加大改革创新力度,加快构建具有中国特色的医学人才培养体系,为持续提升医疗卫生服务能力和水平、更好保障国民健康提供有力支撑。

（本文收录于《河西学院学报》2015 年第 31 卷第 5 期）

## 第三节　推进住院医师规范化培训
## 改革临床医学研究生教育

为了贯彻落实《国家中长期教育改革和发展规划纲要(2010～2020 年)》,根据《教育部关于开展研究生专业学位教育综合改革试点工作的通知》(教研函〔2010〕1 号)精神,上海市于 2010 年 10 月正式启动教育部批准实施的 23 项教育体制综合改革项目之一的"临床医学硕士专业学位研究生教育综合改革试点"。该项改革试点的核心是将临床医学硕士专业学位教育与住院医师规范化培训紧密结合,以培养高层次应用型临床医学专业人才。

### 一、我国住院医师规范化培训制度的建立

住院医师规范化培训是医学教育的一个特有阶段,是医学生成长为合格临床医师的必由之路,对保证临床医师专业水准和医疗服务质量具有重要作用。美国、英国、澳大利亚等发达国家及我国香港、台湾地区均已建立了政府主导的、较为成熟的住院医师规范化培训制度,有效地保证了临床医疗质量。

1993 年,卫生部下发《关于实施临床住院医师规范化培训试行办法的通知》,正式建立了我国住院医师规范化培训制度。我国临床医学专业学位研究生教育采取的是和"5 年住院医师"相一致的培养模式。1997 年国务院学位委员会通过的《临床医学专业学位试行办法》规定:对于临床医学硕士专业学位,要求"具有较强的临床分析和思维能力,能独立处理本学科领域内的常见病,能对下级医师进行业务指导,达到卫生部颁发的《住院医师规范化培训试行办法》中规定第一阶段培训结束时要求的临床工作水平";对于临床医学博士专业学位,要求"具有较严密的逻辑思维和较强的分析问题、解决问题的能力,熟练地掌握本学科的临床技能,能独立处理本学科常见病及某些疑难病症,能对下级医师进行业务指导,达到卫生部颁发的《住院医师规范化培训试行办法》中规定第二阶段培训结束时要求的临床工作水平"。

2001 年,上海市提出了住院医师规范化培训的新模式,即由过去的"5 年住院医师"改为"3＋X"培训模式。第一阶段的"3"也就是医学生毕业后进入医院的前 3 年,这是一个有别于专科的通科教育和培训;第二阶段的"X"就是专科培训,主要目的是巩固和加深专科理论和技能培训,最后达到专科医师准入的水平。

## 二、上海住院医师规范化培训的全面实施

根据《中共中央、国务院关于深化医药卫生体制改革的意见》提出的"建立住院医师规范化培训制度"的总体要求,结合卫生部有关住院医师规范化培训的规定,上海市作为全国公立医院改革试点唯一的省级单位,把建立住院医师规范化培训制度作为贯彻落实国家医改方案的基础性工作之一加以重点推进。2010 年 2 月,上海市政府相关委办局共同印发了《上海市住院医师规范化培训实施办法(试行)》,规定从 2010 年起在全市范围内实施住院医师规范化培训制度,要求医学院校毕业生必须接受为期 3 年的以临床技能训练为主的培训并经考核合格后,才能够到本市各医疗机构的临床岗位就业,即将获得《住院医师规范化培训合格证书》作为临床岗位聘任和晋升临床医学类中级专业技术职称的必要条件

之一。2010年上海市根据临床岗位需求和培训医院能力计划招录住院医师总数为2 500人,采取医学毕业生自行申请、培训医院择优录用的招录方法,实际招录住院医师1 830人,其中本科生517人,约占28.3％;硕士生1 105人,约占60.4％;博士生208人,约占11.4％。本市高校毕业生1 340人,约占73.2％;外地高校毕业生490人,约占26.8％。本市户籍生源733人,约占40.1％;外地户籍生源1 097人,约占59.9％。

### (一) 培训医院和培训要求

住院医师规范化培训在经认定的培训医院内进行,由上海市专门机构对培训医院实行动态管理,定期抽查督导,每3～5年进行一次重新认定。未经认定的医院不得开展住院医师规范化培训工作。

培训医院成立本院毕业后医学教育委员会,统一领导、协调住院医师规范化培训工作,同时落实职能部门和具体工作人员负责住院医师规范化培训工作。各培训医院在每年9月底以前将下一年度拟招录培训对象数上报上海市专门机构,由其根据各培训医院带教能力和全市各级医疗机构临床医师需求,确定下一年度各培训医院的招录计划。

上海市住院医师规范化培训要求住院医师在培训医院的带教医师指导下,以从事临床实践技能训练为主。《上海市住院医师规范化培训实施办法(试行)》中明确规定:"培训按卫生部和国家中医药管理局的规定,在内科、外科、妇产科、儿科、急诊科、神经内科、皮肤科、眼科、耳鼻喉科、精神科、小儿外科、康复医学科、麻醉科、医学影像科、医学检验科、临床病理科、口腔科、全科医学科、肿瘤学等19个临床学科和中医内科、中医外科、中医妇科、中医儿科、中医针灸推拿、中医五官科、中医骨伤和中医全科等8个中医学科开展"。

医学院校本科毕业进入医院的住院医师,培训时间为3年,从开始临床工作的第1年即进入住院医师规范化培训的全阶段培训;硕士、博士研究生根据其已有的临床经历可相应减少培训时间,原则上博士研究生最多可以减少2年,硕士研究生最多可以减少1年,即博士至少培训1年,硕士至少培训2年。由于各医学院校培养机制不同,每名研究生的临床工作背景不同,临床实践能力存在差异,各医院将对录用的硕士、博士进行临床能力测评,根据临床能力测评结果决定其进入住院医师规范化培训的年限。

对于达到执业医师报名条件的培训对象,培训医院将组织其参加执业医师资格考试。培训期间取得执业医师资格是培训考核合格的必备条件。住院医师规范化培训考核合格者获得卫生部统一印制的《住院医师规范化培训合格证书》。

### (二)组织管理和保障措施

上海市建立由分管市领导牵头,市发展改革委、卫生局、人力资源社会保障局、教委、财政局、机构编制委员会办公室、政府法制办等部门的领导和专家组成的上海市住院医师规范化培训工作联席会议,负责全市住院医师规范化培训的领导和协调工作。市联席会议下设办公室,办公室设在市卫生局,负责住院医师规范化培训日常管理工作。上海市联席会议办公室委托市医学会组织各相关学科专家,根据住院医师规范化培训医院标准、培训大纲、培训考核的规定,开展培训医院评估认定、培训标准细则制定、培训过程指导和考试考核等工作。

由培训医院与培训对象签订"培训暨劳动合同",培训对象依法参加并享有养老保险、医疗保险、失业保险、生育保险、工伤保险、住房公积金等社会保障,享受国家法律法规规定的及合同约定的相关福利待遇,其工资奖金按照其学历和资历情况,参照所在培训医院同类人员水平发放;培训期间连续计算工龄。

经费保障按照政府、培训医院和用人单位共同分担的原则,政府主要承担开办、运行经费和垫付培训对象基本工资、社保经费等;培训医院承担培训对象的绩效奖金等;用人单位按照培训成本出资补偿。

### 三、上海市临床医学硕士专业学位研究生培养综合改革试点

上海市住院医师规范化培训与临床医学硕士专业学位教育衔接改革实行"住院医师招录和专业学位硕士研究生招生相结合,住院医师规范化培训和专业

学位硕士研究生培养相结合,临床医师准入标准与专业学位授予标准相结合"。

### (一) 研究生招生和住院医师招录相结合

根据上海市每年参加住院医师培训人数,合理确定研究生分专业招生计划数。教育部2011年为上海市单列硕士研究生招生计划900名,其中推荐免试计划200名、全国统考计划300名、上海市单独考试计划400名(与全国统考时间一致,面向2010年上海已招录的住院医师),并由各高校和住院医师规范化培训医院结合住院医师招录,共同组织研究生入学复试。

### (二) 研究生培养和住院医师规范化培训相结合

上海市住院医师规范化培训对象在参加培训期间,与培训医院签订"培训暨劳动合同",被高校录取的临床医学硕士专业学位研究生,以"定向"身份获得研究生学籍。

根据研究生培养方案要求和医师培养的能力要求,改革临床医学硕士专业学位教育体系,基础理论课与住院医师规范化培训的公共科目相结合,专业课与住院医师规范化培训大纲中规定的专业理论课相结合;按照《上海市住院医师规范化培训细则(试行)》要求,强化对研究生临床思维、临床技能和临床科研能力培养,严格做好住院医师规范化培训的公共科目考试、出科考核、年度考核和结业综合考核。

### (三) 专业学位授予标准与临床医师准入标准相结合

临床医学硕士专业学位研究生完成课程学习,成绩合格,临床技能考核合格,取得《执业医师资格证书》和《上海市住院医师规范化培训合格证书》,通过学位论文答辩,经学位授予单位(高校)审核通过,可以获得《硕士研究生学历证书》和《临床医学硕士专业学位证书》。要求其学位论文结合临床课题或临床实践,体现研究生综合运用科学理论、方法和技术解决临床实际问题的能力,论文形式可以是病例分析报告或文献综述等。

在培训期间未通过执业医师资格考试或2次年度考核不合格者,将停止其住院医师规范化培训资格,并取消其专业学位研究生学籍。

## 四、我国临床医学教育新模式的探索

长期以来,我国医学院校的临床医学教育主要实行五年制医学本科教育,授予医学学士学位;1981年,我国学位制度的建立开始招收医学研究生,授予医学硕士和博士学位;1988年,试办七年制医学教育,授予医学硕士学位;1998年,试行临床医学专业学位制度,授予临床医学硕士和博士专业学位;2001年起,教育部批准北京大学、清华大学等9所高校试办八年制医学教育。目前,我国临床医生主要通过五年制本科医学教育和临床医学专业学位研究生教育进行培养。根据教育部年鉴统计数据,我国临床医学与医学技术类本科专业医学教育以"五年制为主体",其年招生计划大约为80 000人;而七年制和八年制本科生年招生计划分别约为4 000和1 000人;我国临床医学一级学科研究生教育的发展趋势呈现为"科学学位研究生规模稳定""专业学位研究生,特别是专业学位硕士规模增长迅速"。表5-1为2006～2008年我国临床医学一级学科学位授予情况。

表 5-1 2006～2008 年我国临床医学一级学科学位授予数

| 类型、层次 | 2006 年 | 2007 年 | 2008 年 |
| --- | --- | --- | --- |
| 科学学位硕士 | 12 048 | 12 043 | 13 669 |
| 科学学位博士 | 3 471 | 2 402 | 2 330 |
| 专业学位硕士 | 1 962 | 8 643 | 11 627 |
| 专业学位博士 | 291 | 1 633 | 1 639 |

积极发展医学教育,提高医学人才培养质量是我国医药卫生体制改革成功的关键,是全面建设小康社会的根本要求。作为医学教育中的重要组成部分,临床医学教育面临改革与发展的新机遇。2005年1月,国务院学位委员会第21次会议决定开展"中国医学学位体系及其标准"研究工作。笔者作为课题工作组专家之一,参与了"临床医学研究生教育改革方案"的设计和论证,方案之一就是

要构建"5 年医学院校教育(医学学士)＋3 年住院医师规范化培训(临床医学专业学位博士)"培养模式;2010 年 10 月,笔者作为课题组长,负责上海市学位办重点课题"推进专业学位综合试点、改革临床医学教育体系"的研究,其要点是构建"5 年医学院校教育(医学学士)＋3 年住院医师规范化培训(临床医学专业学位硕士)"培养模式。

### (一)"5 年本科(医学学士)＋3 年住院医师规范化培训(临床医学专业硕士)"培养模式

推进专业学位综合试点将改变现有临床医师培养途径。在已经实施临床医学专业学位综合改革地区,临床医学本科学习年限 5 年,第一年为通识教育,第二年、第三年为基础医学教育,第四年、第五年为临床医学教育。完成规定的课程和临床实习,成绩合格者,授予医学学士学位(临床医学专业);本科毕业后,以从事临床医生职业为目标者,进入"临床医学硕士专业学位教育综合改革试点"培养模式,接受为期 3 年的住院医师规范化培训,通过培训考核并提交以临床研究为主的学位论文,即可同时获得住院医师规范化培训证书和临床医学专业硕士学位。

教育部《2011 年招收专业学位硕士研究生类别、领域名称代码》中的临床医学和口腔医学硕士专业学位研究生招生共有 27 个领域,上海市住院医师规范化培训涉及 27 个培训学科,但两者之间并不完全一致。就临床医学而言,科学学位研究生培养是按照临床医学二级学科招生、培养和学位授予,专业学位研究生培养是在医院按照住院医师规范化培训学科进行培养,因此,有必要从卫生行业实际出发,根据住院医师规范化培训学科,对临床医学专业学位硕士研究生招生专业目录进行修订,修订临床医学专业学位培养方案和学位授予标准。例如,增加全科医学、中医全科医学、儿外科学、临床病理学等专业学位硕士招生领域,停止老年医学、运动医学、中西医结合临床等专业学位硕士招生。我国现行医学专业学位硕士研究生招生领域和上海市住院医师规范化培训学科具体情况如表5－2。

表5-2　我国现行医学专业学位硕士研究生招生领域和
上海市住院医师规范化培训学科的比较

| 医学专业学位硕士招生领域 | | 住院医师招录培训学科 | |
|---|---|---|---|
| 招生代码 | 专业学位招生领域 | 招录代码 | 住院医师培训学科 |
| 1051 | 临床医学硕士 | | |
| 105101 | 内科学 | P01 | 内科 |
| | | P18 | 全科医学科 |
| 105102 | 儿科学 | P04 | 儿科 |
| | | P11 | 儿外科 |
| 105103 | 老年医学 | — | — |
| 105104 | 神经病学 | P06 | 神经内科 |
| 105105 | 精神病与精神卫生学 | P10 | 精神科 |
| 105106 | 皮肤病与性病学 | P07 | 皮肤科 |
| 105107 | 影像医学与核医学 | P14 | 医学影像科 |
| 105108 | 临床检验诊断学 | P15 | 医学检验科 |
| | | P16 | 临床病理科 |
| 105109 | 外科学 | P02 | 外科 |
| 105110 | 妇产科学 | P03 | 妇产科 |
| 105111 | 眼科学 | P08 | 眼科 |
| 105112 | 耳鼻咽喉科学 | P09 | 耳鼻咽喉科 |
| 105113 | 肿瘤学 | P19 | 肿瘤学 |
| 105114 | 康复医学与理疗学 | P12 | 康复医学科 |
| 105115 | 运动医学 | — | — |
| 105116 | 麻醉学 | P13 | 麻醉科 |
| 105117 | 急诊医学 | P05 | 急诊科 |
| 105118 | 中医内科学 | P20 | 中医内科 |
| | | P27 | 中医全科 |
| 105119 | 中医外科学 | P21 | 中医外科 |
| 105120 | 中医骨伤科学 | P25 | 中医骨伤 |
| 105121 | 中医妇科学 | P22 | 中医妇科 |
| 105122 | 中医儿科学 | P23 | 中医儿科 |
| 105123 | 中医五官科学 | P26 | 中医五官 |
| 105124 | 针灸推拿学 | P24 | 中医针推 |
| 105125 | 民族医学 | — | — |
| 105126 | 中西医结合临床 | — | — |
| 1052 | 口腔医学硕士 | P17 | 口腔科 |

**（二）"5 年本科（医学学士）＋3 年住院医师规范化培训（临床医学专业博士）"培养模式**

**1. 主要内容**　包括：①医学科学学位研究生教育学位体系不变；改革临床医学专业学位教育体系：取消临床医学硕士专业学位，保留临床医学博士专业学位。②以从事医生职业为目标的临床医学教育，授予临床医学专业学位。本科学习年限 5 年，第一年为通识教育，第二年、第三年为基础医学教育，第四年、第五年为临床医学教育，完成规定的课程和临床实习，成绩合格者，授予医学学士学位（临床医学专业）；本科毕业后，以从事临床医生职业为目标者，进入医院接受住院医师规范化培训，通过为期 3 年的培训考核并提交以临床研究为主的学术论文，向具有授权资格的医学院校申请临床医学博士专业学位。③医学生获得医学学士学位后，以从事医学科研为目标者，可报考攻读医学硕士科学学位、医学博士科学学位；获得临床医学博士专业学位者，也可继续报考攻读医学博士科学学位或公共卫生硕士专业学位等。

**2. 实施要点**　包括：①对于目前举办五年制临床医学教育的103 所医学院校，重点是深化改革，提高医学教育质量。②对于目前举办七年制教育（43 家单位）中尚未取得临床医学博士专业学位授权资格的医学院校，以及 97 所目前开展临床医学硕士专业学位研究生培养的单位，重点是评估专业学位培养质量并开展临床医学博士专业学位教育的授权审核。③对于目前举办八年制临床医学教育的 9 所医学院校，在改革现有培养模式的基础上，重点鼓励"获得临床医学博士专业学位者，继续报考攻读医学博士科学学位"，即实施"医学临床和科研领域拔尖创新人才计划（MD＋PhD）"。④要考虑到文理工不同学科之间的平衡，必须对"临床医学专业学位博士"内涵进行界定，修订现行临床医学博士专业学位授予标准，以区别于"科学学位博士"。临床医学博士专业学位获得者以从事医生职业为目标，其评价体系重在临床技能和临床经历，而且，医院的人事工资待遇、医师职称晋升等相关问题有着鲜明的行业特征，临床医学博士专业学位授予标准应体现这些特点。

## 五、结语

综上所述,上海市住院医师规范化培训与临床医学硕士专业学位教育衔接的改革试点,对于提高医学研究生的临床思维、临床技能和临床科研能力,推动医药卫生体制改革具有重要理论意义和实践价值;对于逐步理顺我国现有医学教育学制,探索符合研究生专业学位教育规律的培养模式改革,具有积极促进作用;对于硕士研究生教育由以培养学术型人才为主,向以培养学术型和应用型人才并重的战略转变,具有重大推进效果。

(本文收录于《中华医学教育杂志》2011年第31卷第4期)

## 第四节 适应医药卫生体制改革需求
## 开展全科医学专业学位教育

目前,我国合格的全科医生十分匮乏,注册全科医学科的执业医师仅有8万余名,占执业医师总数的4.3%。而在重视基层卫生的国家和地区,全科医生一般可占到医师总数的1/3,甚至1/2以上。因此,培养高质量的全科医生是当前医学教育改革和医药卫生体制改革的一项重点工作,而全科医生培养制度的建立和实施,已经成为改革医学人才培养模式的核心。

国务院学位委员会已在临床医学专业学位类别下增设全科医学领域,因此,必须尽快启动对"临床医学(全科医学领域)专业硕士培养方案"的研究,并深入探索在全科医学专业硕士课程学习、临床轮转、社区卫生实践和学位论文标准等方面,有机衔接全科医生制度并体现全科医学专业特征,从而达到培养高水平全科医师的目的。

## 一、我国建立规范全科医生培养制度

### (一) 全科医生制度建立的重要意义

全科医生是综合程度较高的医学人才,主要在基层承担预防保健、常见病多发病诊疗和转诊、病人康复和慢性病管理、健康管理等一体化服务。

随着我国经济社会发展水平的逐步提高,人口增长、老龄化、疾病谱的快速发展变化和建立全科医生制度,对全科医生进行规范化培养,逐步形成以全科医生为主体的基层医疗卫生队伍,是医药卫生体制改革的重要内容,有利于优化医疗卫生资源配置,促进医疗卫生服务模式转变,形成基层医疗卫生机构与城市医院合理分工的诊疗模式,对于提高基层医疗卫生服务水平,保障和改善城乡居民健康,缓解人民群众"看病难、看病贵",实现"保基本、强基层、建机制"医改目标具有重要意义。

2011 年 7 月颁布的《国务院关于建立全科医生制度的指导意见》明确提出,要建立统一规范的全科医生培养制度,将全科医生培养逐步规范为"5＋3"模式,即先接受 5 年的临床医学(含中医学)本科教育,再接受 3 年的全科医生规范化培养;同时,要求"到 2012 年每个城市社区卫生服务机构和农村乡镇卫生院都有合格的全科医生",到 2020 年基本实现城乡每万名居民有 2～3 名合格的全科医生"。

### (二) 全科医生培养制度的统一规范

目前,我国的全科医生无论从数量上还是质量上都不能满足城乡基层医疗服务需求。长期以来,受"重治疗、轻预防"模式的影响,我国医生队伍建设严重偏向专科医生培养,全科医生和助理医生目前只有 7.8 万人,而且学历整体偏低。因此,建立全科医生制度的首要工作是人才培养,培养的关键是要做到"三个统一"。①统一全科医生规范化培养方法和内容:将全科医生培养逐步规范为"5＋3"模式。在 3 年全科医生规范化培养阶段,以提高临床和公共卫生实践能力为主,全科医生在培养基地各科和社区卫生实践平台轮转。②统一全科医生执业准入条件:在全科医生规范化培养阶段,参加培养人员在导师指导下可以从事医学诊查、疾病调查、医学处置等临床工作和参加医院值班,并可以按照规定参加国家医师资格考试取得医师资格,注册全科医师必须经过3年全科医生规范化培养取得合格证书。③统一全科医学硕士专业学位授予标准:具有五年制临床医学本科及以上学历者参加3年全科医生规范化培养合格后,按照国家有关学位标准要求,可以申请临床医学(全科医学领域)硕士专业学位。

## 二、上海市试点"全科医学领域"硕士专业学位研究生教育

为了完善我国医学人才培养体系,积极推进专业学位研究生教育改革,促进医学专业学位研究生教育更好地服务于医药卫生体制改革,上海市于2010年10月启动了教育部批准实施的"上海市临床医学硕士专业学位教育与住院医师规范化培训结合"改革项目,改革要素体现在招生、培养和学位授予环节的"三个结合"。

### (一) 研究生招生和住院医师招录相结合

在教育部颁布的《2011年招收专业学位硕士研究生类别、领域名称代码》中,临床医学专业学位类别下还没有设置"全科医学领域"。因此,上海市在实施临床医学硕士专业学位研究生(住院医师)改革项目时,通过挂靠"内科学领域(中医内科)"招收"全科医学(中医全科)"专业学位硕士(住院医师),参加上海市"全科医学科"和"中医全科"培训基地的住院医师规范化培训。

### (二) 研究生培养过程和住院医师规范化培训相结合

**1. 课程设置** 根据《上海市住院医师规范化培训标准细则》要求,全科医学硕士专业学位研究生(住院医师)的课程学习实行学分制,由公共基础课程(政治理论课程、英语课程)和专业基础课程及专业理论课程三部分组成。政治理论课程、英语课程和专业基础理论课程以上海市统一组织的网络课程学习为主;研究生入学后通过参加学校英语水平测试,成绩合格者可以免修英语课程并直接获

得相应学分；专业理论课程由各培训医院组织施教，采取专题讲座、病例分析、学科前沿进展等多种方式进行，并在临床轮转过程中完成。

**2. 临床轮转和社区卫生实践**　"全科医学领域"硕士专业学位研究生进入培训医院后的临床轮转按照《上海市住院医师临床轮转登记手册》和《上海市临床医学硕士专业学位研究生(住院医师)培养手册》的要求进行实施与审核。其培训内容和时间安排如表5-3所示。

表5-3　上海市"全科医学领域"硕士专业学位研究生(住院医师)的培训内容和时间

| 学年 | 培 训 内 容 | | 时间(月) |
|------|------|------|------|
| 第一年 | 课程学习 | | 2 |
| | 临床科室轮转 | 内科 | 10 |
| 第二年 | 课程学习 | | 1 |
| | 临床科室轮转<br>(11个月) | 急诊科 | 2 |
| | | 内科 | 2 |
| | | 儿科 | 3 |
| | | 外科 | 2 |
| | | 妇产科 | 1 |
| | | 传染科 | 1 |
| 第三年 | 临床科室轮转<br>(4个月) | 皮肤科 | 1 |
| | | 精神科 | 1 |
| | | 康复科 | 1 |
| | | 耳鼻咽喉科 | 0.5 |
| | | 眼科 | 0.5 |
| | 临床科室选修<br>(1个月) | 可以选修的科室为影像科、中医科等(每科室选修时间为0.5~1个月) | |
| | 社区卫生实践<br>(7个月) | 完成培训细则要求和毕业论文 | 7 |

**(三) 专业学位授予标准与临床医师准入标准相结合**

"全科医学领域"硕士专业学位研究生完成课程学习，成绩合格；取得《执业医师资格证书》；完成住院医师规范化培训所规定的临床轮转和社区卫生实践，通过各培训单位按照规范化培训考核要求的各阶段临床能力考核(包括各科出科考核、年度考核和结业综合考核），取得《上海市住院医师规范化培训合格证书》；完成学位论文并通过论文答辩可以获得硕士研究生毕业证书，经过学位委员会评定，达到授予临床医学专业学位授予标准者可以获得临床医学（全科医学领域）硕士专业学位证书。

### 三、开展"全科医学领域"硕士专业学位研究生教育若干问题的思考

#### （一）培养方案实施细则要衔接全科医生制度

根据《国务院关于建立全科医生制度的指导意见》，自2012年起我国将在临床医学专业学位类别下增设全科医学领域，全面开展临床医学（全科医学领域）硕士专业学位研究生教育。一方面，在国务院学位办公室的领导下，全国医学专业学位研究生教育指导委员会将制订与全科医生规范化培训制度相衔接的《临床医学（全科医学领域）硕士专业学位研究生指导性培养方案（试行）》；拟开展临床医学（全科医学领域）硕士专业学位研究生培养工作的单位，应当参照此指导性培养方案制订本单位临床医学（全科医学领域）硕士专业学位研究生培养方案的实施细则，建立和完善包括招生、培养、学位授予等各个环节的质量保障体系。其次，卫生部科技教育司于2011年9月26日召开了"住院医师规范化培训与研究生硕士学位衔接研讨会"，将修订《住院医师规范化培训标准总则》和调整《住院医师规范化培训考核管理办法》等相关规定，最终使得临床医学专业学位研究生培养和住院医师规范化培训共用一个培养方案。

#### （二）培养过程各个环节要体现全科医学特征

与其他临床医学二级学科相比，全科医学具有独特的服务对象和领域。内科学、外科学、妇产科学、儿科学等二级学科以医院为基础，往往具有特定疾病指向（如肿瘤学）、特定诊治措施（如外科学）、特定人群特征（如儿科学）或特定服务单元（如急诊医学），而全科医师服务于社区、个人和家庭，到基层后必须能够独立处理多种临床和公共卫生问题，其所见疾病涉及领域广，服务人群不分年龄和性别。

在培养目标上,临床医学(全科医学领域)硕士专业学位研究生是培养掌握坚实全科医学理论和基本研究方法,具备较强临床分析和实践能力,能够独立处理多种临床和公共卫生问题,以维护和促进健康为目标,向个人、家庭与社区居民提供综合性、协调性、连续性的基本医疗保健服务的全科医学专业人才。

在招生规模上,要以医生岗位需求为导向,科学调控临床医学专业招生规模,逐步扩大全科医学领域硕士专业学位研究生招生规模。以上海市为例,临床医学硕士专业学位研究生(住院医师)改革项目实施过程中,安排全科医学领域专业学位硕士(住院医师)计划近 100 名,占临床医学所有二级学科领域计划500 名的近 20%。2012 年,上海市"全科医学领域"招生计划 95 名,占所有领域招生计划的 19.0%;为了提高"全科医学领域"生源质量,2012 年"全科医学领域"统考计划从 2011 年的 71 名调整至 54 名,推免计划从 2011 年的 21 名增加为 41 名(表 5 - 4)。

**表 5 - 4　上海市"全科医学领域"硕士专业学位研究生(住院医师)招生计划**

| 招生单位和计划 | 推免计划人数 | | 统考计划人数 | |
|---|---|---|---|---|
| | 2011 年 | 2012 年 | 2011 年 | 2012 年 |
| 复旦大学 | 5 | 10 | 24 | 15 |
| 上海交通大学 | 5 | 18 | 24 | 23 |
| 同济大学 | 4 | 5 | 9 | 8 |
| 上海中医药大学 | 7 | 8 | 14 | 8 |
| 全科医学领域招生计划 | 21 | 41 | 71 | 54 |
| 临床医学所有领域计划 | 200 | 200 | 300 | 300 |
| 全科医学/临床医学(%) | 10.5 | 20.5 | 23.7 | 18.0 |

在课程学习上,临床医学(全科医学领域)硕士专业学位研究生的课程设置应当充分反映全科医学实践领域对专门人才的知识与素质要求,开展针对性、实用性和综合性强的全科医学教育,注重临床基本能力、基本公共卫生实践能力及职业素质培养,可以采用如课程教授、讲座、病例研讨会等多种教学形式。

在临床轮转和社区卫生实践上,要突出全科医学的实践导向,加强全科医学的实践教学。按照全科医生规范化培训的要求,在培养基地临床各科及公共卫生、社区实践平台逐科(平台)轮转。

在专业学位论文标准上,临床医学(全科医学领域)硕士专业学位研究生学位论文选题应当密切结合全科医学实际,体现运用全科医学及相关学科的理论方法分析解决全科医学实际问题的能力。学位论文可以是病例分析报告或文献综述,也可以是针对某一社区卫生问题的研究论文。学位论文应当表明申请人已经掌握了科学研究的基本方法。

综上所述,目前我国全科医生培养制度已经明确了"一种模式、两条路径、三个统一"的顶层设计:"一种模式"即全科医生培养逐步规范为"5+3"模式,前5年为临床医学本科教育,后3年为全科医生规范化培养;"两条路径"即"毕业后规范化培训"和"临床医学硕士专业学位研究生教育";"三个统一"即统一全科医生规范化培养方法和内容,统一全科医生执业准入条件,统一全科医学硕士专业学位授予标准。

(本文收录于《中华医学教育杂志》2012年第32卷第1期)

## 第五节 强化临床医学人才支撑
## 加快亚洲医学中心城市建设

2010年,卫生部等5个部委下发《关于做好2012年公立医院改革工作的通知》,进一步明确提出"创新体制机制,建立现代医院管理制度"。人力资源工作作为构建现代医院管理制度的重要支撑之一,越来越受到各级卫生行政管理部门及各类医疗机构的重视。就上海而言,其发展战略目标是建设亚洲医学中心城市,这就要求各类医疗机构根据上海卫生区域规划,明确自身定位和发展目标。也就是说,多数医疗机构需要进行战略转型,改变过去"外扩式"的发展模式,将"内涵式"发展作为今后主流的发展模式。尤其对于三级医院来说,改变过去以基础建设为核心的"高原建设"模式,实施以加强人才建设、学科发展为核心的"高峰建设"模式,这就凸显了人力资源对于医疗行业战略转型的重要地位。

人力资源既是行业发展的第一资源，也是行业文化（即"行业软实力"）的重要载体。因此，本文将从"提升职工能力""设计激励制度""优化组织流程""创新行业文化"等方面阐述上海医疗行业是如何赢得人才与组织的竞争优势，从而为全行业战略转型起到支撑作用，具体如下。

## 一、以落实住院医师培训体系"规范化"为重点，提升"行业社会人"的临床技能

由于我国医学教育体系尚缺乏规范的毕业后医学教育环节，导致临床医师临床技能培养时间较长，成长缓慢，难以适应医药卫生体制改革的要求。并且，由于医学毕业生就业医院层次不同，导致培养质量参差不齐，难以满足人民群众日益增长的健康需求，也不利于三级医疗卫生服务体系的巩固和发展。因此，自2010年起，上海市卫生局在全市层面启动了以临床技能提升为核心的住院医师规范化培训工作，并要求公立医疗机构停止招聘应届临床医学毕业生。2010年以后（含2010年）各学历临床医学毕业生如欲在沪从事临床工作，则必须进入培训医院的相应培训基地进行相应年份（1～3年）的规范化培训，培训各项考核合格后进行"二次就业"，培训合格证也作为其晋升临床系列中级职称的必备条件，通过此项举措旨在切实提升上海未来医务人员的临床技能。在此期间，培训对象与培训医院签订"培训暨劳动合同"，由政府负担培训期间的基本工资，培训医院负担奖金及其他福利。这种改革将原有的"单位人"转变为"行业内社会人"，强化了培训质量的"同质性"，为上海各级医疗机构提供了优质的临床医学人才，并将有效地推动人才"下沉"，为建立"首诊社区、双向转诊、梯度就医"的分级诊疗模式提供有力的人才资源保障。

## 二、以实施医疗行业职称评审"统一化"为重点，设计"专业技术人"的激励方案

众所周知，由于临床系列职称评审指标体系尚未细化分类，我国长期存在"重科研、轻临床"的现象。究其原因，医疗行业专业技术人员将技术职称作为其

行业从业能力和水平的体现以及待遇提升的保障,职称评审关系其切实利益。但是由于我国大部分优质医院属于大学的附属医院或教学医院,临床医生可参加临床系列(住院医师—主治医师—副主任医师—主任医师)和教学研究系列(助教—讲师—副教授—教授)两类职称评审,而这两类职称评价指标本应该侧重不同,但过往临床系列评价要求习惯上与教学研究系列评价要求相近,即注重科研指标(如发表文章的数目和获得科研课题的数目等指标)。因此,临床医生也就更关注有利其晋升职称的指标和方向。针对此情况,上海已逐步在市内各临床专科开展全行业统一评审,并强调临床综合能力在临床系列职称评审中的重要性,相对弱化科研论文和课题(尤其是基础研究)的要求,充分结合上海市打造"高素质、高技能"临床医生队伍的需求,运用职称评审的"指挥棒"作用,将临床医生的工作重心从实验室研究转移到临床实践、临床科研及转化医学研究上来。

除此之外,在物质薪酬方面,医院通过逐步提升业务收入中人员待遇支出的比重,切实体现医务人员的技术价值;而在非物质薪酬方面,通过为临床医生设计"全行业优秀青年医师计划—全行业新一轮百人计划—领军人才计划—院士"等职业发展阶梯,使临床医生在各年龄段均有事业发展的目标和追求,有力地激励临床医生立足临床、提升临床诊疗和服务水平,促进上海医疗事业的发展。

### 三、以推进医学教育职前职后"一体化"为重点,优化"双重身份人"的组织流程

组织流程是一切流程的基础,尤其在两种组织流程融合时,是否能够优化出"可行性"的新组织流程,将成为整个融合过程操作层面成败的关键。住院医师的"招录、培训、行业评价"与专业型研究生"招生、培养、学位授予"这两种组织流程体系看似毫无外在关联,但实际存在内在关联。为推进国家医药卫生体制改革、临床医学教育综合改革及专业学位研究生教育改革,在教育部、卫生部的大力支持下,在上海市教育委员会、上海市卫生局牵头带动下,上海市于2010年在全国率先开展"住院医师规范化培训与临床医学硕士专业学位

研究教育相结合"的改革试点项目。这一改革的核心为"三个结合",即专业型研究生招生与住院医师规范化培训招录相结合,专业型研究生培养与住院医师培训相结合,专业型研究生学位授予与临床医师资格准入相结合。这就使得试点对象同时具有"住院医师"和"研究生"的"双重身份",通过3年培训及各类考核合格后,可依次取得执业医师资格证书、住院医师规范化培训合格证书、研究生毕业证书及专业学位证书,即"四证合一"。这一模式在2012年8月召开的全国临床医学(全科)专业学位研究生培养模式改革座谈会上,获得教育部、卫生部、国务院学位办的高度肯定,并将向全国推广。而在推进这项改革试点项目过程中,政府、大学、医院等各层面原有研究生教育管理部门和住院医师培训管理部门从各自分管条线出发,主动对应改革需求、弱化组织边界,充分开展"校地共建、教卫协同"的探索,最终才使得原本就存在内在关联的两套组织流程有效结合,优化成为一套符合临床医学人才培养目标和战略需求的新组织流程。

## 四、以深化"医改""事改"行业定位"公益化"为重点,创新"德术并重人"的行业文化

我国自古就拥有良好的医疗行业文化,但随着过去一段时期的市场激励改革,使得部分医疗机构和医务人员丧失了原有的行业文化和职业精神。随着国家医药卫生体制改革及事业单位分类改革的不断推进,整个公立医疗行业的改革方向为"公益性"。基层医疗机构被划入"纯公益体",其他大型公立医疗机构被划入"准公益体"。所以,坚持以"公益性"为导向的公立医疗机构改革呼唤健康的行业文化及崇高的职业精神。而医疗行业文化是最接近人类生命的行业文化,有其自身独特的行业属性。医疗行业文化需要结合改革,进行创新,但其前提是得到广大医务人员的参与和认同。因此,上海市卫生局组织了全市层面的卫生职业精神大讨论,让医务人员自己总结和表达观点、见解,最终汇集、凝练成上海医务人员的职业精神。上海市卫生局还通过多种形式对医务人员进行行业文化培训,如编写《名医大家》系列丛书,拍摄《心术》等影视作品,不仅让群众更

为了解医疗行业,也让医务人员更深入地认识到自己所从事行业的神圣之处。通过上述举措,精炼出上海医疗行业的文化特色。文化像无形之手指引着上海医疗行业向着"公益化"的道路前进。

综上所述,通过"规范化""统一化""一体化""公益化"的四化措施,上海医疗行业赢得了较为明显的人才与组织优势,将打造一支未来可肩负重任的临床医师队伍,从而支持全行业由"外扩式"向"内涵式"的战略转型,为建设上海卫生人才高地,进而推进上海亚洲医学中心城市的建设提供强而有力的人才支撑。

(本文收录于《中华医学教育杂志》2013年第33卷第4期)

## 第六节 临床医学专业学位教育综合改革的探索和创新
——以上海"5＋3"人才培养模式为例

我国1998年开始试行临床医学专业学位研究生教育,经过十几年的探索与发展,取得了很大的成绩,为我国的医疗卫生事业输送了数以万计的高层次应用型医学人才。但是,临床医学专业学位研究生教育在实践过程中也面临诸多问题和挑战,其中一个突出问题是临床医学研究生培养在一定程度上存在着"重科研、轻临床"的倾向,研究生的临床专业素养和临床技能难以胜任临床岗位的实际需求。同时,医学专业学位制度与执业医师制度之间、临床医学专业学位研究生教育与住院医师规范化培训之间一直存在着矛盾。为解决这些矛盾和问题,统筹医学教育与医药卫生事业的发展,改革人才培养模式和体制机制,提升医学生职业道德水平和临床实践能力,上海市2010年正式启动"临床医学硕士专业学位教育与住院医师规范化培训结合"的改革试验。2010~2012年,复旦大学、上海交通大学、同济大学和上海中医药大学等试点高校已经招录了3届共计1 112名临床医学硕士专业学位研究生(住院医师),在专业学位研究生培养模式、课程体系、培养方式和管理体制机制等方面,也逐步形成了一系列具有创新性、实践性和示范性的成功经验。

## 一、我国临床医学专业学位研究生教育面临的制度困境

长期以来,我国医学院校的临床医学教育实行医学本科教育,授予医学学士学位;1978年,我国开始招收医学研究生,授予医学硕士和博士学位;1988年,试办七年制医学教育;1998年,试行临床医学专业学位教育,授予临床医学硕士和博士专业学位;2001年起,教育部批准北京大学、清华大学等高校试办八年制医学教育。实施临床医学专业学位研究生教育是我国医学教育的一项重大改革,旨在培养适应临床工作需要的应用型人才。但是,临床医学专业学位研究生教育与我国现行的执业医师制度、住院医师规范化培训制度之间却一直存在着矛盾,导致其发展受到很大的限制。

一方面,临床医学专业学位教育和现行《执业医师法》存在冲突,医学研究生进行临床能力训练面临违法行医风险。1999年5月我国正式实施《执业医师法》,规定"未经医师注册取得执业证书,不得从事医师执业活动"。医学生在获得医学学士学位后,必须在临床工作1年才能够参加国家统一举行的执业医师资格考试,获执业医师资格后才有临床处方权。所有医学本科生或尚未取得执业医师资格的临床医学专业学位研究生,由于没有处方权,不可独立处置病人和进行手术,无法独立担任住院医师工作,导致临床医学专业学位研究生的临床能力训练与培养在医院很难进行。

另一方面,临床医学专业学位研究生教育与住院医师规范化培训之间存在矛盾。住院医师规范化培训是医学教育的一个特有阶段,是指医学专业毕业生完成院校教育后,在经认定的培训医院接受以提高临床技能为主的系统、规范的培训的阶段。住院医师规范化培训是医学生成长为合格临床医师的必由之路,对保证临床医师专业水准和医疗服务质量具有重要作用。我国临床医学专业学位研究生在读期间会有1年以上的时间在医院参加临床实践训练,其训练目的、方式等与住院医师规范化培训基本相同。但是由于我国医学教育与住院医师规范化培训由不同的部门主管,缺乏统一协调,导致临床医学研究生临床实践训练与住院医师规范化培训标准不统一,临床医学专业学位研究生接受的临床技能

培训得不到住院医师规范化培训部门的认可,研究生毕业后仍然需要按照卫生行业要求重新参加住院医师规范化培训,造成教育与医疗资源的浪费,同时也导致医学院校不同程度地存在着将临床医学专业学位研究生培养等同于医学科学学位研究生培养的做法,偏离了临床医学专业学位设立的初衷。

## 二、临床医学人才培养模式的改革创新

2001年,上海市提出了住院医师规范化培训的新模式,即由过去的"5年住院医师"改为"3＋X"培训模式。第一阶段"3"也就是医学生毕业后进入医院的前3年,接受通科教育和培训;第二阶段"X"就是专科培训,最后达到专科医师准入的水平,这个"X"时间长短随各临床专科对专业知识技能的要求而不同。2010年,上海市正式开展统一模式、统一准入、统一考核的住院医师规范化培训,并将住院医师规范化培训合格证书作为全市各级医疗机构临床岗位聘任和临床专业技术职务晋升的必备条件之一,全市各级医疗机构从当年开始即不能再聘用未经住院医师规范化培训的医学院校毕业生从事临床工作。在住院医师规范化培训全行业覆盖的历史背景下,2010年10月上海市正式启动了教育部批准实施的23项教育体制综合改革项目之一的"临床医学硕士专业学位研究生教育综合改革试点",改革重点是将临床医学硕士专业学位研究生教育与住院医师规范化培训紧密结合。

### (一) 模式创新,构建了以临床实践能力为核心的"5＋3"人才培养模式

为适应我国医药卫生体制改革的总体要求,上海市临床医学硕士专业学位教育与住院医师规范化培训结合的改革试验提出了以临床实践能力培养为核心的临床医学"5＋3"人才培养模式,即5年临床医学本科教育,加3年住院医师规范化培养,从而在国内首次构建了将医学院校教育、毕业后教育和继续教育有机衔接的临床医学人才培养体系。

在以"5＋3"模式为主体的临床医学人才培养体系中,医学生完成5年的医学院校教育后,一部分毕业生选择考研攻读医学科学学位,但绝大部分将进入住

院医师规范化培训基地进行为期 3 年的培训,考核通过后,取得普通专科执业资格,称为专科医生,其中一部分医师直接进入社区或者二级医院工作。此外,还有一部分医师希望在大医院做"分工更细"的专科医生,如神经内科、泌尿外科等,就要在住院医师规范化培训结束后,进入亚专科规范化培训基地继续学习,这被称为"5+3+X"。

### (二) 观念创新,界定了临床医学专业学位硕士研究生的"双重身份"

上海市住院医师规范化培训对象是以"行业人"身份接受培训,与培训医院签订培训及劳动合同,劳动关系委托市卫生人才交流服务中心管理,培训结束后合同自然终止,培训对象自主择业;培训期间计算工龄,按培训医院同类人员标准发放基本工资和绩效工资,其水平高于当年高校毕业生的平均入职收入水平并逐年提高;培训期间依法参加并享有养老、医疗、失业、生育、工伤、公积金等社会保障。

在上海市临床医学硕士专业学位教育综合改革试点中,对于那些参加全国统考被高校录取的临床医学硕士专业学位研究生(住院医师),在被招录为住院医师的同时,以定向身份获得研究生学籍,即获得了"住院医师"和"研究生"的双重身份。

这种双重身份突破了医学本科毕业生只能在就业(住院医师)和在读(研究生)之间"非此即彼"的传统观念,为本项目在试点过程中的培养机制和管理体制创新奠定了理论基础,从而实现了临床医学"5+3"人才培养模式全过程"三个结合"的有效衔接,即研究生招生和住院医师招录相结合、研究生培养过程和住院医师规范化培训相结合、专业学位授予标准与临床医师准入制度相结合。

### (三) 机制创新,实现了全过程"三个结合"的有效衔接

医学教育不仅是教育事业的重要组成部分,也是卫生事业可持续发展的基础。医学教育改革既要符合教育的普遍规律,又要遵循医学人才成长的特有规律。从临床医学人才培养经验来看,临床医师作为对理论知识和实践技能要求很高的专业人才,其培养必须经历院校教育、毕业后教育、继续教育 3 个阶段。

其中,院校教育侧重于理论知识学习、辅以临床实践;毕业后教育侧重于实践技能培训,并通过住院医师规范化培训等制度加以落实。

因此,将临床医学硕士专业学位研究生教育与住院医师规范化培训在招生招录、培养培训、学位授予与医师准入等方面实施有效衔接,切实提高医学生的临床专业素质和临床技能,成为推动临床医学教育改革的重要突破口。

**1. 研究生招生和住院医师招录相结合** 在制订研究生招生计划时,按照"需求导向"原则,根据上海市每年参加住院医师培训人数,合理确定临床医学专业学位研究生(住院医师)分专业招生计划数。2010 年,上海市根据临床岗位需求和培训医院能力,采取医学毕业生自行申请、培训医院择优录用的招录方法,实际招录住院医师 1 830 人。其中本科生 517 人(占 28.2%),硕士生 1 105 人(占 60.4%),博士生 208 人(占 11.4%)。因此,上海市确定在 2010~2012 年每年临床医学专业学位研究生(住院医师)分专业招生计划数为 500 名;并且计划 2013 年扩大该项目招生计划数,逐步减少包括本科、硕士和博士层次非本项目的住院医师培训招录计划。在招生录取过程中,各高校和住院医师规范化培训医院结合住院医师招录,共同组织研究生入学复试。推免生直接进入复试;对参加全国统考者,根据考生初试成绩和个人材料确定差额复试名单。复试主要考察专业综合知识与技能、专业英语、综合素质(医德医风、心理素质、思维表达)等。

**2. 研究生培养过程和住院医师规范化培训相结合** 在课程体系、课程内容和教学方式等方面,本项目培养方案充分体现了住院医师不脱离临床规范化培训的特征。课程学习实行学分制,由政治、英语、专业基础和专业理论等课程组成,所有课程均以上海市统一组织的网络课程学习为主。其中,专业基础课程和住院医师规范化培训公共科目完全一致;专业理论课由上海市统一组织各培训医院根据住院医师规范化培训标准细则要求,学习有关的专业理论知识,掌握本学科基本理论,了解相关学科的基础知识。在临床技能训练方面,传统的临床医学专业学位研究生教育没有和住院医师规范化培训有机结合,对于临床能力没有强制性要求,研究生要花大量时间完成课程学习(脱离临床培训 6 个月以上),有些医学院校的临床医学专业学位研究生和医学科学学位研究生课程设置和教学要求甚至完全相同,使得专业学位研究生临床技能训练时间严重不足。而本项目专业学位硕士研究生的临床能力训练必须严格按照《上海市住院医师规范化培训细则》进行,临床培训专业范围包括内科、外科、妇产科、儿科、急诊科、神经内科、皮肤科、眼科、耳鼻喉科、精神科、小儿外科、康复医学科、麻醉科、医学影像科、医学检验科、临床病理科、口腔科、全科医学科等18个学科。在专业学位论文方面,传统的临床医学专业学位研究生培养方案并没有涉及专业学位论文基本要求和评价指标体系,许多医学院校的导师常常安排自己带教的临床医学专业学位研究生去完成自己的基础医学研究课题,并要求专业学位研究生和科学学位研究生一样发表SCI收录论文等。而本项目专业学位硕士研究生培养方案明确"学位论文类型为病例分析报告或文献综述等,学位论文应紧密结合临床实际,以总结临床实践经验为主"。这样就从根本上杜绝了将临床医学专业学位硕士学位论文要求等同于医学科学学位硕士学位论文要求的做法。

**3. 专业学位授予标准与临床医师准入制度相结合**    临床医学硕士专业学位研究生(住院医师)完成课程学习,成绩合格;通过执业医师考试取得资格证书,完成住院医师规范化培训所规定的临床轮转,通过各培训单位按照规范化培训考核要求进行的各阶段临床能力考核(包括各科出科考核、年度考核和结业综合考核),取得上海市住院医师规范化培训合格证书;完成学位论文并通过论文答辩者,可以获得硕士研究生毕业证书,经过学位委员会评定,达到授予临床医学专业学位授予标准者可以获得临床医学硕士专业学位证书。本项目研究生在培训期间如果未通过执业医师资格考试或两次临床能力年度考核不合格,将被停止住院医师规范化培训资格,取消临床医学专业学位研究生学籍。

### (四) 制度创新,"四证合一"解决了专业学位与执业医师资格之间的矛盾

在临床医学专业学位研究生教育与住院医师规范化培训全过程"三个结合"的基础上,本项目实现了"四证合一",即临床医学硕士专业学位研究生(住院医师)在项目结束时可以同时获得执业医师资格证书、上海市住院医师规范化培训合格证书、硕士研究生毕业证书和临床医学硕士专业学位证书。通过"四证合一"的制度创新,实现了在医师培养过程中的院校医学教育和卫生行业培训两者

的紧密结合,有利于切实提高医学生的临床专业素质和临床技能,以满足社会发展对高层次应用型医学人才的需求。通过"四证合一"的制度创新,培训医院将组织本项目临床医学专业学位硕士研究生在培养期间参加执业医师资格考试,有效地解决了临床医学专业学位研究生进行临床能力训练和培养所面临的违法行医风险;由于研究生培养过程和住院医师规范化培训实现了紧密结合,临床医学专业学位研究生的临床技能培训完全达到了住院医师规范化培训要求(获得培训合格证书),研究生毕业后也就不再需要重复进行住院医师规范化培训。

### 三、临床医学课程体系、教学方式和培养方案的实践创新

本项目改革重点是实现临床医学专业学位研究生培养过程和住院医师规范化培训相结合,这就对临床医学专业学位研究生教育的课程体系、教学方式和培养方案提出了实践创新的要求,即所有课程教学都必须在临床轮转过程中同步完成。

#### (一) 以临床能力为核心的课程体系

上海市临床医学硕士专业学位研究生(住院医师)课程由公共课程(政治、英语)、专业基础课程(公共科目)和专业理论课程等部分组成。专业基础课程与上海市住院医师规范化培训公共科目教学结合,专业理论课程与住院医师规范化培训大纲中规定的临床专业理论教学结合,如上海市"全科医学"专业硕士研究生(住院医师)的课程设置(表5-5)。

**表5-5 上海市"全科医学"专业硕士研究生(住院医师)的课程设置**

| 课程类别 | 课程名称及学分 | |
|---|---|---|
| 公共课(6学分) | 政治 | |
| | 1. 中国特色社会主义理论与实践研究 | (2学分) |
| | 2. 自然辩证法概论 | (1学分) |
| | 英语 | (3学分) |

续表

| 课程类别 | 课程名称及学分 | |
|---|---|---|
| 专业基础(7学分)<br>(规范化培训公共科目) | 临床思维与人际沟 | (1学分) |
| | 预防医学与公共卫生 | (1学分) |
| | 重点传染病防治知识 | (3学分) |
| | 有关法律法规 | (1学分) |
| | 循证医学 | (1学分) |
| 专业理论(6学分) | 全科专业理论 | (2学分) |
| | 全科专业技能 | (2学分) |
| | 全科学科前沿 | (2学分) |

### (二) 以"网络化课程"为主体的教学方式

按照《上海市住院医师规范化培训细则》要求,本项目临床医学硕士专业学位研究生(住院医师)的课程学习需要在不少于 33 个月的住院医师规范化培训临床轮转过程中同步完成。因此,必须将原来临床医学专业学位研究生集中上课(脱离临床规范化培训)的传统课堂教学方式,改革为以"网络化课程"为主体的教学方式。

上海市从住院医师规范化培训的实际出发,探索了以网络化课程为主体的教学方式,将研究生课程制作成网络课件挂在上海市"好医生"网站,供临床医学专业学位研究生(住院医师)根据个人情况选择学习时间和进程。

目前,上海市已经完成了政治、英语、临床思维与人际沟通、预防医学与公共卫生、重点传染病防治知识、有关法律法规、循证医学等公共课和专业基础课(公共科目)的网络课件。目前正在建设临床医学 18 个二级学科 54 门临床专业理论网络课程,每个临床医学二级学科含专业理论、专业技能和学科前沿 3 门课,要求有教学视频或音频加 PPT,技能课要有示范操作视频(表 5 - 6)。

表 5 - 6    上海市临床医学 18 个二级学科临床专业理论网络课程建设

| 序号 | 课程名称 | 牵头高校 | 参与高校 |
|---|---|---|---|
| 1 | 内科 | 复旦大学 | 上海交通大学、同济大学 |
| 2 | 妇产科 | 复旦大学 | 上海交通大学、同济大学 |

续表

| 序号 | 课程名称 | 牵头高校 | 参与高校 |
| --- | --- | --- | --- |
| 3 | 儿外科 | 复旦大学 | 上海交通大学、同济大学 |
| 4 | 康复科 | 复旦大学 | 上海交通大学、同济大学 |
| 5 | 皮肤科 | 复旦大学 | 上海交通大学、同济大学 |
| 6 | 全科 | 复旦大学 | 上海交通大学、同济大学 |
| 7 | 外科 | 上海交通大学 | 复旦大学、同济大学 |
| 8 | 儿科 | 上海交通大学 | 复旦大学、同济大学 |
| 9 | 急诊科 | 上海交通大学 | 复旦大学、同济大学 |
| 10 | 神经内科 | 上海交通大学 | 复旦大学、同济大学 |
| 11 | 五官科 | 上海交通大学 | 复旦大学、同济大学 |
| 12 | 麻醉科 | 上海交通大学 | 复旦大学、同济大学 |
| 13 | 口腔科 | 上海交通大学 | 复旦大学、同济大学 |
| 14 | 眼科 | 同济大学 | 复旦大学、上海交通大学 |
| 15 | 精神科 | 同济大学 | 复旦大学、上海交通大学 |
| 16 | 影像科 | 同济大学 | 复旦大学、上海交通大学 |
| 17 | 检验科 | 同济大学 | 复旦大学、上海交通大学 |
| 18 | 临床病理 | 同济大学 | 复旦大学、上海交通大学 |

本项目2010级和2011级临床医学专业学位研究生通过以上"网络化课程"的学习,共同的体会是本项目网络课件和教学方式既适应了"住院医师"特殊群体在规范化培训期间学习的特点,也保证了临床医学专业学位研究生课程质量的高水平和现代化。

### (三) 以临床技能训练为重点的培养方案

本项目培养方案和以往临床医学专业学位研究生培养方案最大的区别在于突出以临床技能训练为重点。临床医学专业学位研究生必须严格按照《上海市住院医师规范化培训细则》要求进行临床技能训练,完成临床培训轮转。为保证临床培训质量,上海市制定了统一的培训大纲和考核标准,开展了带教师资培训,建立了培训质量监控体系。住院医师规范化培训考核分为培训过程考核和培训结业考核,以培训过程考核为重点,培训过程考核合格和依法取得执业医师资格是参加培训结业考核的必备条件。

　　住院医师规范化培训内容包括法律法规、职业道德、临床实践技能、专业理论知识、医学伦理、人际沟通技巧等。具体要求临床医学硕士专业学位研究生（住院医师）通过临床能力训练，养成良好的医德医风，掌握本专业及相关学科的基本诊断和治疗技术；掌握常见病和多发病的病因、发病机理、临床表现、诊断和鉴别诊断、处理方法等；学会门急诊处理、危重病人抢救和病历书写等临床知识和技能。

## 四、临床医学教育管理体制和管理机制的协同创新

### （一）设立机构，协同创新

　　上海市成立专门工作机构负责实施临床医学硕士专业学位研究生教育与住院医师规范化培训相结合的改革试验，在项目实施过程中，通过政府、行业、高校、医院形成合力，确保改革试验深入推进，形成了教育卫生部门的良好合作机制，出现了教改推医改、医改促教改的生动局面。

　　机构人员组成也充分体现了上海市教委、卫生局、各相关高校、培训医院共同参与的临床医学教育管理体制和管理机制的"协同创新"。由上海市教委和卫生局分管领导、各大学分管校长组成住院医师规范化培训与临床医学硕士专业学位教育衔接改革领导小组，负责该项工作的全面实施；由住院医师规范化培训和专业学位研究生教育的专家共同组成专家小组，负责指导相关工作的实施；由上海市学位办、卫生局科教处、大学研究生院、医管处和培训医院相关负责人组成工作小组，具体实施此项工作。在项目试点过程中，工作小组定期召开联席会议，具体制订各项规章制度，研究解决项目开展过程中遇到的各种问题，协调各高校执行上海市的统一规定。

### （二）建章立制，规范管理

　　由上海市教委立项、复旦大学牵头、其他高校和医院参与，2010 年以来项目工作小组完成了 4 项课题研究："上海临床医学硕士专业学位综合改革试点方案""上海市临床医学硕士专业学位综合改革实施细则""上海市临床医学硕士（住院医师）

专业学位质量保障体系""上海市临床医学专业学位评价指标体系和论文标准"。

根据《上海市临床医学硕士专业学位研究生教育综合改革试点方案》,准确把握研究生和住院医师"双重身份",工作小组具体制定了《上海市住院医师规范化培训与临床医学硕士专业学位教育衔接改革实施办法》和《上海市住院医师规范化培训与临床医学硕士专业学位教育衔接改革实施细则》等规章制度。

《实施细则》由下列操作性管理文件组成并在项目实施过程中不断得到修改和完善:《上海市医学专业学位硕士研究生教育与住院医师规范化培训相结合试点项目全国统考招生简章》《上海市医学专业学位硕士研究生教育与住院医师规范化培训相结合试点项目推荐免试生招生简章》《上海市临床医学硕士专业学位研究生(住院医师)定向培养协议书》《上海市临床医学硕士专业学位研究生(住院医师)指导性培养方案》《上海市临床医学硕士专业学位研究生(住院医师)导师管理实施细则》《上海市临床医学硕士专业学位研究生(住院医师)管理实施细则》《上海市临床医学硕士专业学位研究生(住院医师)学位授予实施细则》。

### (三) 质量为本,加强督导

在临床医学硕士专业学位教育综合改革项目实施过程中,上海市建立和完善了一系列包括招生、培养、学位授予等环节的研究生教育质量保障体系,即上海市临床医学硕士专业学位研究生(住院医师)生源质量保障体系、上海市临床医学硕士专业学位研究生(住院医师)课程质量保障体系、上海市临床医学硕士专业学位研究生(住院医师)临床技能考核评估体系、上海市临床医学硕士专业学位研究生(住院医师)学位论文标准和评审指标体系、上海市临床医学硕士专业学位研究生(住院医师)指导教师遴选和评价指标体系、上海市临床医学硕士专业学位论文基本要求及评价指标体系。

临床医学专业学位研究生教育和住院医师规范化培训都必须坚持以质量为本。上海市始终坚持把人才培养质量作为衡量这项改革成败的唯一标准。如在项目实施过程中,对培训医院的指导教师、管理干部和行政领导定期进行培训,提高各培训医院的管理和带教水平;组织临床学科专家和管理专家对培训基地建设情况、研究生培养质量进行检查督导,确保各项管理制度落实到位。

综上所述,上海市临床医学专业学位教育综合改革实践适应了医改需求,提出了"5+3"的临床医学人才培养模式,推进了住院医师规范化培训和临床医学专业学位硕士研究生培养的有机衔接,促进了专业学位研究生教育与行业准入、职业资格的紧密结合。一方面,使得临床医学专业学位研究生教育真正做到了以医生职业为导向,与卫生行业紧密结合,与医师执业资格考试密切衔接,与医师准入实现无缝对接。这既是贯彻国家教育规划纲要的具体实践,又服务于医药卫生体制改革的需要;既有利于培养合格的临床医学人才,又有利于推动硕士生教育由以培养学术型人才为主向以培养学术型和应用型人才并重的战略转变。另一方面,住院医师规范化培训与临床医学硕士专业学位教育衔接改革试点,有利于改变以往临床医学教育五年制、七年制、八年制等多种学制并存的不合理现状,为进一步理顺医学教育学制学位体系开拓了有效途径,如可以在此基础上进一步探索临床医学教育"5+3+X"模式,即5年医学院校本科教育+3年住院医师规范化培训(临床医学硕士专业学位)+X年专科医师规范化培训(临床医学博士专业学位),逐步取消七年制医学教育,控制八年制医学教育规模,使五年制成为医学院校教育的主体。

上海市临床医学"5+3"人才培养模式受到了教育部的高度评价。在2011年12月6日召开的全国医学教育改革工作会议上,教育部部长袁贵仁指出,"这一模式很好地实现了专业学位教育与职业标准、职业准入的紧密衔接,既符合我国医疗卫生改革方向,体现了临床医生成长规律,也符合高层次临床医学教育特点,体现了医学教育规律""对于医药卫生体制改革、对于医学教育改革都具有极其重要的意义,对于其他省(区、市)也有很好的引领、示范和带动作用"。2012年5月7日教育部、卫生部联合下发的《关于实施临床医学教育综合改革的若干意见》进一步明确了全国临床医学教育改革重点之一是"构建'5+3'为主体的临床医学人才培养体系",国家将支持有条件的省市和高等医学院校开展综合改革试点,探索临床医学硕士专业学位研究生教育与住院医师规范化培训有机结合的人才培养新模式。

(本文收录于《学位与研究生教育》2012年第10期)

## 第七节　教改医改互动
推进临床医学专业学位教育模式改革

医学教育是教育事业的重要组成部分,也是卫生事业可持续发展的基础。医学教育既要符合教育的普遍规律,又要遵循医学人才成长的特有规律。国际经验表明,临床医师作为对理论知识和实践技能要求很高的专业人才,其养成必须经历院校教育、毕业后教育、继续教育3个阶段。其中,院校教育侧重于理论知识学习、辅以临床实践;毕业后教育侧重于实践技能培训,并通过住院医师和专科医师规范化培训等制度加以落实。本文将从教改医改互动的角度出发,重点阐述临床医学专业学位教育模式的综合改革路径。

### 一、临床医学"5＋3"人才培养模式改革经验

2010年,上海市开始临床医学硕士专业学位教育与住院医师规范化培训结合的改革试点工作,成为最早开展的国家教育体制综合改革项目之一。在实践过程中,上海市着力于医学教育发展与医药卫生事业发展的紧密结合,着力于人才培养模式和体制机制改革的重点突破,着力于医学生职业道德和临床实践能力的显著提升,着力于医学教育质量保障体系的明显加强,形成了一系列具有创新性、实践性和示范性的成功经验。

#### (一) 通过"5＋3"构建了以临床实践能力为核心的人才培养体系,实现了模式创新

为适应我国医药卫生体制改革的总体要求,上海市临床医学硕士专业学位教育与住院医师规范化培训结合的改革试验提出了以临床实践能力为核心的临床医学"5＋3"人才培养模式,即5年临床医学本科教育,加3年住院医师规范化培养,从而在国内首次构建了将医学院校教育、毕业后教育和继续教育有机衔接

的临床医学人才培养体系。

**(二) 通过界定"双重身份"明确临床医学专业学位硕士为定向住院医师,体现了观念创新**

上海市住院医师规范化培训对象是以"行业内社会人"身份接受培训。在上海市临床医学硕士专业学位研究生教育综合改革试点中,参加全国统考被高校录取的临床医学硕士专业学位研究生(住院医师),在被招录为住院医师的同时,以定向身份获得研究生学籍,即获得了"住院医师"和"研究生"的"双重身份"。这种模式突破了本科医学毕业生在"就业(住院医师)"和"在读(研究生)"之间只能具备"非此即彼"一种身份的传统模式,为本项目在试点过程中的培养机制和管理体制创新奠定了理论基础。

**(三) 通过"三个结合"实现了培养培训全过程的有效衔接,形成了机制创新**

由上海市教委立项、复旦大学上海医学院牵头完成了"上海临床医学硕士专业学位综合改革试点方案"等4项课题研究,具体制定了《上海市住院医师规范化培训与临床医学硕士专业学位教育衔接改革实施办法》等规章制度,实现了研究生招生和住院医师招录相结合、研究生培养过程和住院医师规范化培训相结合、专业学位授予标准与临床医师准入制度相结合。

**(四) 通过"四证合一"解决了专业学位与执业医师资格之间的矛盾,实现了制度创新**

本项目"四证合一"包括《执业医师资格证书》《上海市住院医师规范化培训合格证书》《硕士研究生学历证书》和《临床医学硕士专业学位证书》。通过"四证合一"的制度创新,实现了在医师培养过程中的医学教育和卫生行业培训两者的紧密结合,培训医院将组织本项目临床医学专业学位硕士在培养期间参加执业医师资格考试,有效地解决了临床医学专业学位研究生进行临床能力训练和培养所面临的违法行医风险。

上海实施的"5＋3"人才培养模式受到了社会各界的高度重视和好评。2011

年 7 月《国务院关于建立全科医生制度的指导意见》提出将全科医生培养逐步规范为"5＋3"模式。2012 年 5 月 7 日教育部、卫生部联合下发《关于实施临床医学教育综合改革的若干意见》,明确全国临床医学教育改革重点之一是"构建'5＋3'为主体的临床医学人才培养体系"。2013 年 5 月 6 日教育部、国家卫生和计划生育委员会又联合下发《关于批准第一批临床医学硕士专业学位研究生培养模式改革试点高校的通知》,要求北京大学等 64 所试点高校,根据临床医学教育综合改革目标和临床医学硕士专业学位研究生培养规律,制订试点实施方案,做好实施工作,注重落实地方卫生行政部门的支持政策和具体措施。

## 二、临床医学"5＋3＋X"人才培养模式改革的主要内容

2013 年 5 月 8 日,上海市卫生和计划生育委员会、上海市财政局、上海市教育委员会联合下发《关于印发〈上海市专科医师规范化培训实施办法(试行)〉的通知》,正式启动专科医师规范化培训。明确了专科医师培训目标,要求培训医院的学科必须为博士点;制定了培训对象出科考核、年度考核和结业综合考核标准;出台了一系列配套措施,如将专科医师规范化培训开展情况作为医院综合评价、医院等级评审、医学重点学科、临床医学中心评审的重要依据之一,将《专科医师规范化培训合格证书》作为晋升临床医学类高级专业技术职务任职资格的优先条件;设立了专项经费保障,由委派单位、培训医院和政府共同承担。

临床医学人才"5＋3＋X"培养模式改革是硕士"5＋3"培养模式改革的深化,核心内容是将临床医学博士专业学位教育与专科医师规范化培训紧密结合,从而切实提高临床医学博士专业学位研究生的临床思维、临床技能和临床科研能力。

### (一) 博士研究生招生和专科医师招录相结合

临床医学专业学位博士研究生招生和专科医师招录密切衔接。根据上海市每年参加专科医师培训人数,合理确定博士研究生分专业招生计划数。采用博士申请考核制与专科医师招录相衔接,培训对象需通过相关高校的博士生入学

考试——全国医学博士外语统一考试,提交申请材料,参加由各高校和培训医院共同组织的专科医师招录复试。

## (二) 博士研究生培养过程和专科医师规范化培训相结合

上海市专科医师规范化培训对象在参加培训期间,与培训医院签订"培训暨劳动合同",被高校录取的临床医学博士专业学位研究生,以定向身份获得研究生学籍。实行弹性学制,一般为3年,个别学科为4年(如神经外科)。根据研究生培养的学科(专业)要求和医师培养的能力要求,改革临床医学博士专业学位教育体系,制定区别于临床医学科学学位博士研究生的培养方案(表5-7)。学位课程由专业外语、基础理论课和专业课三部分组成,总门数不少于4门。基础理论课和专业课分别对应于专科医师规范化培训中本学科的基础理论和专业知识课程。按照上海市专科医师规范化培训细则要求,专科医师规范化培训对象在培训医院的带教医师指导下,重点加强从事专科相关临床实践技能训练,各专科具体培训内容按照《上海市专科医师规范化培训标准细则》执行,培训时间依据专业不同,按照卫生部有关规定执行。培训对象出科考核、年度考核和结业综合考核的重点为临床实践能力,把完成规定的临床培训量(包括培训时间、培训病种及病例数、临床诊疗操作例数)作为报名参加考核的前提条件。考核答辩委员会应由5~7位具有临床医学副教授或副主任医师以上职称的专家组成,其中半数以上应是具有临床医学教授或主任医师职称的临床医学专家(包括临床医学博士生导师和外单位专家1~2人)考核结果作为取得专科医师规范化培训合格证书的依据。专科医师规范化培训考核合格者获得卫生部统一印制的《专科医师规范化培训合格证书》。

表5-7　国家临床医学博士专业学位二级学科和上海专科医师培训亚专科的比较

| 临床医学博士专业学位(二级学科) | 专科医师培训亚专科(X 年) |
| --- | --- |
| 100201 内科学(含心血管病学、血液病学、呼吸系病学、消化系病学、内分泌与代谢病学、肾脏病学、风湿病学、传染病学) | 心血管内科(3)、血液内科(3)、呼吸内科(3)、消化内科(3)、内分泌科(3)、肾脏内科(2)、风湿免疫科(2)、感染科(2) |

续表

| 临床医学博士专业学位(二级学科) | 专科医师培训亚专科(X年) |
|---|---|
| 100202 儿科学 | 儿科 |
| 100203 老年医学 | 老年医学科 |
| 100204 神经病学 | |
| 100205 精神病与精神卫生学 | 精神科 |
| 100206 皮肤病与性病 | |
| 100207 影像医学与核医学 | |
| 100208 临床检验诊断学 | |
| 100209 护理学 | |
| 100210 外科学(含普通外科学、骨外科学、泌尿外科学、胸心血管外科学、神经外科学、整形外科学、烧伤外科学、野战外科学) | 普通外科(2)、骨科(3)、泌尿外科(2)、胸外科(3)、心血管外科(3)、神经外科(4)、整形外科(3)、烧伤外科(2) |
| 100211 妇产科学 | 妇产科 |
| 100212 眼科学 | |
| 100213 耳鼻咽喉科学 | |
| 100214 肿瘤学 | 肿瘤内科、肿瘤外科、肿瘤放疗科 |
| 100215 康复医学与理疗学 | |
| 100216 运动医学 | |
| 100217 麻醉学 | 麻醉科 |
| 100218 急诊医学 | |

注:目前临床医学硕士专业学位招生已经采用专业学位领域代码,而临床医学博士专业学位招生仍然采用学术学位二级学科代码

### (三) 博士专业学位授予标准与专科医师培训标准相结合

临床医学博士专业学位研究生完成课程学习,成绩合格,临床技能考核合格,取得卫生部统一印制的《专科医师规范化培训合格证书》,通过学位论文答辩,经学位授予单位(高校)审核通过,可获得博士研究生学历证书和临床医学博士专业学位证书。要求临床医学博士专业学位论文课题紧密结合临床实际;研究结果对临床工作具有一定的应用价值;论文表明申请人具有运用所学知识解决临床实际问题和从事临床科学研究的能力。

## 三、实施临床医学"5＋3＋X"人才培养模式的相关思考

在临床医学"5＋3"人才培养模式改革成功经验的基础上，"5＋3＋X"人才培养模式改革可能会面临的经费保障、导师指导模式、研究生管理方式、学位论文评价标准以及培养质量保障机制等问题，都可以类比解决。而在专业学位硕士和博士的招生计划管理方面，国家政策有着很大区别。目前上海市推行"5＋3＋X"人才培养模式改革的最大政策瓶颈就在于博士生招生计划，以下提出笔者的意见。

### （一）"5＋3＋X"培养模式博士生招生计划应单列

1997 年 4 月，国务院学位委员会第十五次会议审议通过的《临床医学专业学位试行办法》明确：为了完善我国医学学位制度，加速培养临床医学高层次人才，提高临床医疗队伍的素质和临床医疗工作水平，促进卫生事业的发展，以适应社会对高层次临床医师的需要，特此设置临床医学专业学位。临床医学专业学位分为临床医学硕士专业学位（master of medicine，MM）和临床医学博士专业学位（doctor of medicine，MD）。近年来国家对博士生招生计划规模严格控制。因此，要推进"5＋3＋X"改革，将临床医学博士专业学位研究生教育与专科医师规范化培训结合，就必须实施博士计划分类管理，即临床医学博士专业学位研究生招生计划管理方面应当区别于科学学位博士研究生，以适应社会对高层次临床医师的需求。首先，2010 年以前美国统计获博士学位人数并不包含医学博士（MD）；其次，我国的临床医学八年制（MD）也不占国家下达的博士生招生计划；再者，上海市"5＋3"改革得到了教育部大力支持，上海市"5＋3"项目专业学位硕士计划单列，不占国家下达到上海高校的硕士招生计划，培养经费来源于上海市财政专项。因此，建议上海市临床医学"5＋3＋X"人才培养模式改革延续"5＋3"招生计划管理模式，招生计划单列，由上海市财政专项支付博士生培养经费。

**（二）临床医学博士专业学位研究生招生计划管理需统筹"单证"与"双证"**

2012 年起教育部、国家发展改革委在下达全国研究生招生计划时,将博士招生计划开始分为"学术学位"和"专业学位"两种。目前,我国工程博士等专业学位只有"统招（双证）"途径,而临床医学（口腔医学）博士专业学位研究生存在着"统招（双证）"和"同等学力（单证）"两种途径。"双证"是指同时获得博士研究生学历证书和临床医学博士专业学位证书,"单证"是指仅获得临床医学博士专业学位证书。近年来,在学科建设和科研任务的压力下,由于国家博士生招生计划规模总量控制,具有临床医学博士专业学位授予权的部分高校开始不招或少招双证临床医学博士专业学位研究生,而将招生计划用于招收学术学位博士生。与此同时,由于"单证"不占国家博士生招生计划,在不招或少招"双证"临床医学博士专业学位研究生的同时,医学院校转向招收"单证"临床医学博士专业学位研究生。以复旦大学上海医学院为例,在《临床医学专业学位试行办法》发布后,每年均有 50％左右的临床医学硕士专业学位研究生转读博士研究生,但上海医学院从 2005 年起开始减招临床医学专业学位"双证"博士生,转博人数从 2005年的 77 人下降到 2013 年的 28 人;与此同时,2010～2013 年临床医学专业学位"单证"博士生招收人数逐年增加,分别为 13 人、26 人、37 人、44 人,从数量上"单证"博士生已经超过"双证"博士生。

因此,通过推进"5＋3＋X"人才培养模式改革,将临床医学博士专业学位研究生教育与专科医师规范化培训结合,在博士生招生计划分类管理的基础上,还必须统筹管理临床医学博士专业学位研究生的"双证"和"单证"途径,使得我国临床医学博士专业学位研究生的招生规模和学位授予人数保持相对稳定,不断提高临床医学博士专业学位研究生培养质量。

（本文收录于《学位与研究生教育》2013 年第 11 期）

# 第六章 医教协同下"5＋3"培养模式的若干思考

## 第一节 医教协同深化临床医学人才培养的若干思考

2010年，上海市启动"临床医学硕士专业学位教育与住院医师规范化培训结合的改革试验"（即"5＋3"模式）。2014年2月，国家卫生计生委、教育部等7部委在上海召开工作会议，发布《关于建立住院医师规范化培训制度的指导意见》。2014年6月，教育部、国家卫生计生委、国家中医药管理局、国家发展改革委、财政部、人力资源社会保障部等6部门联合印发《关于医教协同深化临床医学人才培养改革的意见》。

2014年11月27日，教育部、国家卫生计生委、国家中医药管理局在北京召开"医教协同深化临床医学人才培养改革工作推进会"，明确了我国医生培养的方向是构建以"5＋3"（5年临床医学本科教育＋3年临床医学硕士专业学位研究生教育或3年住院医生规范化培训）为主体的临床医学人才培养体系。

本文将以"5＋3"临床医学人才培养模式为重点，围绕医教协同培养临床医学人才的有效途径、热点难点问题和应对策略展开讨论。

### 一、医教协同 全面推进"5＋3"改革

《关于建立住院医师规范化培训制度的指导意见》描述了"5＋3"学位衔接方

式,一类是"5＋3"统招生(含"5＋3"一体化),即"符合住院医师规范化培训管理要求,按照住院医师规范化培训标准内容进行培训并考核合格的医学硕士专业学位研究生,可取得《住院医师规范化培训合格证书》";另一类是"5＋3"同等学力,即"取得《住院医师规范化培训合格证书》并符合国家学位要求的临床医师,可授予医学硕士专业学位"。

### (一) "5＋3"统招生

"5＋3"统招是指 5 年临床医学本科生经全国统考,被录取为 3 年临床医学硕士专业学位研究生,同时被卫生行业(医院)认定为是参加住院医师规范化培训的住院医师。"5＋3"模式以培养合格临床医师为目标,因而研究生具有住院医师"双重身份",在招生与招录、培养与培训、学历学位授予与职业规培证书发放环节实现"三个结合",合格毕业生可"四证合一"(执业医师资格证、住院医师规培合格证、硕士研究生毕业证和学位证)。

2010 年以来,上海市"5＋3"模式实践积累了丰富的成功经验。一是在知识传授方面,重点整合医学基础与临床课程设置,建立"以能力为导向,以病例为基础"的床旁教学,开展多层次以问题为基础的学习和研讨式循证医学课程;二是在技能训练方面,强化临床实践教学环节,对上海 50 家培训医院和 300 余个培训基地,按照内科、外科等 27 个学科大类,完善导师带教制度;三是在综合素质方面,特别重视住院医生职业操守、人文素养和沟通能力培养,使其善于沟通、关爱病人、尊重生命;四是在导师队伍建设方面,依托基地对培训医院带教教师,通过严格准入、严格培训规程、加强激励考核等,提升其责任意识和带教质量。

2015 年 5 月,国务院学位委员会发布《关于印发临床医学、口腔医学和中医硕士专业学位研究生指导性培养方案的通知》,为"5＋3"模式在全国范围推进指明了方向。一是在报考条件方面,明确招生对象为符合医师资格考试报考条件规定专业的应届或往届本科毕业生,已获得住院医师规范化培训合格证书人员原则上不得报考临床医学硕士专业学位研究生;二是在临床训练方面,规定临床能力训练应在住院医师规范化培训基地进行,实际培训时间不少于 33 个月。

目前,我国研究生和住院医师培养经费分属国家不同拨款渠道。临床医学专业学位研究生培养经费由政府教育部门按标准下拨到所在高校,住院医师规培专项资金由中央财政按 3 万元/人年下拨到国家级培训基地(医院)。比较分析发现,我国 2015 年招录的"5＋3"模式研究生绝大多数只是具有"规培临床训练"意义上的住院医师"双重身份",在校期间享受研究生身份待遇,培训基地可根据规培考核情况向其发放适当生活补助;而上海市"5＋3"模式研究生是具有包括"规培临床训练和规培人事待遇"意义上的"双重身份",在校期间享受研究生和住院医师的"双重身份"人事待遇。

显然,如果不是近年来国家层面大力推进"医教协同",研究生就不可能具有"规培临床训练"意义上的住院医师"双重身份",也无法做到培养环节"三个结合"和毕业环节的"四证合一"。因此,在现阶段我们必须承认"人事待遇"上的地区差异,而不是以此作为延缓"5＋3"模式改革进程的理由。

### (二)"5＋3"同等学力

"5＋3"同等学力是指将住院医师规范化培训与同等学力申请临床医学硕士专业学位工作有机衔接。5 年临床医学本科生被招录为国家级规范化培训基地的住院医师,同时也被教育行业(高校)认定为是具有研究生同等学力的在职人员。

1998 年国务院学位委员会颁布的《临床医学专业学位试行办法》规定,在职临床医师以研究生毕业同等学力申请临床医学硕士专业学位,需获得医学学士学位后,再从事临床医疗工作至少 3 年,完成二级学科临床能力训练,结束住院医师规范化培训第一阶段并通过考核。同时,申请人须通过在职人员以研究生毕业同等学力申请硕士学位外国语课程水平全国统一考试。

2014 年以来,全国医学专业学位教指委组织专家组开展了系列研究。2015 年 5 月教育部印发《关于授予具有研究生毕业同等学力人员临床医学、口腔医学和中医硕士专业学位的试行办法》,为 2016 年我国"5＋3"同等学力的推进奠定了政策基础。重大政策突破体现在以下 3 个方面:一是申请资格,将"申请人为本科毕业后从事临床医疗工作至少 3 年",修改为"正在接受住院医师规范化培训的住院医师或已获得《住院医师规范化培训合格证书》的临床医师";二是考试内容,以临床专业知识及其实际运用为重点,组织同等学力人员申请临床医学、口腔医学和中医硕士专业学位外国语水平及学科综合水平全国统一考试;三是临床能力考核认定,申请人完成住院医师规范化培训并取得医师资格证书和住院医师规范化培训合格证书,学位授予单位则认定其通过临床能力考核。

### (三)"5＋3"一体化

"5＋3"一体化是指我国七年制临床医学教育的转型调整,即5年本科阶段合格者直接进入本校与住院医师规范化培训有机衔接的3年临床医学硕士专业学位研究生教育阶段。

1988年我国试办七年制医学教育授予医学硕士学位,2015年全国已有数十所医学院校举办七年制医学教育。在上海"5＋3"模式的实践中,同济大学于2013年率先将七年制整体转为"5＋3"模式。2015年3月,教育部发布《关于做好七年制临床医学教育调整为"5＋3"一体化人才培养改革工作的通知》,明确我国从2015年起,不再招收七年制临床医学专业学生,将七年制临床医学专业招生调整为临床医学专业("5＋3"一体化)。

目前,"5＋3"一体化存在的主要问题是"招生计划和学生学籍注册管理"。根据调研结果和数据分析,政策建议如下:在招生计划方面,医学院校必须结合医疗卫生服务需求和学校实际情况,合理确定2015年以后的"5＋3"一体化培养的年度招生计划。因为教育部已经明确,自2015年起,七年制转为"5＋3"一体化的学校和专业范围不再扩大,每校"5＋3"一体化的临床医学专业、中医学专业招生数量总和不超过150人,超过上述招生计划录取者录取资格无效,不予注册电子学籍。在学籍注册方面,由于部分医学院校2015年前七年制招生计划大大超过150人,我们建议老人老办法、新人新办法:①2010年以前入学的七年制临床医学专业学生按原计划培养毕业,学籍注册延续原有模式;2010~2014年入学的七年制临床医学专业学生,根据学生意愿及各校实际情况,可以在完成第五年学习后颁发相应的学历、学位证书转入本校后3年的研究生教育阶段,或者按原计划培养毕业,研究生阶段学籍注册也应延续原有模式;②2015年以后"5＋3"一体化学生的招生计划和研究生阶段学籍注册,均必须严格按照教育部规定执行。

## 二、医教协同 深入推进"5＋3"改革

我国"5＋3"为主体的临床医学人才培养体系的深入推进,概括起来将涉及包括"5＋3＋X"试点、八年制培养模式、执业医师考试和临床医学学术学位研究生培养模式等医学教育改革的热点问题。

### (一)"5＋3＋X"试点改革

《关于医教协同深化临床医学人才培养改革的意见》明确要在具备条件的地区或高等医学院校,组织开展"5＋3＋X"(X为专科医师规范化培训或临床医学博士专业学位研究生教育所需年限)临床医学人才培养模式改革试点。

"5＋3＋X"试点改革既是"5＋3"改革的深化,也是深入推进"5＋3"改革的需要。一方面,与住院医师规范化培训相衔接的是专科医师规范化培训,两者共同构成了完整的毕业后医学教育阶段;另一方面,与临床医学专业硕士培养相衔接的是临床医学专业博士培养,并且专科医师规范化培训与临床医学专业博士的培养目标和临床技能要求高度一致。

2013年上海市启动专科医师规范化培训,2014年上海市将"5＋3＋X"列为和国家卫生计生委"共建"的重点工作之一。2014年《上海市临床医学博士专业学位教育与专科医师规范化培训衔接改革实施办法》描述了两类学位衔接方式:一类是统招"5＋3＋X",即通过各高校组织的博士生入学考试录取的临床医学博士专业学位研究生;另一类是同等学力"5＋3＋X",即通过各高校资格审查的临床医学博士同等学力人员。2015年,上海市5所医学院校将招收"5＋3＋X"100余名临床博士生,其中统招"5＋3＋X"只有5名。

2012年起,教育部、国家发改委在下达全国研究生招生计划时,将博士招生计划开始分为学术学位和专业学位。近年来,在学科建设和科研任务的压力下,由于国家博士招生计划控制,在具有临床医学专业学位博士授权点的部分高校开始不招或少招"统招"临床博士MD,而将计划用于学术博士PhD。与此同时,

由于"同等学力"不占国家博士招生规模,在不招或少招"统招"临床博士的同时,医学院校转向招收"同等学力",有些甚至每年招收数百名此类临床博士,其培养过程和专科医师培训没有关联,培养质量也缺乏有效监督。

由上可知,"5＋3＋X"试点改革遇到的主要问题为:一是试点高校统招"5＋3＋X"博士计划不足;二是全国范围临床医学博士同等学力培养质量堪忧。因此,我们建议"5＋3＋X"试点改革应当多措并举:①在教育部批准开展"5＋3＋X"试点的高校,要拿出一定的临床医学专业学位博士计划(教育部可按1:1配置博士计划);②在全国开展临床医学博士同等学力申请的高校,结合专业学位授权点专项评估工作,发现问题,监督整改,逐步转型为同等学力"5＋3＋X";③教育和卫生部门要"医教协同",加强临床医学博士专业学位授权点和专科医师规范化培训基地建设,并加强两者之间的有机结合。目前,我国临床医学硕士专业学位授权单位有110个,而临床医学博士专业学位授权单位仅35个。

### (二) 八年制培养模式探索

我国"5＋3"临床医学人才培养主体的确定,促进了七年制的"5＋3"一体化转型,也引发了对于八年制在校培养模式和毕业后医学教育(住院医师规培)的关注和讨论。

我国的八年制教育起源于北京协和医学院。2001年起,教育部批准北京大学等10余所高校试办八年制医学教育,授予医学博士学位。

比较分析八年制在校培养模式不尽相同,如北京大学医学部在后3年按照住院医师规范化培训要求,着重强化医学生临床实践能力培养;复旦大学是2年通识教育＋4年医学教学＋2年科研和临床实践;浙江大学是4年文理教育(竺可桢学院)＋4年医学教育(医学院)。

八年制毕业后医学教育(住院医师规培)也呈现出多元化特征。2010年起,复旦大学八年制医学生毕业后在上海市需要参加1～2年的住院医师规范化培训;2015年7月,浙江大学推出面向八年制毕业生的《临床医学博士后培养方案》,在参加3年住院医师规范化培训期间,住宿、工龄、收入方面享受"博士后待遇",科研教学能力培养方面也按照"博士后"的高标准严要求。

早在 2005 年,我们曾经提出八年制医学博士 MD 获得者可通过博士后招收途径进入附属医院做博士后,在为期 2～3 年的住院医师规范化培训期间享受在校博士后待遇。这样可从根本上解决医学博士 MD 在医院里接受毕业后教育期间的待遇的矛盾(低年资住院医师/临床博士后),同时也更加有利于"八年制"吸引优秀的高中毕业生源。

当前,我国"医患关系"矛盾突出,医生职业声望下降,医学专业受到冷遇。而八年制医学教育属于直接攻读博士学位,对于吸引优质高中生源学医,充实高层次医学人才队伍具有重要意义。因此,我们建议现阶段(2020 年前)不宜将八年制转型为"5＋3＋X",而是要鼓励这十余所举办八年制的顶尖医学院校,按照2011 年全国医学教育改革工作会议精神及《关于医教协同深化临床医学人才培养改革的意见》所提要求,改革创新培养模式,积极探索有效途径,培养多学科背景的高层次医学拔尖创新人才,并大胆尝试有效衔接住院医师规范化培训。

### (三) 执业医师分阶段考试实证研究

1999 年正式施行的《中华人民共和国执业医师法》规定,"具有高等学校医学专业本科以上学历,在执业医师指导下,在医疗、预防、保健机构中试用期满一年,才可以报名参加执业医师资格考试"。

随着我国临床医学人才"5＋3"培养模式的构建与实践,针对第 5 年本科实习和规培第一年研究生临床实践面临的"违法行医风险",国家医学考试中心2012 年就着手研究临床执业医师考试改革。临床执业医师第一阶段考试安排在医学生完成临床见习时进行,考试内容是临床基本知识和临床基本技能,考试通过与否将与医学生有无资格参加临床实习,能否顺利毕业,能否获得住院医师规培资格等密切相关。第二阶段考试安排在大学毕业后住院医师培训满 1 年时进行,考试内容是临床综合知识和临床综合技能。

2015 年 6 月 9 日,复旦大学承办了国家医学考试中心"执业医师资格分阶段考试实证研究考官与考务培训会",标志着我国临床执业医师类别两段式考试实证研究的正式启动。复旦大学在参与国家医学考试中心分阶段考试理论题库建设的基础上,与全国 14 所医学院校共同参与了第一批分阶段考试实证研究,所有临床医学专业本科生都参加了 6 月 19 日的医学基本知识理论考试和 6 月 20～21 日的临床基本技能测试。

在参与分阶段执业医师考试实证研究中,我们认识到要根据研究结果对我国《执业医师法》进行修改,少则 3～5 年,多则没有期限。因为分阶段执业医师第二阶段考试将在 3 年后举行,并且法律修改程序非常复杂。我们建议将执业医师资格考试第一阶段考试称为实习医师资格考试,第二阶段考试仍称为执业医师资格考试,这样就不需对我国现有《执业医师法》进行修改,通过第一阶段考试获得"实习医师资格"就可有效解决本科实习和规培实践的"违法行医风险"。

分阶段执业医师考试改革将强化临床医学人才培养质量监控,对于部分临床医学专业本科招生规模过大的医学院校,应当根据医学生第一阶段执业医师考试成绩,减少其临床专业本科招生计划,逐步构建临床医学人才培养质量对于本科招生规模的约束机制,以及医学院校教育、毕业后教育和继续医学教育相适应的临床医生培养体系。

### (四) 学术学位和专业学位"双轮驱动"

我国临床医学研究生分为学术学位和专业学位两类。学术学位着重培养从事基础或临床基础的研究人员,侧重于学术理论、实验研究和科研能力训练;专业学位培养具有较强临床工作能力,熟悉临床科研过程的合格临床医生,侧重于临床能力的训练和提高。

我国"5＋3"模式的构建与实践,成功扭转了临床医学专业学位培养中所存在的"重科研、轻临床"问题。但随之出现的问题是临床医学学术学位研究生的生源质量下降,因为临床医学本科毕业生不愿报考学术学位,根据《我国医师资格考试报名资格规定(2014 版)》,2015 年 1 月 1 日以后入学的学术学位研究生,其研究生学历不作为报考各类别医师资格的学历依据,研究生毕业后仍然需要完成住院医师规范化培训。

因此,在通过"5＋3"模式培养合格临床医师的同时,如何对医学院校担当临床科研生力军的学术学位研究生培养模式进行改革,实现和专业学位研究生培养的"双轮驱动",已经迫在眉睫。

　　我们建议通过改革提高学术学位研究生完成科研课题的工作效能。一是通过修改临床医学学术学位入学考试科目"西医综合",拓展生源报考学科背景范围,使得基础医学、生物学甚至其他专业本科生均可被录取为临床医学学术学位研究生;二是要构建"立交桥",让具有临床本科背景的学术学位研究生毕业后也可以报考医师资格考试,参加住院医师规培,成为具有较高科研水平的高层次临床医师;三是通过修订临床医学学术学位培养方案和学位授予标准,取消学术学位研究生的临床技能轮转安排(6 个月),增加其科研课题理论研究和实验工作时间。

　　"5＋3"专业学位硕士培养方案明确要求其学位论文科研选题必须聚焦于解决临床工作实际问题,要"掌握文献检索、资料收集、病例观察、医学统计、循证医学等科研方法,能够熟练地搜集和处理资料,在临床实践中发现问题,科学分析和总结,研究解决问题,探索有价值的临床现象和规律",并在 33 个月规范化培训期间完成 1 篇紧密结合临床应用的硕士学位论文。因此,我们有理由预期,随着"5＋3"模式的全面深入推进,以及生源和培养质量的大幅提升,"5＋3"专业学位硕士一定会成为临床应用研究中不可或缺的方面军,届时研究生导师不愿招收"5＋3"专业学位硕士也将成为历史。

(本文收录于《中国大学教学》2015 年第 7 期)

## 第二节　临床医学"5＋3"培养模式的
## 管理体制与政策机制创新

　　根据《国家中长期人才发展规划纲要(2010～2020 年)》的要求,培养各行业高级应用型人才逐渐成为国家人才队伍建设的重点之一,而专业学位研究生教育作为我国高级应用型人才的重要培养渠道,其结构和规模正逐步得到优化,截至目前,我国硕士专业学位研究生类别有 40 种,博士专业学位研究生类型有 6种。其中,正因为临床医学教育与医疗行业天然结合,与国家需求密切相关,所以,在专业学位硕士和博士层面,均设有临床医学、口腔医学、中医学等类别。2010 年,上海市启动了"临床医学硕士专业学位教育与住院医师规范化培训结合的改革试验"。2011 年,全国医学教育改革工作会议上,教育部和卫生部决定在全国加快推进临床医学教育综合改革,实施卓越医生教育培养计划。2012 年,教育部和卫生部共同下发《关于实施临床医学教育综合改革的若干意见》和《关于实施卓越医生教育培养计划的意见》。2013 年,教育部和国家卫生计生委下发《关于批准第一批临床医学硕士专业学位研究生培养模式改革试点高校的通知》。2014 年,国家卫生计生委、教育部等 7 部委在上海召开"建立国家住院医师规范化培训制度"工作会议,重点介绍了《关于建立住院医师规范化培训制度的指导意见》;2014 年 11 月 27 日,教育部、国家卫生计生委、国家中医药管理局在北京召开"医教协同深化临床医学人才培养改革工作推进会",教育部、国家卫生计生委等 6 部门下发《关于医教协同深化临床医学人才培养改革的意见》,明确了医生培养的方向,即构建以"5＋3"为主体的临床医学人才培养体系。上述历程充分显示了我国在实施临床医学"5＋3"培养模式改革的关键措施在于"医教协同"。本文在分析我国医教协同体系现状的基础上,对推进临床医学"5＋3"培养模式的难点提出解决策略。

## 一、医教协同体系现状

我国临床医学(含口腔医学、中医学,下同)本科阶段学制 5 年,主要分为通识教育课程、基础医学课程和临床医学课程,分别在医学院校及其附属(教学)医院。医学生低年级在医学院校进行基础医学课程学习、高年级在附属(教学)医院进行临床医学课程见习、实习。临床医学理论授课及临床实践(见习、实习)带教等教学任务主要由附属(教学)医院医生负责。近年来,部分高校参照国际医学教育标准,构建了基于疾病的多学科整合式 PBL(以问题为导向的教学方法)课程新体系,并探索依据"器官、系统"开设整合式医学课程,用形成性评价与总结性评价相结合的方法,全方位对学生进行知识技能掌握情况、解决临床问题能力等综合评价,推动医学基础与临床课程的融合,紧密理论教学和临床实践的关联,复旦大学在该领域的成果《学教相长,研创并举——基于疾病的多学科整合式 PBL 课程体系的构建与实施》获上海市级教学成果一等奖。同时,建设高水平临床技能实训中心平台,强化临床实践教学环节,搭建"早临床、多临床、反复临床"平台,提升医学生临床思维和临床实践能力。

我国临床医学硕士专业学位研究生教育学制为 3 年。2010 年,上海市率先启动了"5＋3"项目试点改革,成为最早开展的"国家教育体制综合改革项目"之一,即与住院医师规范化培训有机衔接的临床医学硕士专业学位研究生培养,旨在推动研究生招生和住院医师招录相结合,研究生培养与住院医师规范化培训相结合,专业学位授予标准与临床医师准入标准有机衔接。临床医学本科生通过"全国硕士研究生统一入学考试"或"推荐免试"进入 3 年临床医学硕士专业学位研究生教育,完成住院医师规范化培训,实现由医学生向合格医生的转变。如顺利通过各项考核,最终将获得执业医师资格证书、住院医师规范化培训合格证书、硕士研究生毕业证书和硕士专业学位证书。

我国临床医学博士专业学位研究生教育学制为 3 年。2013 年,上海市启动专科医师规范化培训试点,成为国家卫生计生委和上海市"委市共建"重点工作。在此基础上,上海市出台《上海市临床医学博士专业学位教育与专科医师规范化培训衔接改革实施办法》,复旦大学等高校 2014 年开始招收"5＋3＋X"项目学生(临床医学博士专业学位研究生教育与专科医师规范化培训有机衔接,X 即为与专科医师规范化培训相衔接的临床医学博士专业学位研究生教育所需年限,下同)。

由上可知,我国本科阶段的"医教协同"主要体现在教育系统(以学校为主)和卫生系统(以医院为主)在课程体系改革和实践教学评价改革方面的合作,侧重机制方法改革,其协同范围主要集中在医学院校及其附属(教学)医院内部的合作;研究生阶段的"医教协同"则主要体现在教育系统(教育部门、学校、教改专家等)和卫生系统(卫生行政部门、医院、医改专家等)在医学教育改革和医药卫生体制改革背景下的合作,侧重体制政策改革,其协同范围已覆盖整个教育、卫生行业相关单位。

## 二、医教协同管理体制与政策机制创新

2015 年 6 月,全国医学专业学位研究生教育指导委员会在广州召开全国临床/口腔医学专业学位研究生教育政策与业务培训会,国家教育行政学院和中国高教管理研究会在湛江共同举办医学教育管理改革专题研讨会。在上述会议上,全国部分高校及附属医院反馈了其在推进医教协同培养临床医学"5＋3"人才过程中面临的困难,主要聚焦于"管理模式""财政投入"和"质量保障"等方面,其难点及解决策略如下。

### (一) 政府统筹,解决多头管理的难点

"5＋3"模式改革需要解决人才培养"多头管理"的难点。即高校和附属医院分别隶属于教育和卫生系统。高校管理及学位制度改革等由教育部门负责,毕业后医学教育、行业准入和职称晋升等政策由卫生计生行政部门负责。当然,"5＋3"模式是一项复杂的系统工程,改革离不开方方面面的政策支持与协同配合,在教育和卫生系统以外,还涉及发改、财政、科技、人社、编制、法制等多个部门。

在上海的改革实践中,政府注重顶层设计与整体构架,依托医改平台和联席会议制度,统筹资源配置,明晰部门职责,加强部门协调,同时协同社会资源,深化以"政府、行业、高校、医院"为基础的"医教协同"体系建设。各方通过大力推进"5＋3"模式,从资金投入、人事管理、社会保障等多个向度突破原有体制"桎梏",以政策红利充分激发人才红利,对医教协同改革实施提供有力支撑。在这一过程中,中央政府主要发挥宏观调控职能,探索建立以卫生行业需求为导向的医学院校人才培养供需平衡机制,完善投入保障机制、人才培养制度、行业准入制度和人事薪酬制度。地方政府要结合区域卫生发展规划,为深化医教协同体系改革营造良好的政策支撑环境。如对于部分临床医学专业本科招生规模过大的高校,建议根据地区供需情况、国家医师资格考试情况、专业发展情况等,减少其临床医学专业本科招生计划。

### (二) 双重投入,解决成本分担的难点

"5＋3"模式改革需要解决人才培养"成本分担"的难点。在教育经费方面,政府应不断加大对医学教育的专项投入;在卫生经费方面,中央财政对国家级培训基地住院医师规范化培训提供专项资金支持,资金补助标准为3万元/人年,补助资金2/3用于补助住院医师,1/3用于补助基地和师资。但是对于省级培训基地,各地住院医师规范化培训筹资渠道不尽相同,呈现"政府投入、基地自筹、社会支持"等多元投入形式。

2010年,上海率先探索建立了适应"行业人"特点的培训对象人事管理模式,并在此基础上构建了以政府投入为主的经费保障体系(政府承担培训设施购置、培训对象基本工资等费用;培训医院承担培训对象绩效工资),明确培训期间计算工龄,按培训医院同类人员标准发放基本和绩效工资,培训期间享有"五险一金"等社会保障,做到"同等待遇、同等保障",从而为具有"双重身份"(硕士研究生和住院医师)的"5＋3"培训对象提供了待遇保障。在全国范围内,除中央财政支持外,各地要积极争取地方财政配套支持。建议"5＋3"模式的财政投入形式以省为单位进行统筹,制定投入原则,统一投入形式,尽量采用"教育、卫生经费累加投入",即临床医学硕士专业学位研究生参加住院医师规范化培训,在享受相关教育经费投入的基础上,培训基地按照基地其他住院医师规范化培训对象待遇标准给予研究生生活补助;当然由于各省财政收入及筹资能力不同,也可采用"教育、卫生经费就高投入",即在一个省级区域内,测算和比较教育、卫生经费分别对临床医学硕士专业学位研究生及住院医师规范化培训学员的单一投入标准,并就两者之中高的标准对"5＋3"培训对象进行财政投入。

### (三) 示范带动,解决质量差异的难点

"5＋3"模式改革需要解决人才培养"质量差异"的难点。1999年以来,我国临床医学专业本科招生规模扩大显著,但部分医学院校并未加强在师资队伍、基础教学设施、临床实践基地等方面的配套建设,导致生均教育资源降低,医学教育不均衡发展等问题,从而使得我国各医学院校毕业生水平参差不齐。同时,我国医疗资源分布不均,优质医疗资源(大型三级医疗机构)多为医学院校直属医

院,主要集中在经济发达地区。非直属医院与直属医院相比,欠发达地区医院与发达地区医院相比,在带教师资、教学管理、诊疗技术的水平和理念存在一定差异。因此,我国医学教育在地域间、校际间、院际间呈现一定程度的"非均质"性。基于这一现状,不同地区、不同高校、不同医院对于"5＋3"模式的认识和对于统一培养标准的执行上也将有所差异。上述质量差异均将直接影响"5＋3"模式的改革效果。

在全国范围内推广"5＋3"模式时,教育和卫生计生部门应充分考虑到不同地区、高校和医院的差异,本着"互为优先、相互促进"的原则,同步审定临床医学硕士专业学位授权点和住院医师规范化培训基地。高校也应进一步理顺管理体制,加大对附属医院推进"5＋3"模式改革的考核,提升非直属医院带教师资水平和教学管理能力,完善培养质量控制体系,将其作为推动大学附属医院引领公立医院改革的重要举措之一。而在这一过程中,试点地区、高校和医院要积极推广实践经验,并支持欠发达地区开展住院医师规范化培训工作。如自2012年起,复旦大学等上海市高校通过接收委培住院医师、定向培养研究生、召开经验交流会等方式,在师资队伍和培训基地建设等方面对新疆、福建、安徽等地进行示范和指导。

### 三、医教协同体系展望

2014年9月,中国国家卫生和计划生育委员会与美国中华医学基金会在北京人民大会堂共同举办"中美医学教育高层论坛"。来自北京协和医学院、北京大学、复旦大学、哈佛大学、约翰·霍普金斯大学、香港大学等全球约60所学校的代表出席了此次论坛。论坛发布了世界著名医学杂志 The Lancet(《柳叶刀》)中国专辑,在以"Taking China's health professional education into the future(《带领中国医学教育走向未来》)"为题的 Editorial(主编社论)中,关于中国医学教育提出了5个关键问题:①What is the actual content of health professional education(医学教育本质即培养目标是什么)? ②How does the curriculum lead to the necessary medical competencies(如何基于岗位胜任力实施医学教育改革)? ③How can the health educational reform serve the ongoing health-care reform in China(医学教育改革怎样才能服务中国新医改需求)？ ④How can medical colleges help the government provide continuing medical education for effective lifelong learning(医学院校如何帮助政府建立有效的终身医学教育体系)？ ⑤How can the loss of graduates to other occupations be minimized(如何坚定医学生从医职业志向,减少医师队伍流失)？

目前,我国正致力于通过建立和完善医教协同体系,破解上述 5 个关键问题,让医学教育回归本质,即培养会看病的合格医生,逐步形成院校教育、毕业后教育和继续教育三者有机衔接的规范化标准化中国临床医师培养体系。

(本文收录于《中国高校科技》2015 年第 9 期)

## 第三节    临床医学"5＋3"项目招生工作的实践与思考

2009 年 3 月,《中共中央国务院关于深化医药卫生体制改革的意见》提出"建立住院医师规范化培训制度"。此后,2010 年 6 月,《国家中长期人才发展规划纲要(2010～2020 年)》也提出了"开展住院医师规范化培训工作,支持培养 5 万名住院医师"。住院医师规范化培训是医学生成长为合格临床医师的必由之路,对于保证临床医师专业水准和医疗服务质量具有不可替代性。在教育部、国务院学位办的大力支持下,上海市启动了临床医学硕士专业学位研究生教育与住院医师规范化培训结合改革项目(注:教育部批准实施的 27 项教育体制综合改革项目之一,以下简称"5＋3"项目)。这一改革的核心为"三个结合",即专业型研究生招生与住院医师规范化培训招录相结合;专业型研究生培养与住院医师培训相结合;专业型研究生学位授予与临床医师资格准入相结合。

复旦大学作为上海市临床医学专业学位教育与医师规范化培训结合项目工作小组组长单位(注:"上海市临床医学专业学位教育与医师规范化培训结合项目工作小组"为原"上海市临床医学硕士学位教育与住院医师规范化培训结合项目"和"上海市临床医学博士学位教育与专科医师规范化培训结合项目"工作小

组合并组建而成),在"5＋3"项目招生实践中,发展和完善项目招生管理体系,及时总结存在问题,并制定改进措施,有效指导各附属医院开展"5＋3"项目招生工作,进而探索和创新了具有复旦特色的"5＋3"项目招生模式。

## 一、"5＋3"项目招生实践特色

### (一) 强化医教协同,健全管理体系

在上海市成立"临床医学硕士学位教育与住院医师规范化培训结合项目领导小组和工作小组"的基础上,2012 年 12 月,上海市卫生局下发《关于本市毕业后医学教育工作的通知》(沪卫科教〔2012〕62 号),要求上海各相关高校加强毕业后医学教育工作。我校分管领导高度重视,经讨论研究,以《关于成立"复旦大学上海医学院毕业后医学教育委员会"的通知》(复上医〔2013〕1 号)的文件形式,正式组建我校毕业后医学教育管理机构,包括毕业后医学教育委员会及其下设的办公室和各专业委员会。为响应国家临床医学教育综合改革要求,加大对"5＋3"项目的推进力度,达到临床医学教育全过程管理的目的,毕业后医学教育委员会及其下设办公室包含了医院管理处、医学学位与研究生教育管理办公室、医学教育管理办公室、临床医学院(待建)及各附属医院分管教育工作的相关负责人。同时,在"5＋3"项目招录工作中,我校充分践行"专业型研究生招生与住院医师规范化培训招录相结合"的要求,在"5＋3"项目研究生招生简章中明确附属医院招生联系人分别为医院研究生和住院医师分管工作人员,以便学生能够更为清晰准确地了解"5＋3"项目中研究生和住院医师两方面的政策,从而使得原有研究生教育管理部门和住院医师培训管理部门从各自分管条线出发,主动对应改革需求、弱化组织边界,充分开展教卫协同的探索,最终才使得原本就存在内在关联的两套组织流程有效结合,优化成为一套符合临床医学人才培养目标和战略需求的新组织流程。

### (二) 贯彻国家战略,重视全科医学

从我国医疗改革的方向来说,建立全科医生制度是保障和改善城乡居民健

康的迫切需要,也是提高基层医疗卫生服务水平的客观要求和必由之路。当前国家各级政府层面均在大力推进全科医生制度建设。2011年,国务院颁布《国务院关于建立全科医生制度的指导意见》(国发〔2011〕23号)。教育部、国务院学位委员会下文《关于同意在临床医学专业学位类别下增设全科医学和临床病理学领域的批复》(学位办〔2011〕66号),决定在2012年开展全科医学领域的招生工作,并设置专门的招生代码。卫生部发布《医药卫生中长期人才发展规划(2011～2020年)》,其中提到2020年要完成10万名高等医学院校临床医学专业毕业生全科方向的住院医师规范化培训。

对报考研究生的考生而言,由于全科医学研究生毕业后明确到基层医院工作,考生并不愿意报考。首都医科大学、山东大学齐鲁医学院、贵阳医学院、浙江大学医学院、广州医学院5所医学院校就临床医学本科毕业生就业意愿情况进行调查,结果显示仅有2.2%的毕业生愿意去基层医疗卫生机构工作。不愿意报考的原因包括工作条件不好(55.5%)、收入低(40.2%)、职称晋升途径不通畅(30.1%)。另外,政策不明朗也是医学生不选择基层的因素之一。以2012年复旦大学报考情况为例,第一志愿报考"5＋3"项目研究生且总分达到分数线的考生中没有一位同学报考全科医学。在国家需要和考生个人志愿发生矛盾的情况下,我校积极配合国家当前实施的推进全科医学的重大战略,将支持全科医学的发展作为我校开展"5＋3"项目工作的重要原则之一,并在招生过程中采取一系列保障措施加以落实。如通过明确全科医学破格复试资格、充分与医院复试专家沟通政策、全科医学专家对考生进行宣传动员等方式给予全科医学特殊政策,扩大全科医学的生源。

### (三) 注重舆情分析,开展综合宣传

在"5＋3"项目招生过程中,通过与考生交流,发现考生对上海市开展的"5＋3"项目并不了解,相反在网上及考生之间口口相传的很多是关于本项目的错误信息,对于考生有很大的误导。虽然我们在各大学的招生网站上均有关于"5＋3"项目招生简章等官方文件,但考生感兴趣的很多实际问题无从体现。此外,考生了解信息的渠道并不仅仅是各大学的招生网站,他们有公认的信息沟通平台,

如考研 QQ 群及丁香园网站的考研专栏。为拓展与考生之间的信息沟通渠道，我校除以往通过电话和邮件沟通方式，也尝试通过丁香园网站、考研 QQ 群等渠道发布信息，并通过短信平台对考生进行提醒等。

当然，自开展"5＋3"项目以来，我校各附属医院已开展了大量卓有成效的工作。因此，我校制作《复旦大学上海医学院毕业后医学教育工作专刊》（电子版），其中包含关于"5＋3"项目的内容，向校内外潜在考生进行宣传。尤其是在读和毕业"5＋3"项目研究生的学习感悟，对其母校的学弟学妹们有着非常重要的导向作用。

## 二、"5＋3"项目招生的实践思考

随着我国经济社会的跨越发展和人民生活水平的快速提升，我国越来越重视医药卫生事业的改革和发展，尤其是近年来在医学人才培养方面给予了更多的关注，政策环境日趋完善。而在新的政策环境中，如何进一步做好"5＋3"项目招生工作，值得我们思考。以下仅就近期出台的相关政策对于"5＋3"项目招生工作的影响及如何运用好这些政策推进"5＋3"项目招生工作，进行简要分析。

### （一）国家住院医师规范化培训制度：吸引潜在生源

2014 年 2 月，国家卫生计生委等 7 部门在上海召开工作会议，启动建立国家住院医师规范化培训制度，有力推进了"5＋3"模式在全国各医学院校的推广应用。会议明确，2015 年我国全面启动住院医师规范化培训工作，逐步统一住院医师规范化培训和医学硕士专业学位研究生培养的内容和方式，即"符合住院医师规范化培训管理要求，按照住院医师规范化培训标准内容进行培训并考核合格的医学硕士专业学位研究生，可取得《住院医师规范化培训合格证书》"。这一制度的建立在全国层面明确了《住院医师规范化培训合格证书》作为从事临床医疗工作必备的行业"准入资格"，从而极大地增强了"5＋3"项目对于临床医学本科毕业生的吸引力，有助于消除上海改革的"孤岛效应"，进一步扩充了该项目的潜在生源。我校在"5＋3"项目招生工作中，充分宣传国家政策，以《关于建立住院医师规范化培训制度的指导意见》为基础,以较为成熟的上海住院医师规范化培训制度为依托,使得潜在生源更清晰地认识到"5+3"项目的优势,增加报考意愿。

### (二)国家医师资格考试报名资格规定:明确潜在生源

《医师资格考试报名资格规定(2014 版)》于 2014 年 3 月 18 日由国家卫生计生委、教育部、国家中医药管理局联合印发并公布施行。《医师资格考试报名资格规定(2014 版)》共 9 条,对试用机构、试用期考核证明、报名有效身份证件、报考类别和学历审核进行具体界定,增加了操作性,分类更加合理,条理更加清晰,其核心内容是学历审核,这对指导各地做好医师资格考试报名资格审核工作,严格医师资格准入,提高医师队伍素质起到重要作用。尤其是以下政策,如"临床医学(含中医、中西医结合)、口腔医学、公共卫生专业学位研究生,在符合条件的医疗、预防、保健机构进行临床实践或公共卫生实践,至当次医学综合笔试时累计实践时间满 1 年的,以符合条件的本科学历和专业,于在学期间报考相应类别医师资格"及"2015 年 1 月 1 日以后入学的学术学位研究生,其研究生学历不作为报考各类别医师资格的学历依据",进一步明确了专业学位研究生与学术学位研究生在执业医师报考方面的区别,通过对该政策的宣讲,使得潜在生源可根据个人定位和兴趣,选择报考研究生的学位类型,从而使部分"希望提升临床技能,但却无法分辨学位类型区别"的潜在生源回归"5+3"项目。

### (三)上海专科医师规范化培训制度:激励潜在生源

2013 年 5 月 8 日,上海市卫生和计划生育委员会、上海市财政局、上海市教育委员会联合下发《关于印发〈上海市专科医师规范化培训实施办法(试行)〉的通知》,正式启动专科医师规范化培训。2013 年 6 月 9 日,刘延东同志到上海视察医改工作,从医改角度充分肯定了上海实施的临床医学人才培养"5+3"改革,并希望上海市再接再厉,推动医改迈出新步伐。2013 年 6 月 18 日,上海市卫生和计划生育委员会、上海市财政局、上海市教育委员会联合下发《关于成立"上海市临床医学博士专业学位教育与专科医师规范化培训结合项目"领导小组和工作小组的通知》。2014 年 2 月 13 日,国家卫生计生委和上海市人民政府举行委市合作领导小组会议,确定将"支持上海开展专科医师规范化培训试点"作为2014 年度委市合作 11 项重点工作之一。建立上海专科医师规范化培训制度,尤其是开展"专科医师规范化培训和临床医学专业博士培养结合工作"(即"5＋3＋X"项目),是深化医改教改的重要举措,是"住院医师规范化培训和临床医学专业硕士培养结合工作"(即"5＋3"项目)的重要延伸,并通过学历(学位)层次提升,给予参与"5＋3"项目的学生更好的职业发展路径,反过来对于"5＋3"项目也将起到重要的巩固和支撑作用。加强对该制度的宣讲,有助于激励部分"希望在'5＋3'项目基础上,进一步提升临床技能和学历(学位)层次"的潜在生源报考"5＋3"项目。

综上所述,"5＋3"项目作为我国医学教育结构优化和学制学位调整的改革方向,随着相关政策的陆续出台,必将吸引更多的优质生源报考。同时,"5＋3"项目作为我国实施卓越医生教育培养计划的典型案例,其招生虽为专项工作,但意义重大,作为遴选我国日后高层次临床应用型人才的"门槛"之一,应该得到越来越多的重视。当然,我校将在现有工作基础上,进一步密切结合国家有关政策,遵循专业型人才选拔要求,继续凝练"5＋3"项目招生实践特色,不断深入研究"5＋3"项目招生发展趋势和对策。

(本文收录于《上海高等医学教育》2014 年第 3 期)

## 第四节　深化医学教育改革　培养卓越医学人才

在教育部和上海市大力支持下,复旦大学等高校经过长期理论研究和实践探索,构建了具有中国特色的标准化、规范化临床医师培养模式,即 5 年本科教育加 3 年住院医师规范化培训的"5＋3"模式,在临床医学人才培养和教育教学改革方面取得了重大突破,实现了由培养合格医学生向培养合格临床医师的重大转变,开创了"教改医改互动,满足人民需求"的成功典范。目前,国家正在大力推进"5＋3"临床医学人才培养模式改革,在此背景下,如何进一步深化医学教育改革,培养卓越医学人才,已经成为医学院校最为关心的问题之一。本文在回顾和总结"5＋3"临床医学人才培养模式构建与实践的基础上,就未来医学教育改革提出一些思考和建议。

## 一、"5＋3"临床医学人才培养模式的回顾和总结

### (一)"5＋3"模式的构建

自 2003 年起,教育部和上海市委托复旦大学等高校研究团队,围绕临床医学教育改革开展了 18 项重大研究,深入研究世界主要国家的医学教育和医师培养体系。复旦大学等研究团队赴西藏、新疆、内蒙古和青海等地现场调查,完成了对 41 所医学院校 1 343 位临床医学导师的问卷调研,发表数十篇医学教育论文,参编出版多本医学教育专著,从理论上初步构建了以临床实践能力为核心的"5＋3"临床医学人才培养模式。

### (二)"5＋3"模式的实践

复旦大学等高校通过界定临床医学专业学位硕士同时具备住院医师和研究生的"双重身份",实现了"研究生招生和住院医师招录、研究生培养过程和住院医师规范化培训、专业学位授予标准与临床医师准入制度"的"三个结合",合格研究生毕业时可以获得《执业医师资格证书》《住院医师规范化培训合格证书》《研究生毕业证书》和《硕士学位证书》,简称"四证合一"。在实践中,通过上海市政府统筹资源配置,建立医教协同机制,着力于医学教育发展与医药卫生事业发展的紧密结合,着力于人才培养模式和体制机制改革的重点突破,着力于医学生职业道德和临床实践能力的显著提升,着力于医学教育质量保障体系的明显加强,创新临床医师培养机制。

### (三)"5＋3"模式的意义

长期以来,我国临床医学教育存在院校教育及毕业后教育脱节,院校教育中

二级学科与一级学科并存,多种学制学位并存,专业学位研究生临床实践身份尴尬,毕业后教育不规范等问题。针对上述问题,由复旦大学等高校完成的教学改革成果《我国临床医学教育综合改革的探索和创新——"5+3"模式的构建与实践》,通过培养体系、教育制度、协同机制和实践教学创新,探索了我国研究生临床技能水平提高的根本途径,促进了我国住院医师规范化培训制度的建立健全,明确了我国医学教育结构优化和学制学位调整的方向,也引领了我国其他领域专业学位教育模式改革。

## 二、深入推进"5+3"临床医学人才培养的思考和建议

### (一) 强化"5+3"模式中两阶段"一体化"培养理念

"5+3"模式通过5年医学本科教育和3年住院医师规范化培训的两段式培养,从而达到院校教育与毕业后教育的无缝衔接,真正实现以临床医学生职业胜任能力提升为核心的递进式、序贯式的整体化人才培养模式。目前,我国"5+3"模式的实现主要有3种形式:①本科教育管理部门主要负责的"5+3":即本硕连读(七年制转型),在高考时报考此类型,在同一学校及其附属医院(教学医院)完成5年医学本科教育和3年与住院医师规范化培训相结合的临床医学专业学位研究生教育;②研究生教育管理部门主要负责的"5+3":经过5年医学本科教育,考取高校临床医学专业学位硕士研究生,进入报考高校及其附属医院(教学医院)进行3年与住院医师规范化培训相结合的临床医学专业学位研究生教育;③毕业后教育管理部门主要负责的"5+3":经过5年医学本科教育,毕业后进入培训医院进行3年住院医师规范化培训,日后在符合相关要求后可以同等学力身份申请临床医学专业学位。无论是上述哪一种形式,其核心构成要素和学制学位要求是高度一致的,均体现了两阶段培养是一个不可割裂的完整体系,高等医学院校应当强化两阶段"一体化"培养的理念,摒弃因为传统管理部门(本科教育管理部门、研究生教育管理部门、毕业后教育管理部门)分设而形成的割裂培养思维,可以通过部门合并或设立多部门联席会议制度,共同制定本校"5+3"模式的培养目标、两阶段侧重点及相关衔接工作的管理制度及实施办法,齐抓

共管、协同推进,使得"5＋3"模式两阶段"一体化"培养理念得以真正落实。

### (二) 推进"5＋3"模式中本科阶段的教育教学改革

"5＋3"模式中 5 年本科教育阶段,在我国实行的历史长、范围广,已经积累了丰富的理论成果和实践经验。但是,目前 5 年本科阶段教学在医学生职业素养、临床实践能力培养、自主学习能力培养等方面的状况却不尽如人意,明显制约"5＋3"模式的推广和落实。因此,高等医学院校应当大力开展本科阶段教育教学改革,适应"5＋3"模式的需求。首先,高等医学院校应当以师生之间深度思想沟通为载体,改革本科生导师制度,构建保障师生深度交流互动的新型平台,从而加强医学生职业素养,并建立一套相对客观并具可操作性的医学生综合素质考核评估模型,将医学生职业素养中难于考核的内容转变为相应细化的、可相对量化的客观指标进行考核,进一步保障医学生职业素养的提升。其次,高等医学院校应当借鉴国内外临床技能教学的先进经验,运用领先的电子模拟和仿真技术,并结合标准化病人(standardized patient,SP)手段,与临床学科紧密合作,实施一系列由易渐难的梯度式临床技能学习课程及相应临床技能考核,从而强化医学生临床实践能力培养。同时,根据"5＋3"模式一体化要求,对于 5 年本科教育通常为"4＋1"教学模式(4 年在校学习＋1 年临床实习)的现状进行相应调整,避免重复轮转,保证实习质量。再次,高等医学院校应当建立和完善"以能力为导向,以病例为基础"的床旁教学,开展多层次以问题为基础学习(problem-based learning,PBL)和研讨式循证医学课程,并将网络化授课与集中授课进行优势衔接,培养学生的自我学习能力和循证医学思维,并通过开展大学生创新计划等形式,吸引医学生主动参与科研设计,激发医学生自主学习意识。

### (三) 深化"5＋3"模式中住院医师规范化培训/专业学位研究生阶段教育教学改革

"5＋3"模式中 3 年住院医师规范化培训/专业学位研究生阶段的教改核心,在于继续坚持以职业需求为导向,以临床实践能力培养为重点,巩固和完善临床医学专业学位硕士研究生教育与住院医师规范化培训的"三个结合",即研究生招生和住院医师招录相结合;研究生培养过程和住院医师规范化培训过程相结合;专业学位授予标准与临床医师准入制度相结合。同时,进一步完善仅参加3年住院医师规范化培训的本科学历学员,以同等学力身份申请临床医学专业学位研究生教育的有关工作。高等医学院校在临床医学专业学位硕士研究生教育与住院医师规范化培训衔接改革顺利推进的基础上,可以按照《中共中央国务院关于深化医药卫生体制改革的意见》(中发〔2009〕6号)和《教育部关于开展研究生专业学位教育综合改革试点工作的通知》(教研函〔2010〕1号)的精神,适时开展临床医学专业学位博士研究生教育与专科医师规范化培训相结合工作,建立健全"5＋3＋X"模式。在此过程中,高等医学院校应当主动与教育、卫生计划生育等主管部门进行沟通,并与所属医院形成定期交流机制,共同争取有利于医学教育改革的政策出台,充分调动政府、高校、医院等多方力量,着力培养能够解决临床实际问题的高水平临床医生。

综上所述,高等医学院校应当以"5＋3"模式改革为契机,对本校临床医学教育全过程进行重新审视和定位,贯彻两阶段"一体化"培养理念,对不同阶段存在的问题进行针对性的教育教学改革,逐步推进以质量提升为核心的医学教育内涵式发展模式,为我国医疗卫生事业发展提供一大批医德高尚、医术精湛的卓越医学人才,为实现"健康中国梦"做出贡献。

（本文收录于《中华医学教育杂志》2015年第35卷第1期）

## 第五节　临床医学教育"5＋3"一体化
## 培养相关问题与对策分析

我国医学院校自20世纪80年代开始试办七年制临床医学专业以来,一直秉承"七年一贯,本硕融通,加强基础,注重素质,整体优化,面向临床"的培养理念,旨在培养达到临床医学硕士专业学位水平的高层次临床医学专门人才。回顾医学教育改革进程,我国七年制医学教育在吸引优质医学生源、探索医学教育改革等方面都发挥了重要作用。但随着我国住院医师规范化培训制度的建立，由于七年制培养方案对于临床能力要求和住院医师规范化培训缺乏有机结合，毕业以后还要进行至少2年的住院医师规范化培训。这就使得七年制临床医学教育调整为"5＋3"一体化人才培养成为了历史的必然选择。本文将着重分析七年制转型"5＋3"一体化过程中可能遇到的难点问题以及相应的对策建议。

## 一、"5＋3"一体化的改革进程

2010年，上海市率先建立了住院医师规范化培训制度。2013年，在上海"5＋3"(5年临床医学本科教育＋3年住院医师规范化培训或3年临床医学硕士专业学位研究生教育)改革试点项目推进过程中，同济大学率先将七年制转型为"5＋3"一体化人才培养。

2014年，国家卫生计生委等7部门下发《关于建立住院医师规范化培训制度的指导意见》(国卫科教发〔2013〕56号)，明确"到2015年，各省(区、市)全面启动住院医师规范化培训工作；到2020年，基本建立住院医师规范化培训制度"。

此后，教育部等6部门下发了《关于医教协同深化临床医学人才培养改革的意见》(教研〔2014〕2号)，并指出"2015年起，将七年制临床医学专业招生调整为'5＋3'一体化临床医学人才培养模式；转入硕士生学习阶段时，纳入招生单位当年硕士生招生计划及管理；在招生计划管理上，对招生单位临床医学硕士专业学位研究生予以积极支持"。

## 二、"5＋3"一体化的改革内容

2015年，教育部办公厅下发了《关于做好七年制临床医学教育调整为"5＋3"一体化人才培养改革工作的通知》(教高厅〔2015〕2号)，明确了七年制转型为"5＋3"一体化人才培养模式的改革内容，可以将其解读为"本硕连读一体化""学校规模两限定"和"过渡时期三类型"，具体如下。

### （一）本硕连读一体化

主要体现在七年制转型为"5＋3"本硕一体化,即"5 年本科阶段合格者直接进入本校与住院医师规范化培训有机衔接的 3 年临床医学硕士专业学位研究生教育阶段。"本硕连读一体化不同于 5 年制临床医学本科生加 3 年临床医学硕士专业学位研究生。本硕连读一体化的医学生在高中毕业参加全国高考被医学院校录取时,就获得了本校硕士推免资格和本校硕士生招生计划。因此,根据"5＋3"临床医学人才培养模式特点,通过对本硕连读一体化的教学计划改革,既可以打通本科生阶段和研究生阶段的课程学习,也可以删减临床医学本科阶段第 5 年临床实习和 3 年研究生阶段临床轮转(住院医师规范化培训)的重复内容。

### （二）学校规模两限定

主要体现在七年制学校和专业范围"不再扩大"、招生数量"不超计划",即"自 2015 年起,七年制转为'5＋3'一体化的学校和专业范围不再扩大,每校'5＋3'一体化的临床医学专业、中医学专业招生数量总和不超过 150 人,每校'5＋3'一体化的口腔医学专业、眼视光医学专业招生数量总和不超过 50 人,超过上述招生计划录取者录取资格无效,不予注册电子学籍"。学校规模两限定的作用主要体现在两个方面:一是保存原有七年制医学教育院校的办学优势,体现我国医学院校的不同办学层次;二是针对部分医学院校七年制医学教育招生规模高达400～500 人的现状,根据卫生行业需求逐步调整医学教育招生规模以体现医学教育的"精英"特征。

### （三）过渡时期三类型

主要体现在七年制转型过渡期所出现的 3 种类型：①2010 年以前入学的七年制临床医学专业学生按原计划培养毕业,其中 2008 年入学的已经于今年毕业,2009 年入学的今年已经进入第 6 年临床实习,不宜再改动教学计划。②2010～2014 年入学的七年制临床医学专业学生,根据学生意愿及各校实际情况,可以在完成第 5 年学习后颁发相应的学历、学位证书转入本校后 3 年的研究生教育阶段,或者按原计划培养毕业。学生意愿主要取决于其意向就业所在地区住院医师规范化培训制度建立的情况,2015～2020 年我国住院医师规范化培训制度存在着东西部地域差别。如果学生就业意向是东部发达地区就必然选择转入本校后 3 年的研究生教育阶段,共 8 年时间成为 1 名合格医生,否则至少需要 9 年时间;而学生就业意向如果是西部尚未建立住院医师规范化培训制度的地区,就很可能选择按照原计划培养毕业,这样 7 年也可以成为 1 名住院医生。③自 2015 年起,不再招收七年制临床医学专业学生,将七年制临床医学专业招生调整为临床医学专业"5＋3"一体化,这和我国住院医师规范化培训制度建立的时间表是完全吻合的。

由上可见,"一体化"和"两限定"的制度设计,既有助于我国加快构建以"5＋3"为主体的临床医学人才培养体系,又有助于延续本硕连读、重点医学院校对于优质高中生源的吸引。而"三类型"的过渡安排,既展示了"积极改革,稳妥推进"的务实精神,也表明了尊重历史和体现学生意愿,为七年制全面转型"5＋3"一体化改革预留了过渡时间和探索空间。

### 三、"5＋3"一体化的改革措施

#### (一) 2010 年前入学的七年制

对于此类学生需按照原七年制计划培养,因为他们在 2015 年已经是医学院的第六或第七年学生。由于 2015 年我国全面启动了住院医师规范化培训工作,此类学生面临的是毕业后教育问题。即这些学生毕业后如果期望在已经开始规培的省(区、市)医院从事临床工作,就必须参加统一的住院医师规范化培训,其培训年限由各省级卫生计生部门确定。以上海为例,根据《关于医学专业毕业研究生参加住院医师规范化培训年限问题的通知》(沪卫科教〔2010〕15 号),七年制毕业生参加与学习专业相同或部分相同的培训学科,其规培年限一般为两年,参加与学习专业不同的培训学科,其规培年限为 3 年。

因此,各高校就业部门应积极与所在区域卫生计生部门协商、沟通,争取在制定当年住院医师规范化培训招录计划时,统筹考虑此类学生。

**(二) 2010～2014 年入学的七年制**

对于选择"按七年制原计划培养"的学生,凡符合七年制原学位授予标准的,应在毕业后授予临床医学硕士专业学位,他们所面临的毕业后教育问题与"2010年前入学的七年制学生"相同。

对于选择"按'5＋3'一体化培养"的学生,所在高校必须改革原有七年制培养模式和教学管理体制机制。

在教学管理体制机制改革方面,各有关高校应以学生为中心,加强校内各部门间的微观协同。长期以来,七年制医学教育一直是归属于本科教育部门,而"5＋3"一体化的后 3 年属于"与住院医师规范化培训有机衔接的临床医学硕士研究生",归属于研究生教育和毕业后教育部门。建议在 2015～2019 年,各高校应结合本校实际,创造性地开展"5＋3"一体化改革的理论研究和实践探索,不拘泥于将医学本科教育和研究生教育管理分别固化在"前 5 年"和"后 3 年",要积极探索医学本科教育管理向后 3 年的延伸,负责这些学生的注册、住宿、学费、补助、贷款、评奖评优等一系列教学管理工作。

在体制机制改革方面,这些学生后 3 年的培养方案与临床医学专业学位硕士完全相同,但也共同面临着规培期间的身份待遇问题。尽管上海市 2010 年开始试点的"5＋3"模式研究生具有包括"规培临床训练和规培人事待遇"意义上的"双重身份",在校期间享受研究生和住院医师的"双重身份"人事待遇,但我国 2015 年招录的临床医学硕士绝大多数只是具有"规培临床训练"意义上的住院医师"双重身份",在校期间享受研究生身份待遇,培训基地可根据规培考核情况向其发放适当生活补助。这个问题的最终解决需要通过国家和各省级教育和卫生计生行政部门的"医教协同",逐步建立临床医学人才培养与卫生计生行业人才需求的供需平衡机制,使得参加"规培临床训练"的临床医学硕士同时也纳入国家住院医师招录计划,享有"规培人事待遇"。

**(三) 2015 年后入学的"5＋3"一体化**

此类学生完全纳入"5＋3"一体化培养,通过 2015～2019 年各高校"5＋3"一体化的改革实践探索,我们有理由期待,当他们 2020 年开始进入后 3 年"临床医学硕士阶段"时,上述"教学管理"和"身份待遇"难点问题已经得到解决。

"5＋3"一体化改革是"医教协同深化临床医学人才培养改革"的重要组成部分,既有别于临床医学五年制本科,又不完全等同于临床医学硕士。因此,对于2015 年后入学的"5＋3"一体化,改革重点要放在前 5 年特别是第五年的培养方案修订。

综上所述,在我国七年制临床医学专业招生调整为临床医学专业"5＋3"一体化的过程中,各相关医学院校必须立足教改服务医改高度,积极推进七年制在校学生培养改革,探索创新改革"5＋3"一体化人才的培养机制和管理体制。

（本文收录于《中华医学教育杂志》2015 年第 35 卷第 5 期）

## 第六节　"5＋3"模式下医学研究生科研能力培养

2014 年,教育部、国家卫生计生委等六部门下发《关于医教协同深化临床医学人才培养改革的意见》,明确要求在我国构建以"5＋3"（5 年临床医学本科教育＋3 年临床医学硕士专业学位研究生教育或 3 年住院医生规范化培训）为主体的临床医学人才培养体系。"5＋3"模式的构建与实践,成功扭转了我国临床医学专业学位培养长期存在的"重科研、轻临床"问题,但新问题随之而来。本文将依据临床医学（专业学位和学术学位）的不同类型,分析在"5＋3"模式下,如何保证专业学位研究生的临床科研能力培养,以及深化学术学位研究生招生科目改革和培养方案修订,全面有效提升临床医学科学研究效率。

### 一、专业学位:聚焦临床问题提高研究能力

按照《关于医教协同深化临床医学人才培养改革的意见》精神,"2015 年起,所有新招收的临床医学硕士专业学位研究生,同时也是参加住院医师规范化培训的住院医师,其临床培养按照国家统一制定的住院医师规范化培训要求进

行"。我国临床医学专业学位硕士研究生学制3年,在读期间需要完成33个月的临床轮转(住院医师规范化培训)。因此,在临床医学专业学位研究生科研能力培养方面,医学院校普遍关注点集中在33个月住院医师规范化培训期间,研究生是否有时间学习以及如何学习相关学位课程? 研究生又如何选择科研课题并完成体现其学术水平的学位论文?

### (一) 根据培养目标明确课程论文要求

2015年,国务院学位委员会发布的《关于印发临床医学、口腔医学和中医硕士专业学位研究生指导性培养方案的通知》,明确了临床医学专业学位研究生的培养目标:培养热爱医疗卫生事业,具有良好职业道德、人文素养和专业素质的临床医师;掌握坚实的医学基础理论、基本知识和基本技能,具备较强临床分析和实践能力,以及良好的表达能力与医患沟通能力,能独立、规范地承担本专业和相关专业的常见多发病诊治工作;掌握临床科学研究的基本方法,并有一定的临床研究能力和临床教学能力;具有较熟练阅读本专业外文资料的能力和较好的外语交流能力。

2015年6月,全国医学专业学位研究生教育指导委员会在广州暨南大学召开全国临床/口腔医学专业学位研究生教育政策与业务培训会,会上由复旦大学负责解读《临床医学专业学位研究生指导性培养方案》,培养方案中对于课程学习和学位论文做出了具体要求。①在学位课程设置方面,要求课程涵盖人文素养、临床科研方法、公共卫生、法律法规等类别,例如:《临床思维与人际沟通》《医学文献检索》《临床流行病学》《医学法律法规》等。②在课程教学手段方面,提出采取集中授课、网络教学、专题讲座等方式相结合。学位课程可与住院医师规范化培训公共理论和临床专业理论学习相结合,由学位授予单位和培训基地共同开展教学。在临床轮转期间,每月安排不少于两个半天的集中学习,以讲座、教学研讨会、案例分析等方式,学习各相关学科的新进展、新知识。③在科研能力要求方面,培养重点是掌握科学研究方法和科研工作流程,包括如何选题、如何规划合理的技术路线、如何有效地利用研究数据和结果等。④在学位论文选题方面,要求紧密结合临床实际,以提高临床诊疗水平与技术手段为出发点,选取临床实践中的主要问题加以总结和研究分析。选取课题应具有潜在的学术价值和临床意义。⑤在学位论文形式方面,明确可以是研究报告、临床经验总结、临床疗效评价、专业文献循证研究、文献综述、针对临床问题的实验研究等。⑥在论文学术水平方面,要求研究结果应对本领域临床工作具有一定的应用价值和推动作用,且条理清楚、表达准确、数据真实、分析科学、结论合理。学位论文应能表明作者确已系统掌握了本门学科的基础理论和专业知识,掌握临床科学研究的基本方法,基本具有独立担负临床医疗实践工作和临床科学研究工作的能力。

### (二) 结合临床轮转选择学位论文课题

根据与临床医学联系的紧密性,医学科研类型可以分为基础研究、应用基础研究和临床研究。基础研究是间接与临床联系,需要深入开展基础实验,从细胞、分子和基因水平上阐明发病机制,探索疾病本质。临床研究则是直接"取材"于临床、"服务"于临床,如为评估新药安全性有效性的新药临床试验研究,为阐明某个诊断新技术或某个治疗新方法的病例随访观察、资料统计分析等。应用基础研究与临床的联系则介于两者之间。长期以来,在临床医学专业学位研究生培养过程中,许多研究生培养单位及其导师在学位论文选题上脱离临床应用实践,"重基础研究、轻临床研究"。在医教协同"5＋3"临床医学培养模式下,研究生学位论文选题要体现临床医学特点,具有科学性与实用性;要选择那些与临床密切相关,源于疾病诊断和治疗服务的临床实际问题,通过研究提出解决问题方法并能够实际应用于临床实践。

作为最早开展的国家教育体制综合改革试点项目之一,复旦大学 2010 年就进行了临床医学"5＋3"培养模式改革,5 年的实践经验表明:通过选择临床研究,临床医学专业学位研究生可以将"学位论文科研"和"临床轮转培训"有机结合,在临床轮转(住院医师规范化培训)过程中,以解决临床问题为导向开展科学研究。这样既解决了临床诊疗过程中碰到的实际问题,实现临床研究与临床实践的紧密结合,拓展学位论文课题研究实际有效时间,也能够保证研究生参加住院医师规范化培训所需临床轮转时间,在提高临床技能的同时,也提高了循证思维能力和科学研究水平。

## 二、学术学位:招生培养改革提升研究效率

与临床医学专业学位培养目标不同,临床医学学术学位着重培养从事基础或临床基础的研究人员,侧重于学术理论、实验研究和科研能力训练。2015年1月1日以后入学的临床医学学术学位研究生,其研究生学历已经不再作为报考临床医师资格的学历依据,并且学术学位研究生毕业后仍然需要参加3年住院医师规范化培训。因此,在临床医学学术学位研究生科研能力和临床能力培养方面,医学院校普遍关注点集中在:"5＋3"模式下如何提高临床医学学术学位研究生的生源质量? 是否需要修订培养方案不再统一要求学术学位研究生必须"临床轮转6个月"?

### (一) 改革考试科目,拓展生源学科背景

全国临床医学硕士研究生入学统一考试科目是政治(100分)、英语(100分)和西医综合(300分)。西医综合考试范围包括基础医学的生理学、生物化学和病理学,临床医学的诊断学、内科学和外科学,要求考生系统掌握上述医学学科中的基本理论、基本知识和基本技能,能够运用所学的基本理论、基本知识和基本技能综合分析、判断和解决有关理论问题和实际问题。

历史进程中,"西医综合"考试科目设置对于我国临床医生队伍建设,非常必要并且卓有成效。因为"西医综合"考试这道门槛挡住了一批非医学专业本科毕业生,通过攻读"学术学位"临床医学研究生,报考临床医师执业资格,成为一名"临床医师"。在国家医师资格考试报名资格规定(2014版)和住院医师规范化培训制度建立的背景下,我们不再需要通过"西医综合"考试来阻挡非医学专业本科生"曲线救国"报考临床医师执业资格,因为即使非医学专业本科生考上了临床医学学术学位研究生,也不能以研究生学历报考临床医师资格考试;临床医学专业本科毕业生的职业取向是成为临床医生,他们将首选报考临床医学专业学位研究生,临床医学学术学位研究生可能会面临生源数量和质量下降。医学

院校需要转变思路,拓展临床医学学术学位生源报考的学科背景范围;启动考试科目改革,将"西医综合"改为多个可供考生选择的"生物学综合""医学综合"等;采取措施吸引有志于基础医学研究的非临床医学专业本科生报考临床医学学术学位研究生,通过多学科交叉,推进"精准医学"和"转化医学"研究。

### (二) 修订基本要求,提高学术研究能力

在国家医师资格考试报名资格规定(2014 版)和住院医师规范化培训制度建立之前,临床医学学术学位获得者可以研究生学历报考临床医师执业资格考试,毕业后就直接成为一名临床住院医师。因此,临床医学学术学位研究生培养方案强调"科学研究和临床实践并重"。《一级学科博士、硕士学位基本要求》《1002 临床医学博士、硕士学位基本要求》《1002 临床医学一级学科简介》对于学术学位研究生科研能力和临床能力均有明确界定,学术学位临床医学硕士要"系统熟练地掌握从事临床工作和教学工作的基本方法。掌握常见病诊断处理的临床基本技能,具有对急、难、重症的初步处理能力;有较强的临床分析和思维能力,熟悉并掌握各科常见诊断治疗操作常规,能全面、系统、准确的询问病史,体格检查规范,及时完成日常临床工作记录,病历书写正规、合格。能够独立处理本研究方向领域内的常见病、多发病,掌握各项检查治疗技术,能对下级医师进行业务指导"。

2014 年,国家卫生计生委、教育部等 7 部委发布《关于建立住院医师规范化培训制度的指导意见》,明确自 2015 年起,我国全面启动实施住院医师规范化培训,到 2020 年,所有新进医疗岗位的本科及以上学历临床医师均接受住院医师规范化培训。因此,我们需要重新思考审视临床医学学术学位研究生"临床轮转实践"的必要性和可行性。对于那些本科为临床医学 5 年制的临床医学学术学位研究生,其本科学历可以作为报考临床医师资格的学历依据,但研究生毕业后仍然需要完成 3 年住院医师规范化培训,他们在读期间的"临床轮转"从时间成本和能力训练方面均没有必要"重复"。而对于那些本科为非临床医学 5 年制的临床医学学术学位研究生,让他们在"临床轮转实践"更不可行。自 2010 年上海市全面推行住院医师规范化培训制度以来,复旦大学曾通过推免方式录取非临

床医学本科专业背景者攻读临床医学学术学位,对他们也不再要求参加6个月的"临床轮转"。因此,建议教育部组织专家对2013年发布的《1002临床医学博士、硕士学位基本要求》和《1002临床医学一级学科简介》相关内容,尤其是关于临床能力的基本要求进行修订,并在培养方案和学位授予标准中取消对于学术学位研究生临床技能轮转(6个月)的统一要求,增加学术学位研究生的科研课题理论研究和实验工作时间。

在修订《1002临床医学博士、硕士学位基本要求》和《1002临床医学一级学科简介》时,要注意强化科研能力要求,全面提高学术学位研究生的科研能力和学术水平。对于学术学位硕士,要求其具备对临床医学前沿领域进行初步探索研究的能力。能根据已有的医学知识和临床经验,对现有研究成果进行总结、批判性评价,进而提取正确有用信息以指导今后研究;能独立选取课题方向、设计实验方案和统计分析实验结果,并撰写论著及学位论文;能利用已有的研究成果指导开展科学研究和提高临床诊疗技术水平,解决临床实际问题。能熟练掌握并能正确应用医学常规的实验方法和实验技术,如体外细胞培养实验技术、分子生物学实验技术等。对于学术学位博士,要求能独立或共同完成临床医学某一领域的高水平研究。具有根据本专业的临床实际,发现并提出有价值的研究问题,确立研究方向,在综合现有知识的基础上提出假说,通过规范的研究验证得出科学结论的能力。具有独立选取课题方向、提出科研假设、设计科研方案、执行科研计划、总结科研结果、撰写科研论文的能力。具有良好的实验动手能力,掌握临床医学科研所需的各种实验技术,能通过实践手段验证科学的假设和理论,并能够将所研究的结果转化为临床实践。在学术创新能力方面,具有在所从事的研究领域开展创新性思考、开展创新性科学研究和取得创新性成果的能力,选取具有突破性、独创性和新颖性的课题,应用新理论指导科学研究,开发新的实验方法,设计和创新研究方法,最终取得创新性成果。

复旦大学在学术学位临床医学研究生培养中,特别注重"基础与临床联合培养"的体制和机制建设,2014年11月和2015年7月,复旦大学附属中山医院和华山医院分别与复旦大学基础医学院签署了《学科建设框架合作协议》和《教授互聘合作协议》。复旦大学2008级临床医学八年制学生王天,在复旦大学基础医学院和华山医院神经外科导师的联合指导下,和沙红英博士一起从事线粒体置换治疗母源性线粒体疾病研究,2014年作为论文共同第一作者在国际顶级学术期刊CELL(《细胞》)杂志上发表研究论文,相关科研成果"提出并证实极体移植可有效阻断线粒体遗传病的传递"入选2014年度"中国科学十大进展"。

综上所述,医教协同"5+3"临床医学培养模式改革,实现了学术学位研究生基础研究和专业学位研究生临床研究的"双轮驱动"。可以预期,一方面,随着"5+3"模式的全面深入推进,专业学位临床医学研究生更加注重临床轮转并有机结合"临床研究","5+3"专业学位硕士将成为临床应用研究中不可或缺的一部分,届时研究生导师不愿招收"5+3"专业学位硕士将成为历史;另一方面,通过招生培养制度改革拓展优秀生源,取消临床轮转并增加科研时间,学术学位临床医学研究生就可集中精力进行基础研究,从而提高科研工作效能和学术研究水平。

(本文收录于《中国高校科技》2016年第1期)

## 第七节　上海市临床医学人才"5+3+X" 培养模式的探索与思考

2014年11月27日,教育部、国家卫生和计划生育委员会、国家中医药管理局在北京联合召开"医教协同深化临床医学人才培养改革工作推进会",明确了我国临床医生培养的方向是构建以"5+3"(5年临床医学本科教育+3年临床医学硕士专业学位研究生教育或3年住院医生规范化培训)为主体的临床医学人才培养体系。此前,2014年6月30日,教育部等6部委颁发《关于医教协同深化临床医学人才培养改革的意见》,要求积极探索临床医学博士专业学位人才培养模式改革;推进临床医学博士专业学位研究生教育与专科医师规范化培训有机衔接;在具备条件的地区或高等医学院校,组织开展"5+3+X"(X为专科医师规范化培训或临床医学博士专业学位研究生教育所需年限)临床医学人才培养模式改革试点。

2015 年 12 月 14 日,国家卫生和计划生育委员会、国务院医改办公室、国家发展和改革委员会等 8 部委联合印发《关于开展专科医师规范化培训制度试点的指导意见》,明确提出:2016 年遴选有条件的专科启动专科医师培训试点工作,推进与医学博士专业学位研究生教育有机衔接,即推进"5＋3＋X"改革试点工作。

"5＋3＋X"培养模式试点改革,是深入推进"5＋3"改革的需要。一方面,与住院医师规范化培训相衔接的是专科医师规范化培训,两者共同构成了完整的毕业后医学教育阶段;另一方面,与临床医学专业硕士培养相衔接的是临床医学专业博士培养,而且专科医师规范化培训与临床医学专业博士的培养目标和临床技能要求高度一致。

本文以复旦大学为例,介绍近年来上海市临床医学人才"5＋3＋X"培养模式的探索和创新实践,并提出了在全国范围推进"5＋3＋X"培养模式试点改革的若干政策建议。

## 一、"5＋3＋X"培养模式的探索进程和数据分析

### (一) 我国"5＋3"培养模式改革的回顾

"5＋3＋X"培养模式改革的重要前提是临床医学"5＋3"模式的全面推广实施。

2014 年 9 月,复旦大学牵头的项目《我国临床医学教育综合改革的探索和创新——"5＋3"模式的构建与实践》,荣获第七届国家级教学成果特等奖。该成果主要内容是上海"5＋3"模式的经验总结。2010 年,上海市开始临床医学硕士专业学位教育与住院医师规范化培训相结合("5＋3"培养模式)改革试点工作,成为最早开展的国家教育体制综合改革项目之一。通过"5＋3"培养模式,构建了以临床实践能力为核心的人才培养体系,实现了临床医学人才培养模式的创新。"5＋3"培养模式的突出作用体现在:一是临床医学专业学位教育和住院医师规范化培训有机结合,避免了临床重复培训,减少了医生培养成本,规范了医

学生临床技能训练;二是医学院校教育和毕业后教育有效衔接,从根本上解决了医学临床实践与执业医师之间的制度矛盾;三是"政府、行业、高校、医院"协同创新,大大促进了我国住院医师规范化培训制度的建立和健全。

2012 年 5 月 7 日,教育部和卫生部联合颁发《关于实施临床医学教育综合改革的若干意见》,明确全国临床医学教育改革重点之一是"构建'5＋3'为主体的临床医学人才培养体系"。2013 年 5 月 6 日,教育部、国家卫生和计划生育委员会联合颁发《关于批准第一批临床医学硕士专业学位研究生培养模式改革试点高校的通知》,要求北京大学等 64 所试点高校,根据临床医学教育综合改革目标和临床医学硕士专业学位研究生培养规律,制订试点改革实施方案,做好试点改革实施工作,注重落实地方卫生行政部门的支持政策和具体措施。

2013 年 12 月 31 日,国家卫生和计划生育委员会、教育部等 7 部委联合发布《关于建立住院医师规范化培训制度的指导意见》。

2014 年 11 月 27 日,"医教协同深化临床医学人才培养改革工作推进会"在京召开,进一步明确我国临床医生培养方向是构建以"5＋3"为主体的临床医学人才培养体系。

2015 年起,我国医学院校全面实施临床医学"5＋3"模式,所有新招收的临床医学硕士专业学位研究生,同时也是参加住院医师规范化培训的住院医师,其临床培养按照国家统一制定的住院医师规范化培训要求进行。

### (二) 上海"5＋3＋X"培养模式改革的探索

2013 年 5 月 8 日,上海市卫生和计划生育委员会、上海市财政局、上海市教育委员会联合颁发《关于印发〈上海市专科医师规范化培训实施办法(试行)〉的通知》,正式启动专科医师规范化培训。2014 年,上海市将"5＋3＋X"培养模式列为与国家卫生和计划生育委员会"共建"的重点工作之一,同年 8 月 4 日,上海市教育委员会、上海市卫生和计划生育委员会联合颁发《关于印发〈上海市临床医学博士专业学位教育与专科医师规范化培训衔接改革实施办法〉的通知》。

上海市临床医学博士专业学位研究生教育与专科医师规范化培训衔接改革的核心是"三个结合",即临床医学博士专业学位研究生招生与专科医师招录相结合、临床医学博士专业学位研究生培养与专科医师规范化培训相结合、临床医学博士专业学位授予标准与专科医师考核标准相结合。具体内容如下所示。

**1. 培训学科**　上海市专科医师规范化培训学科包括原卫生部规定的心血管内科、消化内科、呼吸内科等 16 个临床专科；上海市组织专家认定的老年医学科、肿瘤内科、肿瘤外科、肿瘤放疗科、妇产科、精神科、麻醉科、眼科、耳鼻喉科、皮肤科、神经内科、康复医学科、急诊科、放射科、超声医学科、核医学科、检验医学科、病理科、小儿外科等 19 个临床专科；上海市结合临床工作实际情况分设的 9 个口腔学科和 13 个儿科专科；以及 6 个中医学科。

**2. 招生对象**　招生对象为已经进入专科医师规范化培训，且已经获得临床医学硕士学位（含专业学位和学术学位）的人员。

**3. 培养方式和培养对象**　培养方式和培养对象分为 2 类，一类是通过高校组织的博士研究生入学考试并被录取的临床医学博士专业学位研究生（专科医师），另一类是以同等学力申请博士学位方式通过高校资格审查的同等学力人员（专科医师）。此 2 类项目培养对象具有博士研究生（或同等学力人员）和专科医师的双重身份，同时接受高校和培训医院的管理。

**4. 培养方案**　培养年限一般为 3 年。在规定时间内未达到培养要求者，可以申请延长学籍一年。主要采用理论学习、专科相关临床实践技能训练与导师指导相结合的培养方式，以临床轮训为主。临床能力训练应该在原卫生部和上海市卫生计生委公布的专科医师规范化培训基地进行。严格按照专科医师规范化培训的要求进行过程考核和结业考核。科研能力的培养要求贯穿于培养的全过程，重点放在科研基本功的训练上，在导师指导下独立完成学位论文工作。应当对所研究的课题提出新见解，表明作者具有从事科学研究工作或独立担负专门技术工作的能力。

**5. 学位授予标准**　完成培养方案规定的课程学习且成绩合格；完成专科医师规范化培训并取得《上海市专科医师规范化培训合格证书》；同等学力人员同时必须获得全国医学博士外语统一考试合格证书；通过相关高校组织的论文答辩；符合相关高校规定的其他要求。全国统招"5＋3＋X"生可以获得博士研究生学历证书和授予临床医学博士专业学位，同等学力攻读博士学位生可以授予临床医学博士专业学位。

### (三) 复旦大学"5＋3＋X"培养模式改革的实践

按照培养方式和培养对象的不同情况,"5＋3＋X"分为统招"双证"和同等学力"单证"2 种类型。统招双证"5＋3＋X"是指已经获得临床医学硕士学位,经过全国统考被录取为临床医学博士专业学位研究生,同时被卫生行业(医院)认定为是参加专科医师规范化培训的专科医师;同等学力单证"5＋3＋X"是将专科医师规范化培训与同等学力申请临床医学博士学位工作有机衔接,临床医学硕士毕业生被招录为专科医师规范化培训基地的专科医师,同时也被教育行业(高校)认定为是具有研究生同等学力的在职人员。

上海市"以同等学力申请博士学位方式通过相关高校资格审查的同等学力人员(专科医师)",2014 年仅由复旦大学招生 2 人;2015 年复旦大学招生 28 人,占上海市招生人数的 1/4。2015 年,通过相关高校组织的博士研究生入学考试并被录取的临床医学专业学位博士研究生(专科医师)仅由复旦大学招生 5 人。2016 年,教育部启动京沪高校"5＋3＋X"培养模式改革试点,单列招生名额,复旦大学专项计划 34 人,实际招生 88 人。

复旦大学 2014 年～2016 年临床医学博士专业学位研究生招生数据动态变化(表 6－1)表明:从同等学力"单证"来看,传统型减少,"5＋3＋X"在增加;从统招"双证"来看,2015 年传统型和"5＋3＋X"同步增加,但到 2016 年京沪高校开展统招"5＋3＋X"培养模式改革试点,传统型停止招生。

表 6－1　2014 年～2016 年复旦大学临床医学专业学位博士研究生招生数据动态变化

| 年度 | 同等学力"单证"招生数 | | 统招"双证"招生数 | | 专业学位博士招生总数 | |
|---|---|---|---|---|---|---|
| | 传统型 | 5＋3＋X | 传统型 | 5＋3＋X | 传统型 | 5＋3＋X |
| 2014 | 21 | 2 | 17 | 0 | 38 | 2 |
| 2015 | 14 | 28 | 25 | 5 | 39 | 33 |
| 2016 | 11 | 10 | 0 | 88 | 11 | 98 |
| 合计 | 46 | 40 | 42 | 93 | 88 | 133 |

根据《临床医学专业学位试行办法》,1998 年以来的"传统型"临床医学博士专业学位,按照培养方式和培养对象也分为统招"双证"和同等学力"单证"2 种类型。

临床医学博士专业学位研究生的"传统型"和"5＋3＋X"的主要区别在于,传统型在招生、培养和学位授予方面均没有和专科医师规范化培训有机结合。

## 二、"5＋3＋X"培养模式中存在问题和政策建议

2015 年 12 月,国家卫生和计划生育委员会等 8 部委联合颁发《关于开展专科医师规范化培训制度试点的指导意见》,其中明确提出:2016 年,遴选有条件的专科启动"5＋3＋X"培养模式试点工作,总结经验,完善政策,在此基础上逐步推开,力争到 2020 年在全国范围初步建立专科医师规范化培训制度,形成较为完善可行的组织管理体系、培训体系和有效的政策支撑体系,形成完整的毕业后医学教育制度,培养一批高素质的临床专科医师。推进与医学博士专业学位研究生教育的有机衔接,研究生在读期间的临床培训必须严格按照专科医师规范化培训标准实施,符合相关工作要求;完成专科医师规范化培训并通过结业考核者,在符合国家学位授予要求的前提下,可以申请授予相应的医学博士专业学位。

### (一)"5＋3＋X"培养模式中存在的问题

"5＋3＋X"培养模式在全国推广时也会面临类似"5＋3"的经费保障、培养学位标准等问题,但其特有的问题主要表现包括在 2 个方面:一是医学院校普遍统招"5＋3＋X"博士研究生计划不足;二是全国范围同等学力临床医学博士专业学位研究生培养质量堪忧。

有关统计数据表明,2007 年我国博士研究生招生人数超过 5 万,2008 年继续上升,从而超过美国成为世界上最大的博士学位授予国家,近年来国家对博士研究生招生计划规模严格控制。从 2012 年起,教育部、国家发展和改革委员会在下达全国研究生招生计划时,将博士研究生招生计划开始分为"学术学位"和

"专业学位"。目前,我国工程博士等专业学位只有"统招(双证)"途径,而临床医学(口腔医学)博士专业学位研究生存在着"统招(双证)"和"同等学力(单证)"2种途径。"双证"是指同时获得博士研究生学历证书和临床医学博士专业学位证书,"单证"是指仅获得临床医学博士专业学位证书。近年来,在学科建设和科研任务的压力下,由于国家博士研究生招生计划规模实行总量控制,在具有临床医学专业学位博士授权点的部分高校开始不招或少招"双证"临床医学专业学位博士MD,而将招生计划用于招收学术学位博士生PhD。与此同时,由于"单证"不占国家博士研究生招生计划数量,在不招或少招"双证"临床医学专业学位博士研究生的同时,医学院校转向招收"单证"临床医学博士专业学位研究生,有的院校甚至每年招收数百名"传统型"临床医学博士专业学位研究生,其培养过程和专科医师培训没有关联,培养质量也缺乏有效监督。

### (二) 实施"5＋3＋X"培养模式的政策建议

"5＋3＋X"培养模式在全国推广时可能面临的经费保障、导师指导模式、研究生管理方式、学位论文评价标准以及培养质量保障机制等问题,可以比照"5＋3"培养模式的方法加以解决,其他政策建议如下。

**1. 统招"5＋3＋X"博士研究生单列招生计划**　关于统招"5＋3＋X"博士研究生计划问题,应当按照京沪试点高校"5＋3＋X"博士研究生计划配置模式,凡教育部批准开展"5＋3＋X"培养模式试点的高校,均要按照新增计划1∶1比例调整存量,加大临床医学专业学位博士学位研究生招生规模,适时实施"博士计划的MD和PhD分类管理",将"5＋3＋X"招生计划单列。因为临床医学博士专业学位研究生教育是一种高级职业教育,在博士生招生计划管理方面应当区别于科学学位博士研究生教育,以满足健康中国建设对高层次临床医学人才培养的需求。

**2. 同等学力"传统型"转为"5＋3＋X"**　关于同等学力"5＋3＋X"培养质量问题,由于"同等学力"不占国家博士研究生招生人数,某些医学院校并没有开展专科医师规范化培训,却盲目扩大临床医学博士专业学位研究生数量,其培养质量令人堪忧。因此,在全国开展临床医学博士同等学力申请的高校,要结合专业学位授权点专项评估工作,发现问题,监督整改,逐步将"传统型"转为"5+3+X"。

综上所述,教育和卫生部门要坚持"医教协同",加强临床医学博士专业学位授权点和专科医师规范化培训基地建设,并加强两者之间的有机结合。目前,专科医师规范化培训学科仍然未在全国范围内进行认定,存在原卫生部认定的基地和上海市认定的基地之分,基地资质需要专业认可并实现同质化。同时,专业学位博士授权点也存在着与临床专科不能完全对应的问题,少数专科没有博士授权点,国家层面应该适当开放授权点或新增对应专科的授权点,理顺临床医学博士专业学位授权点和专科医师规范化培训基地的对应关系。

(本文收录于《中华医学教育杂志》2016 年第 36 卷第 5 期)

# 第七章　健康中国建设与医学教育改革发展研究

## 第一节　论健康中国建设对医学人才培养的新要求

2015 年,党的十八届五中全会首次提出要推进健康中国建设。在 2016 年 8 月召开的全国卫生与健康大会上,习近平总书记强调没有全民健康,就没有全面小康,要把人民健康放在优先发展的战略地位。2016 年 10 月 25 日中共中央、国务院发布《"健康中国 2030"规划纲要》。

健康是促进人的全面发展的必然要求,是经济社会发展的基础条件,是民族昌盛和国家富强的重要标志,也是广大人民群众的共同追求。医学人才是推进健康中国建设的关键生产力,也是办好人民满意的医药卫生事业的基础。

本文聚焦医学人才培养体系、培养规模、培养结构和培养质量,论述健康中国建设对医学院校人才培养提出的新要求。

### 一、医学人才培养体系

#### (一) 培养体系的构建历程

2010 年,上海市启动"临床医学硕士专业学位教育与住院医师规范化培训结合的改革试验"。2011 年,全国医学教育改革工作会议上,教育部和卫生部决定在全国实施卓越医生教育培养计划。2012 年,教育部和卫生部下发《关于实施临床医学教育综合改革的若干意见》。2013年,教育部和国家卫计委发布《关于批准第一批临床医学硕士专业学位研究生培养模式改革试点高校的通知》。

2014年2月,国家卫计委、教育部等7部委在上海召开"建立国家住院医师规范化培训制度"工作会议,明确2015年起,各省(区、市)全面启动住院医师规范化培训工作,到2020年,基本建立住院医师规范化培训制度,所有新进医疗岗位的本科及以上学历临床医师全部经过住院医师规范化培训。

2014年6月,教育部、国家卫计委等6部门联合印发《关于医教协同深化临床医学人才培养改革的意见》。2014年11月27日,"医教协同深化临床医学人才培养改革工作推进会"在北京举行,明确了我国临床医学人才培养体系建立的近期和远期目标,到2020年基本建成院校教育、毕业后教育、继续教育三阶段有机衔接的具有中国特色的标准化、规范化临床医学人才培养体系,近期任务是"加快构建以'5+3'(5年临床医学本科教育+3年住院医师规范化培训或3年临床医学硕士专业学位研究生教育)为主体、以'3+2'(3年临床医学专科教育+2年助理全科医生培训)为补充的临床医学人才培养体系"。

### (二) 医学教育的关键问题

2014年9月,国家卫计委与中华医学基金会在京举办"中美医学教育高层论坛",北京协和医学院、北京大学、复旦大学、哈佛大学、约翰·霍普金斯大学等60余所医学院校参加了此次论坛。这次论坛发布了世界著名医学杂志《柳叶刀》中国专辑,在"带领中国医学教育走向未来(主编社论)"中,提出了中国医学教育面临的5个关键问题:①医学教育本质即培养目标是什么? ②如何基于岗位胜任力改革医学教育? ③医学教育改革怎样服务中国新医改? ④医学院校如何建立终身医学教育体系? ⑤怎样减少卫生行业医学生的流失?

目前,我国正致力于创新医教协同的体制机制,在实践中不断完善医学人才培养体系,破解上述5个关键问题,让医学教育回归本质,即培养会看病的合格医生,服务人民健康需求,形成院校教育、毕业后教育和继续教育三者有机衔接的规范化标准化医学人才培养体系。

### (三) 医教协同的体制机制

2015 年是医教协同深化临床医学人才培养改革工作的关键年。在医学院校,所有新招的临床医学专业硕士必须参加住院医师规培,所有 7 年制均调整为"5＋3"一体化招生;在卫生行业,我国各省(市、区)全面启动住院医师规范化培训。

针对目前研究生参加规培遇到的诸多问题,建议通过医教协同的体制机制创新加以解决。首先,医教协同深化临床医学人才培养,不仅需要教育和卫生部门的协同,还需要得到发改、财政、人社等部门支持,关键是要形成"政府主导、部门协同、行业牵头、多方参与"的"医教协同"管理体制。其次,要构建以政府投入为主的医学教育和住院医师规培的专项经费投入机制,使得临床医学硕士研究生在参加住院医师规培期间,培训基地可以按照其他规培对象待遇标准给予生活补助。2015 年中央财政予以住院医师规范化培训每人每年 3 万元补助,2016年全国 28 个省(市、区)的地方财政也都设立了专项资金项目。

## 二、医学人才培养规模

《"健康中国 2030"规划纲要》提出,要"加强医教协同,建立完善医学人才培养供需平衡机制"。具体来说就是要以临床医学为重点,探索建立以行业需求为导向的医学人才培养供需平衡机制。

### (一) 需求导向　确定总体规模

根据《"健康中国 2030"规划纲要》,2015 年、2020 年和 2030 年我国每千常住人口执业(助理)医师数分别为 2.2,2.5 和 3.0 人。在《健康中国卫生计生人才发展战略研究(2016～2020 年)》中,预测 2020 年我国需要各层次临床医学大类的毕业生 23.5 万(本科 13.4 万)。

从对临床医学毕业生总需求量来看,供略大于求。2012 年我国临床医学大类各层次招生规模为 24.48 万,其中临床医学、口腔医学和中医学招生规模分别为 18.53 万、2.11 万和 3.84 万,已经大于 2017 年临床医学毕业生总需求量 22.6 万。

从住院医师规范化培训基地供给量来看,供略小于求。2015 年我国全面启动住院医师规范化培训工作,到 2020 年我国所有新进医疗岗位的本科及以上学历临床医师均接受住院医师规范化培训。专科生适用的是"3＋2"培养模式,临床医学专业硕士按"5＋3"模式培养,因此住院医师规范化培训基地容量主要面向临床医学本科生和少量学术型研究生。在 2012 年招收的临床医学 18.53 万人中,博士生 0.46 万(2.5％),硕士生 3.49 万(18.81％),本科生 10.36 万(55.93％),专科生 4.22 万(22.76％)。预计 2017 年有 10 万临床医学毕业生需要申请参加规培,2017 年我国住院医师规范化培训计划招录 7.84 万,如果实际招录人数比计划人数扩大 1.25 倍,达到 9.80 万,就基本可以满足规培需求。

2014 年,我国临床医学大类本科生招生规模 12.2 万(临床医学 8.3 万,口腔医学 0.75 万,中医学 3.1 万)。他们将于 2019 年进入住院医师规范化培训基地,考虑到我国住院医师规范化培训实际招录和计划招录人数的变化情况,2019 年和 2020 年住院医师规范化培训实际招录人数分别可达到 12 万(100 800×1.2＝120 960)和 13.4 万(112 000×1.2＝134 400)(表 7-1)。

表 7-1　2015～2020 年我国住院医师规范化培训数量(人)

| 年份 | 计划招录人数 | 实际招录人数 | 实际招录/计划招录 |
| --- | --- | --- | --- |
| 2014 | 44 800 | 53 000 | 1.18 |
| 2015 | 56 000 | 70 000 | 1.25 |
| 2016 | 67 200 | | |
| 2017 | 78 400 | | |
| 2018 | 89 600 | | |
| 2019 | 100 800 | | |
| 2020 | 112 000 | | |

**(二) 分类指导　调控院校规模**

健康中国建设要求医学院校培养出高质量的医学人才,因此需要根据不同层次医学院校的办学定位与临床医学人才培养质量来进行招生规模调控（表7-2），到2020年临床医学总体招生规模控制在23万左右，本科生13万左右。

表7-2 不同层次医学院校的临床医学专业招生规模调控原则

| 医学院校层次 | 调控规模建议 |
| --- | --- |
| 可招收8年制的医学院校 | ①8年制医学生稳定规模；②5年制医学生规模适当增加 |
| 可招收"5＋3"一体化的医学院校 | ①"5＋3"一体化规模限定150人，儿科学方向适度增加；②5年制医学生规模适当增加；③独立学院5年制医学生规模逐步减少；④3年制大专生招生规模逐步减少 |
| 其他具有临床医学硕士授权的本科医学院校 | ①5年制医学生稳定规模；②独立学院5年制医学生规模逐步减少；③3年制大专生招生规模逐步减少 |
| 其他不具有临床医学硕士授权的本科医学院校 | ①5年制医学生规模适度减少；②独立学院5年制医学生规模逐步减少；③3年制大专生招生规模稳定 |
| 大专/高职院校 | ①3年制临床医学大专生规模适当减少；②护理学、医学技术规模适当增加 |

8年制医学博士：2001年起，教育部批准北京大学等高校试办8年制，每校招生规模控制在100～150人，授予医学博士学位，吸引了一批优质生源报考医学院校，建议稳定招生规模。

"5＋3"一体化硕士：我国原有42所高校举办7年制教育，2015年起转为"5＋3"一体化培养，每校招生规模控制为150人，大幅度减少了原7年制招生规模，建议适当增加5年制招生规模。

5年制本科生：按医学院校办学层次分类调控，建立培养质量对于招生规模的约束机制。建议对于可招收8年制和"5＋3"一体化的医学院校，要适当增加5年制招生规模；目前我国共有110个医学院校具有临床医学硕士专业学位授权，对于不具有临床医学硕士专业学位授权，并且本科招生规模过大、人才培养质量又差的医学院校，教育部门要加强临床医学专业认证，依据执业医师资格考试通过率等，采取措施予以限制招生，甚至取消办学资格。

3年制专科生：由于基层医疗人员缺乏，还需要培养与助理全科医生培训相衔接的"3＋2"应用型临床人才，但比例要进行控制。建议增加护理和医学技术专业招生,适度减少临床专业招生人数,占比从 2012 年的 23％调控到 2020 年的 15％。

### (三) 招生计划　地区案例分析

自 2015 年全面推进医教协同深化临床医学人才培养改革以来,我国已经启动临床医学专业招生规模调控。现以东部可招收 8 年制的复旦大学(表 7-3)、中部可招收"5＋3"一体化的安徽医科大学(表 7-4)、西部具有临床医学硕士授权的川北医学院(表 7-5)为例,分析 2015～2016 年临床医学专业招生规模的调控情况。

表 7-3　复旦大学 2015～2016 年临床医学招生计划(人)

| 专　　业 | 2015 年 | 2016 年 |
| --- | --- | --- |
| 临床医学 8 年制 | 150 | 150 |
| 临床医学 5 年制 | 170 | 170 |
| 临床医学(儿科学方向) | 0 | 30 |
| 合 计 | 320 | 350 |

表 7-4　安徽医科大学 2015～2016 年临床医学招生计划(人)

| 专　　业 | | 2015 年 | 2016 年 |
| --- | --- | --- | --- |
| 临床医学"5＋3"一体化 | | 150 | 150 |
| 临床医学"5＋3"一体化(儿科学) | | 0 | 30 |
| 临床医学 5 年制 | | 621 | 620 |
| 临床医学 5 年制 | 农村定向免费医学生 | 60 | 60 |
| | 精神医学方向 | 30 | 30 |
| | 临床病理方向 | 60 | 60 |
| | 康复医学方向 | 90 | 90 |
| | 儿科学方向 | 30 | 60 |
| | 妇产科学方向 | 30 | 60 |
| 麻醉学 | | 90 | 90 |
| 医学影像学 | | 60 | 60 |
| 合 计 | | 1 221 | 1 310 |

表 7-5　川北医学院 2015～2016 年临床医学专业招生计划(人)

| 专　　业 | 2015 年 | 2016 年 |
| --- | --- | --- |
| 临床医学 5 年制 | 1 133 | 1 185 |
| 临床医学(免费医学定向生) | 100 | 100 |
| 麻醉学 | 195 | 220 |
| 医学影像学 | 280 | 300 |
| 临床医学类小计 | 1 708 | 1 805 |

以上数据显示：①复旦大学 8 年制和安徽医科大学"5+3"一体化规模稳定。②不同层次医学院校临床医学总规模均有所增加，主要是根据"全面二孩"需求，增加了"5+3"一体化(儿科学)和临床医学(儿科学/妇产科学)的招生规模。③尽管复旦大学临床医学 5 年制招生计划已经从 2012 年的 120 人增加到 2016 年的 200 人，但总规模仍然偏小。2016 年复旦大学、安徽医科大学和川北医学院的临床医学总规模分别为 382、1 310 和 1 805 人，规模调控任务艰巨。

### 三、医学人才培养结构

面向健康中国建设需求，卫生工作要由"以治病为中心"向"以人民健康为中心"转变，医学院校也要相应调整医学人才培养结构，不仅要培养临床医生，还要培养基础医学、公共卫生和预防医学、药学和护理学专业人才。

#### (一) 临床医学专业的学历层次结构

关于临床医学专业层次结构，2014 年 11 月召开的"医教协同深化临床医学人才培养改革工作推进会"提出了明确要求，"要把握好医学教育发展规模，控制医学本科招生规模，逐步扩大临床医学硕士专业学位研究生招生规模，适度增加临床医学博士专业学位研究生招生人数"。

2012 年我国临床医学专科生、本科生、硕士生和博士生分别占总规模的比例为 22.76%、55.93%、18.81% 和 2.50%。

根据《"健康中国 2030"规划纲要》，2020 年我国需要各层次临床医学大类毕

业生 23.5 万(本科 13.4 万,占比 57%)。因此临床医学专业层次结构调整原则
为下调专科生比例,增加本科生比例,硕士博士生主要应增加专业学位比例。具
体来说,到 2020 年,我国临床医学专业规模总量控制在 23 万左右,专科生比例
控制在 15%,3.45 万;本科 58%,13.34 万;硕士生 24.5%,其中主要为专业
学位 5 万,学术型 0.635 万;博士生 2.5%,0.575 万(表 7-6)。

表 7-6　2015～2020 年全国临床医学毕业生需求量分析(万)

| 年份 | 总需求量 | 本科生需求量 | 本科生比例% |
|------|----------|--------------|-------------|
| 2015 | 22.1 | 11.5 | 52 |
| 2016 | 22.4 | 11.9 | 53 |
| 2017 | 22.6 | 12.2 | 54 |
| 2018 | 22.9 | 12.6 | 55 |
| 2019 | 23.2 | 13.0 | 55 |
| 2020 | 23.5 | 13.4 | 57 |

2014 年和 2015 年我国临床医学专业学位硕士年招生规模已经从 2.2 万增
加到 3.1 万,如复旦大学临床医学"5+3"项目硕士从 2012～2016 年实际招生人
数逐年增加,分别为 91、106、161、170 和 217 人。按此趋势,我国 2020 年临床专
业学位硕士招生规模预计会超过 5 万。到 2020 年,每年将有 5 万以上临床医学
本科生,通过 3 年临床医学硕士专业学位研究生教育,完成由医学生向合格医生的转变;其余 8 万不到的临床医学本科生,通过 3
年住院医师规范化培训,完成向合格医生的转变,其中符合专业学位授予标准
者,可以同等学力身份申请临床医学硕士专业学位。

### (二) 医学门类的学科专业结构

《"健康中国 2030"规划纲要》提出,要"把握健康领域发展规律,坚持预防为
主、防治结合、中西医并重"。目前,我国医学门类下设有基础医学、临床医学、口
腔医学、公共卫生与预防医学类、中医学、中西医结合、药学、中药学、法医学、医
学技术和护理学等 11 个一级学科(专业大类)。

**1. 总体分析:医学门类专业结构(1998～2012 年)**　2014 年,我国举办医学

门类专业的普通高等本科院校有 331 所,大专/高职院校有 439 所,医学门类年招生规模达 59 万。分析 1998～2012 年我国普通高校年医学门类各专业本专科生和硕博研究生招生人数变化趋势,总招生规模从 1998 年的 81 740 人增加到 2012 年的 596 391 人。纵向比较结果显示:在 1998 年～2012 年的 15 年间,我国临床医学专业招生总量从 51 696 人到 185 318 人,但在医学门类占比从 63.24％下降到 31.60％,其原因是护理学占比过高(33.59％),并且主要是高职护理规模较大。以 2014 年护理学专业招生人数为例,总规模 20.2 万中,高职生有 15.9 万,占比 78.71％(《健康中国卫生计生人才发展战略研究 2016～2020》)。横向比较结果显示:2012 年中医学、中西医结合和中药学总招生规模为 65 208 人(11.12％);基础医学、口腔医学、公共卫生与预防医学、药学和法医学总招生规模为 92 376 人(15.75％);医学技术招生规模为 46 537 人(7.94％);护理学招生规模为 196 952 人(33.59％);临床医学招生规模为 185 318 人(31.60％)。按临床医学大类比较结果显示:临床医学、口腔医学和中医学总招生规模为 244 770 人,占比 41.74％(表 7－7)。

表 7－7　1998～2012 年我国普通高校年医学门类各专业招生人数(人)

| 年份 | 基础医学 | 临床医学 | 口腔医学 | 护理学 | 公共卫生与预防医学 | 药学 | 法医学 | 医学技术 | 中医学 | 中西医结合 | 中药学 | 合计 |
|---|---|---|---|---|---|---|---|---|---|---|---|---|
| 1998 | 1 467 | 51 696 | 1 332 | 4 099 | 4 854 | 5 343 | 401 | — | 10 403 | 270 | 1 875 | 81 740 |
| 1999 | 1 558 | 71 585 | 2 113 | 8 160 | 6 221 | 7 843 | 454 | — | 15 810 | 377 | 2 495 | 116 616 |
| 2000 | 2 593 | 90 410 | 3 702 | 18 814 | 9 138 | 10 116 | 612 | — | 21 304 | 609 | 3 892 | 161 190 |
| 2001 | 2 581 | 100 971 | 5 550 | 28 629 | 5 052 | 17 049 | 780 | — | 21 026 | 3 381 | 4 714 | 189 733 |
| 2002 | 3 303 | 110 426 | 8 462 | 37 126 | 5 462 | 20 808 | 855 | — | 22 795 | 6 815 | 6 047 | 222 099 |
| 2003 | 3 863 | 126 506 | 9 572 | 59 146 | 5 912 | 28 027 | 1 282 | — | 23 904 | 10 120 | 8 529 | 276 861 |
| 2004 | 3 377 | 135 579 | 12 274 | 76 290 | 7 808 | 33 705 | 1 260 | — | 26 269 | 12 480 | 11 371 | 320 413 |
| 2005 | 3 139 | 126 953 | 10 765 | 97 894 | 8 061 | 36 608 | 1 308 | 24 635 | 25 089 | 17 269 | 13 878 | 365 599 |
| 2006 | 2 922 | 130 929 | 12 975 | 127 501 | 9 158 | 40 338 | 1 219 | 25 348 | 26 937 | 20 522 | 13 580 | 411 429 |
| 2007 | 3 118 | 136 563 | 13 023 | 117 688 | 9 572 | 40 560 | 1 375 | 24 379 | 28 433 | 11 062 | 12 666 | 398 439 |
| 2008 | 3 159 | 143 723 | 13 600 | 131 375 | 11 157 | 42 290 | 1 302 | 28 501 | 30 738 | 10 847 | 13 882 | 430 574 |
| 2009 | 3 384 | 156 004 | 16 823 | 156 892 | 11 743 | 47 038 | 1 287 | 33 626 | 35 078 | 10 823 | 14 245 | 486 943 |
| 2010 | 3 419 | 160 156 | 17 492 | 176 554 | 12 079 | 50 432 | 1 318 | 37 494 | 38 448 | 10 012 | 14 974 | 522 378 |

续表

| 年份 | 基础医学 | 临床医学 | 口腔医学 | 护理学 | 公共卫生与预防医学 | 药学 | 法医学 | 医学技术 | 中医学 | 中西医结合 | 中药学 | 合计 |
|---|---|---|---|---|---|---|---|---|---|---|---|---|
| 2011 | 3 805 | 178 027 | 19 262 | 210 693 | 12 374 | 50 777 | 1 293 | 42 739 | 38 411 | 9 391 | 17 191 | 583 963 |
| 2012 | 3 934 | 185 318 | 21 065 | 196 952 | 13 048 | 53 160 | 1 169 | 46 537 | 38 387 | 9 478 | 17 343 | 586 391 |

**2. 案例分析:医学门类本科生专业结构(2015～2016 年)** 按照不同办学层次选择东部、中部、西部各 1 所医学院校,比较分析 2015～2016 年临床医学和医学门类其他专业(基础医学类、公共卫生与预防医学类、药学类、法医学类、医学技术类、护理学类等)的本科生招生计划,结果显示:尽管这 3 所医学院校的办学层次不同,本科招生计划数差异明显,但本科临床医学类招生计划均占全校本科生招生计划的 50% 左右,如复旦大学上海医学院本科招生包括临床医学、基础医学、法医学、预防医学、公共事业管理、药学和护理学等专业,临床医学专业(五年制和八年制)占医学门类招生计划的比例,从 2015 年的 49.61% 增加到 53.43%(表 7 - 8)。

表 7 - 8 不同办学层次医学院校 2015～2016 年招生计划比较

| 医学院校 | 年份 | 本科招生计划(人) | | | 临床医学占比(%) |
|---|---|---|---|---|---|
| | | 临床医学类 | 其他医学专业 | 合计 | |
| 复旦大学上海医学院 | 2015 | 320 | 325 | 645 | 49.61 |
| | 2016 | 382 | 333 | 715 | 53.43 |
| 安徽医科大学 | 2015 | 1 221 | 1 260 | 2 481 | 49.21 |
| | 2016 | 1 310 | 1 550 | 2 860 | 45.80 |
| 川北医学院 | 2015 | 1 708 | 1 263 | 2 971 | 57.49 |
| | 2016 | 1 805 | 1 604 | 3 409 | 52.95 |

**3. 政策建议:医学门类专业结构调整原则** 首先,要协同发展医学门类各一级学科/专业大类的院校教育。在宏观调控医学门类各层次专业结构时,要注意中医大类和西医大类的比例,中医大类不低于 10%;也要注意临床医学大类(含口腔和中医学)和其他医学专业的适当比例,各层次临床医学大类不低于

35％,在各医学院校微观调整本科招生专业结构时,临床医学专业占比保持在50％以上;要逐步提升医学门类的学历教育层次,减少临床医学大专生培养数量,扩大护理和医学技术等高职学历人才培养规模;在推进"5＋3"模式培养合格临床医生的同时,注意加强基础医学、药学、公共卫生与预防医学等专业研究生教育,培养一流创新人才和健康产业人才。其次,要加强全科、儿科等急需紧缺专业人才培养。国家层面目前主要举措有:①2016年起在38所高水平医学院校开展了"5＋3"一体化儿科医生培养,增加研究生儿科专业招生数量,要求2020年达到在校生1万人。②2016年,中国医科大学等8所高校启动儿科学本科专业招生,要求到2020年每省(市、区)至少有1所高校举办儿科学本科层次专业教育。③推进农村订单定向医学生免费教育工作,为基层每年培养5 000名左右从事儿科等各科常见疾病诊疗服务的全科医学人才。以复旦大学为例,2016年新增本科生临床医学(儿科学方向)30人,本科生护理学(助产士方向)20人;2017年复旦大学新增儿科学和妇产科专业研究生招生计划30人,总招生规模达到100人。

## 四、医学人才培养质量

医学院校教育通过培养医学生来满足医药卫生人力市场对人才的需求,医学人才培养质量将直接影响到医药卫生服务的提供能力。近年来,各级政府持续加大医学教育财政投入力度,医教协同深化医学教育综合改革,各医学院校在"双一流"建设中正努力探索提高医学人才培养质量的新途径。

### (一) 加大医学教育投入

医学教育是精英教育,人才培养质量的提高需要充足的教育经费支持。近年来,我国政府推进医教协同,共建中央和地方医学院校,健全医学教育宏观管理协调机制,凝聚多方资源,加大医学教育财政投入,2012年教育部直属高校医学生年生均拨款已由2008年的1.2万增加到2.7万。

2010年,教育部和原卫生部决定共建10所综合性大学医学院(部、中心),

分别是北京大学医学部、北京协和医学院、复旦大学上海医学院、上海交通大学医学院、浙江大学医学院、华中科技大学同济医学院、中南大学湘雅医学院、中山大学医学部、四川大学华西医学中心和吉林大学白求恩医学部。2010 年以来，上述共建的医学院校培养出高质量优秀医学人才，产出高标准科学研究成果，提供高水平医疗卫生服务。

2015 年以来，教育部和国家卫计委又共建 10 余所地方医科院校（即部委省共建），分别是南京医科大学、天津医科大学、中国医科大学、安徽医科大学、温州医科大学、南方医科大学、重庆医科大学、哈尔滨医科大学、首都医科大学、河北医科大学和新疆医科大学。

目前，在各省（市、区）推进的"双一流"建设中，各地医学院校也得到了不同程度的财政专项经费。

### （二）深化培养模式改革

进一步深化 5 年制临床医学人才培养改革。加强医学人文教育和职业素质培养，整合医学基础与临床课程，推进以问题为中心的教学模式，强化临床实践教学环节，提高执业（助理）医师考试通过率，提升岗位胜任力，减少医学生流失。

进一步加强临床医学专业学位硕士和住院医师规范化培训的衔接。一方面，要保障研究生规范化培训质量，建立完善统一的理论考核题库，以临床实践技能考核为抓手；另一方面，也要提高研究生临床科研能力和学位论文质量。

进一步创新 8 年制临床医学人才培养模式，探索培养多学科背景高层次医学拔尖创新人才的有效途径。

进一步探索博士"申请—考核"制，提高基础医学、公共卫生和预防医学、药学和临床医学研究生的科研能力和创新创业能力。

### （三）创新招生考试制度

目前，5 年制本科生临床实习效果已明显受到考研影响，要提高研究生培养质量首先要选拔优质生源，必须适时创新招生考试制度。

2015 年 6 月，国家卫计委正式启动"分阶段医师资格考试改革实证研究"，分阶段医师资格考试包括第一阶段和第二阶段考试。2015年9月,教育部提出2017年全面实施临床医学类专业学位硕士研究生考试招生改革,即初试环节考试科目"西医综合"改为"临床医学综合"。

通过比较分析执业医师资格分阶段考试(第一阶段)和临床医学综合的考试目的、试卷结构、考试时间和考试方式,发现两者之间高度相似(表7-9)。因此建议:一旦我国通过立法正式推出分阶段医师资格考试,临床医学类专业学位硕士研究生入学初试(临床医学综合)可以考虑与其并轨,将英语和政治考试放在复试时进行。具体来说,凡是执业医师资格第一阶段考试通过者,在第10学期(每年5月份)到所报考医院申请参加与住院医师规培招录相结合的研究生复试。

表7-9　执业医师资格分阶段考试和临床医学综合考试的比较

| | 执业医师资格分阶段考试<br>(第一阶段) | 专业学位研究生入学考试<br>(临床医学综合) |
|---|---|---|
| 考试目的和<br>试卷结构 | (1) 医学基本知识考试<br>　　基础医学40～45%<br>　　临床医学40～45%<br>　　预防医学5～10%<br>　　医学人文5～10%<br>(2) 临床基本技能考试:病史<br>　　采集口试(SP)、体格检查<br>　　和基本操作技能,对沟通<br>　　交流能力与人文关怀进行<br>　　评价 | (1) 医学基础理论(38%):考查基本<br>　　医学理论知识以及运用医学概念<br>　　和原理解决临床实际问题、理论<br>　　联系实际的能力<br>(2) 临床综合能力(56%):考查临床<br>　　思维、诊断与鉴别诊断、制订和执<br>　　行诊疗计划、临床操作、急诊处理<br>　　等临床综合能力<br>(3) 临床人文精神(6%):考查医学职<br>　　业责任意识、医患沟通能力、医学<br>　　伦理及法律法规等基本职业素养 |
| 考试时间和<br>考试方式 | 第8学期末<br>基本知识考试:机考<br>临床基本技能考试:考站1～6 | 第9学期末<br>闭卷笔试 |

综上,随着我国经济社会的发展转型,医药卫生体制改革的不断深化,以及生育政策的调整完善,人民群众的医疗卫生服务需求进一步释放。医学院校必须根据健康中国建设对医学院校人才培养提出的新要求,不断深化医学教育改革,加强制度建设和机制创新,以医药卫生行业需求为导向,以提升人

才培养质量为核心,以基层和紧缺人才为重点,以创新型复合型人才为引领。加强医教协同,改革培养模式,完善培养体系;调控招生规模,优化专业结构,提高培养质量。为全面建成小康社会提供强大的医学人才支撑和智力保障。

（本文收录于《中国大学教学》2017 年第 2 期）

## 第二节　面向健康中国需求
## 创新"整合式"医学人才培养模式

### 一、"整合式教学"的历史演变

医学教育改革历史表明,一百年来,医学的"整合式教学"经历了从医学课程的整合式教学到医学人才培养模式的整合式教学的演变过程。

#### (一)"整合式教学"课程

1910 年的弗莱克斯纳报告开创了以学科为基础的科学化医学教育体系,但随着医学学科的不断分化和扩张,"以学科为中心"的课程体系越来越突显出基础科学与临床实践脱节,学科知识无限增加,教学内容交叉重复等问题。20 世纪 90 年代,北美医学院校实行了"以器官系统为基础"的整合课程教学改革。国内医学院校十余年来也一直在探索医学整合课程改革,从不同层次、不同范围开展"以器官系统为中心"和"以问题为中心"的医学基础课程整合。

因此传统意义上的"整合式教学"指的是医学课程的整合,即"以器官系统为中心"和"以问题为中心"的医学基础课程的整合。

#### (二)"整合式教学"模式

一方面,在教育改革中,2010 年《柳叶刀》杂志从机构和教学层面,提出了以系统导向学习为主要特征的医学教育改革,认为卫生系统和教育系统是相互依存的,均应以人群的需求为根本出发点,两个系统互相沟通,相互交换信息,保持动态平衡,引发了以岗位职业胜任力为核心的全面医学人格塑造的医学人才培养观念。

另一方面,在健康领域中,由于疾病谱改变和人口老龄化等因素,"整合医学"概念也越来越被社会所接受。即根据医学科学的发展和卫生保健服务、医学教育的需要,对医学各方面进行合理的整合,既包括学科间的整合,也包括高等院校、医院、社区和家庭医疗保健服务间的整合。

面向健康中国建设对医学人才培养的新要求,近年来,复旦大学不断创新"整合式"教学医学人才培养模式。在学校组织机构整合、资源整合和学科整合的基础上,以促进学生自主探究性学习和培养学生创新能力为目标,不仅促进了基础医学、临床医学、预防医学、医学人文等课程整合,还推进了本科和研究生教育整合,科研平台整合和各级医疗资源整合。

## 二、复旦课程教学的整合

### (一) 基础和临床整合

2005 年以来,复旦大学参照国际医学教育标准,在深入研究 PBL 教学理念基础上,引入学科整合式 PBL 教学模式,构建了基于疾病的多学科整合式 PBL 课程新体系,并引领国内规模化和规范化的 PBL 师资培训。由不同学科的教师合作编写以器官系统为基础的病例,整合基础知识和临床知识,同时还涉及患者的文化背景、生活环境等社会人文因素。采取小班讨论方式,学生围绕案例进行思维、推理和分析。有效地提高了学生自主学习、发现问题和解决问题的能力,培养了学生的临床思维能力,加强了学生人文素养、表达能力、沟通能力和团队协作精神的培养。

近年来,复旦大学基础医学和临床医学专家共同参与编写基础和临床整合的核心课程系列教材,并根据临床需求建立全新的复旦医科特色教材体系;基础和临床专家共同参加医学基础课程的集体备课、授课,并结合临床案例和国际前沿组织教学,例如,"局部解剖学"邀请临床医生讲授部分课程;"药理学"以"学活药理"为主线,密切结合临床实践,虽然是学科式课程,但也是培养学生形成"整合学习"的能力。

### (二) 临床和预防整合

复旦大学在人才培养中,特别强调临床医学专业学生要学习预防医学理论知识和参与公共卫生现场实践。将临床医学与预防医学进行有机结合,构建了"教学-实训实践-科研服务整合"的社区实训实践教学机制,建设了以社区实践为主要内容的预防医学实践教学基地。在建设医患沟通情景模拟教学实验室的基础上,不同的社区卫生服务中心突出各自的特色,分别围绕糖尿病、高血压、心理、全科和三级保健网络的构建特点展开,通过信息化平台的建设和整合信息,形成个体-家庭-社区的评价系统,以培养掌握疾病预防、治疗、康复、保健、健康教育与健康促进等综合卫生服务能力的新型医生。

### (三) 医学和人文整合

2014 年,复旦大学上海医学院闻玉梅院士、彭裕文教授和哲学系俞吾金教授共同开设了《人文与医学》课程。从哲学、艺术、文学、法学、伦理学、心理学等不同学科角度解读医学在发展中出现的社会问题,正确理解医患关系和医疗改革等问题。目前,《人文与医学》课程已面向新疆、云南、内蒙古、黑龙江等地高校开放,实现了同步收视互动,已有 15 000 余名学生参与学习。

## 三、复旦本研层次的整合

本科生和研究生的培养是高等医学院校人才培养体系中两个不同的层次,以往这两个层次的人才培养过程中是相对独立和自成体系的。但事实上两者是紧密联系在一起的,研究生教育强调的是研究,本科生教育强调的是"基础知识",两者应是一个有机体。

### (一) 临床医学

2010～2014 年,复旦大学作为"上海市临床医学硕士专业学位研究生教育综合改革试点"的工作组长单位,上海交通大学、同济大学、上海中医药大学和第二军医大学作为组员单位,共同创新和成功实践了"上海市临床医学硕士专业学位综合改革试点方案",即"5＋3"临床医学人才培养模式。

"5＋3"模式是临床医学"本研一体化"培养体系的创新,提供了理顺我国临床医学学制学位体系的改革思路,填补了国内空白,构建了符合国际惯例、具有中国特色的标准化、规范化"5＋3"临床医学人才培养体系。"5＋3"模式是协同机制创新,促进了住院医师规范化培训制度的建立健全,有机结合了临床医学教育与住院医师规范化培训。"5＋3"模式也是实践教学创新,引领了我国专业学位研究生培养模式的教育改革,以培养医生岗位胜任力为目标,突出职业素养和能力素养培养。

"5＋3"模式通过界定临床医学专业学位硕士同时具备住院医师和研究生的"双重身份",实现了"研究生招生和住院医师招录、研究生培养和住院医师规范化培训、专业学位授予标准与临床医师准入制度"的"三个结合",合格研究生毕业时可获得"执业医师资格证书、住院医师规范化培训合格证书、研究生毕业证书和硕士学位证书",简称"四证合一"。

### (二) 基础医学

2012 年以来,复旦大学依托"国家理科基础科学研究与教学人才培养基地",在基础医学启动实施了"5＋X"本研一体化人才培养方案,在 5 年本科培养的前提下,再进行 3～5 年的硕士、博士培养。以学生为中心,统筹教学资源,贯通本科生、研究生培养方案,培养符合基础医学"博、精、深"特点,具有创新实践能力和国际视野的基础医学拔尖人才。主要举措如下:优化课程设置,打通本、研课程;调整基础医学课程体系和构架,削减理论课学分,增加研讨型、实践型课程的比例;实行全程导师制,培养学生的科研思维能力;强化实验实践创新能力,加强医学生实践创新能力的培养。

### (三)临床药学

医学院校的临床药学是药学一级学科的重要组成部分,临床药学专门人才是直接为病人提供药学服务的应用型人才。临床药学专业要求学生掌握宽广的临床药学基础理论和临床实践技能,具有较强的合理用药监护和指导能力。近年来,复旦大学通过单列直博生招生计划,加强药学院和附属临床医院的合作,探索临床药学的"本研一体化"培养模式。依托附属医院开展实践教学,构建学院和附属医院"双导师制",已经培养出了一些科学基础宽厚、专业技能扎实、创新能力强、综合素质高、能适应现代医学发展的高级临床药学人才。

## 四、复旦科研和教学的"整合"

2014年以来,复旦大学基础医学院与附属中山医院、附属华山医院签署了全面合作协议,包含组织、管理、协调、实体支撑在内的全方位强强联合,打破传统学科壁垒、促进资源融合、加强学科交叉、鼓励人才流动,互聘人员。探索如何建立基础教学与临床科研结合的最佳模式。具体举措是以"临床问题、临床需求"为科学研究导向,通过平台共享、课题合作等深入推进基础医学院与附属医院科研合作,凝聚优势力量,培养医学生,共同促进医学学科发展。通过基础和临床双导师指导本科生开展科创项目研究,培养医学生的基础和临床整合科研素养;通过设立"基础-临床结合"专项,基础和临床导师以互聘形式共同指导研究生,围绕临床问题开展医学科研活动,培养具有良好科研思维和解决临床实际问题能力的研究生。

此外,复旦大学生物医学研究院还与中山、华山、肿瘤、儿科等多家附属医院合作共建,"整合"教学科研资源,近年来,在医学研究生培养、医学高端研究、生物医学交叉、转化医学创新方面成效显著。不仅为医学生培养提供了多层次的整合型的医学研究资源,还从基础研究到应用研究,从高端技术研究到大众人群健康研究,大大提高了生物医学、基础医学与临床医学高层次拔尖创新人才的培养水平,在医学国际顶尖期刊上发表了一批高水平论文。

### 五、复旦教改和医改的"整合"

19世纪末，随着科学化医学教育体系的建立，"学术型医学（academic medicine，AM）"应运而生，AM强调医学教育、研究和卫生服务合为一体，其机构载体为教育研究型医疗中心（academic health center，AHC），主要由大学（包括医学院）及其附属医院、其他医学相关院系构成。现代卫生事业的发展促进了教育研究型医疗中心（AHC）发展为教育研究型医疗体系（academic health system，AHS）。AHS整合了各级各类的卫生机构，承担了内涵更为广泛的教育、科研及医疗服务等功能，是全球卫生领域的未来发展方向之一。2012年11月，复旦大学和美国中华医学基金会（CMB）在上海共同主办了以加强中国教育研究型卫生系统（AHS）为主题的第四届西湖论坛，推出了强化和协调中国教育系统与卫生系统的概念基础和运作规则。

2014年5月，复旦大学与上海市闵行区人民政府签订"共建医教研协同型健康服务体系"合作协议，探索医改与教改的深度融合，共建医疗"联合体"、医教研"结合体"以及健康服务"综合体"。在医学教育方面，培养具备岗位胜任力的各层次医学人才；在医疗服务方面，提供从最基础到最专业的所有综合性卫生服务。这种教改和医改的"整合"方式在上海市乃至全国都是一种全新的健康服务合作共建模式，为将来中国教育研究型医疗体系的推广和发展提供了可借鉴、可复制的模版。一是医学生可以在附属医院、各级医院、社区卫生服务中心等不同的卫生机构实习，培养面向健康中国需求，掌握疾病预防、治疗、康复和保健等综合卫生服务能力的新型医学人才；二是为医学生提供了多层次的医学研究资源，从实验室延伸到社区和大众人群，促进基础医学与临床实践的结合，实现了从理论教育到卫生实践的应用，从基础科学研究到应用研究的转化。

（本文收录于《中华医学教育杂志》2016年第36卷第6期）

## 第三节　发挥综合性大学学科优势
## 创新复合型人才培养机制

放射疗法是当前治疗癌症的主要方法,其过程较为复杂,需要临床医生、医学物理师和技师协作完成。其中,医学物理师是连接临床医生和技师以及设备的重要纽带,主要职责包括:①协助临床医生制订治疗方案;②根据治疗方案设计治疗计划;③指导技师实施治疗计划;④对治疗过程(包括设备)进行质量控制等。随着放疗技术和设备的不断升级,医学物理师的作用日益凸显。

近年来,我国癌症发病率持续上升,成为居民的主要致死病因。以上海为例,根据上海市疾病控制中心2015年2月发布的癌情监测数据显示,全年共诊断新发癌症病例5.9万例,每年每1 000个上海人中就有4人被新诊断为癌症,平均每天新增162例,死亡病例全年超过3.6万例。为了守护人民的生命健康,实现"健康中国"的目标,上海市于2015年5月建成国内首家、全球第三家同时拥有质子重离子放疗设备的医疗机构——上海市质子重离子医院(复旦大学附属肿瘤医院质子重离子中心)。高端技术和设备的引入急需一批兼备医学、物理学交叉学科知识的高层次医学物理师。然而,由于我国医学物理教育常年缺位,医学物理师的培养长期不被重视,导致医学物理师数量不足而且层次偏低,能够掌握质子重离子等高端技术的专业人才则更为稀少。为了满足上海市质子重离子医院对高层次医学物理师的迫切需要,有效解决医院发展过程中的瓶颈问题,复旦大学坚持以服务国家需求为导向,充分发挥综合学科优势,大力推进交叉学科建设,积极创新人才培养机制,于2013年启动生物医学工程(医学物理方向)硕士培养项目,率先在全国培养面向质子重离子领域的高层次医学物理师。以下为该项目的主要特点。

### 一、创新培养模式,实现本硕一体化衔接

质子重离子技术的引进填补了国内空白,但相应医学物理师的培养在国内

也无先例可循。为此,学校在开展项目前进行了深入调研和多方论证,并充分发挥医学和物理学学科的优势,在推进两者交叉融合的基础上,针对质子重离子领域医学物理师的培养需求,对培养模式进行大胆创新,通过构建"本硕一体化"的教育体系,采用"3+2"模式(即:3 年本科加上 2 年研究生学习)定向培养高层次医学物理师,毕业后授予生物医学工程硕士专业学位。其中,在后面 2 年的研究生学习阶段以技能实践为主,前半年时间完成课程学习,后一年半时间进行临床轮转。此外,经过本科生和研究生管理部门的沟通协调,实现了本科选修课程与研究生学位课程学分的互认转换,对于本校获得该项目推免研究生资格的物理学专业本科生,在本科第四年期间,本科学业所需专业选修课学分可用研究生专业学位课程学分替代。学生在本科第四年具有双重身份,既是原所在院系的本科生,也是生物医学工程硕士专业学位研究生,并享受附属肿瘤医院研究生的津贴待遇。

此外,为了让"本硕一体化"衔接更加顺畅,学校对课程设置做了微调。比如,从 2014 届起,物理系本科生专业选修课程中"医学物理"这一模块由原来 1门课程增至 3 门,新增的《医学物理实验》和《医学影像物理基础》两门课程每学期都有很多物理系本科生选修,其中有相当比例是决定加入该项目而希望通过该课程提前了解医学物理的学生。附属肿瘤医院在安排硕士阶段的课程时,也充分考虑到了本硕衔接的问题,比如,开设《医学物理专题系列讲座》,邀请物理系教授以及附属肿瘤医院的医学物理师和临床医生,为来自不同本科院系的学生普及医学物理入门级的物理学、解剖学和生物学知识。另外,考虑到参与项目的学生都没有医学基础,将研究生课程中的"医学类课程"进行简化。比如《断层解剖学》课程,医学生需用两年时间详细学习各个器官内部的微观结构,而医学物理方向的学生仅安排一学期时间进行学习,只需掌握一些基本的解剖学知识,以便在今后设计治疗计划时注意保护这些组织。

## 二、加强课程交叉,构建多学科课程体系

该项目培养的学生定位于质子重离子领域的医学物理师,所培养的学生需

要兼备医学、物理学交叉学科背景。该项目首期学生均来自于物理学系、核科学与技术系等院系本科生,他们在物理学知识方面已具备扎实基础,但在医学基础知识上则较为欠缺。为了更好地实现医学和物理学的交叉,根据学生的本科专业背景并结合研究生培养目标和专业需求,在课程设置中整合学校现有医学和物理学优势课程的基础上,构建了多学科集成与交叉的学科环境和课程体系。根据培养方案,学生需在第一学期内修完全部课程,其中与医学物理密切相关的包括《肿瘤放射治疗技术》《肿瘤放射物理学》《放射生物学》等12门选修课,约占全部课程的80%,由附属肿瘤医院、基础医学院、公共卫生学院、力学与工程科学系、数学系、信息学院、软件学院、现代物理研究所、上海市放射医学研究所等多个单位合作开课。为保证新开课程的授课质量,学校通过组织新课试讲会,邀请相近学科专家参加试听,分别从各自专业的角度对新开课程提出意见和建议,力求该课程将临床实践经验与国内外的最新进展密切联系起来。多学科交叉课程的设置,不仅提高了学生的综合知识水平,而且帮助学生打开了思路,培养了创新意识。

### 三、突出实践环节,设置多机构临床轮转

经过硕士阶段第一学期的学习,从第二学期开始,学生就从课程学习转入临床轮转,通过临床实践强化专业技能训练。在此期间,项目学生既是生物医学工程专业学位硕士研究生,需结合临床实践的需要开展临床课题研究,提升临床科研能力;同时作为医学物理师的培养,参加质子重离子放疗物理师的轮转培训,掌握医学物理师的基本技能。临床轮转共涉及4个不同的机构,包括物理研究机构和医疗机构。第一站是上海光源(暨中国科学院上海应用物理研究所),轮转时间是1~2个月,主要任务是了解前沿医学影像技术和同步加速器原理。第二站是上海市放射医学研究所,也是《放射生物学》和《放射防护与剂量学》两门课程的开课单位,轮转时间也是1~2个月。学生主要和细胞打交道,通过实验来巩固课上所学的理论。比如培养小鼠细胞并制成样本,以不同的剂量照射,然后放在显微镜下观察线粒体内DNA的状态,来复习生物效应和射线剂量的关

系。第三站是复旦大学附属肿瘤医院,学生要在与放射治疗相关的科室轮转 4～5个月,主要任务包括学习传统光子治疗计划的设计以及了解"模拟定位"等 由治疗师操作的环节,以便将来工作中与治疗师能更好地合作。"模拟定位"的 具体操作是要求学生必须掌握的。第四站就是上海市质子重离子医院,学生作 为准医学物理师开始对新型质子重离子放射治疗进行见习,轮转时间将近半年。 主要见习任务包括:①质量控制。每天对机器设备进行检查,确保其性能良好, 可以达到治疗计划的设计要求;②设计治疗计划。即在"治疗计划系统"的辅助 下,根据肿瘤的形状、大小和严重程度,计算射线的剂量、路径和射野,以适应肿 瘤的形状。在此过程中,学生需要与临床医生进行充分沟通。如果治疗计划不 得当,将使严重并发症产生的概率由20％提高到30％左右。每一站临床见习结 束,都要进行考核,合格者才能进入下一阶段的见习。

## 四、配置双重导师,实施跨学科联合指导

作为质子重离子领域的医学物理师,既要掌握肿瘤放射治疗学的相关理论 知识,又要熟练医学物理师的有关操作技能。基于这种理论与实践并重、实施跨 学科培养的特点,项目采用"双导师制",即由临床放疗专家和资深物理技术人员 联合进行指导的方式。临床放疗专家主要侧重培养学生的理论学习能力,而资 深物理技术人员主要侧重培养学生的实际操作能力。通过这样的模式,既有助 于丰富和强化学生的医学理论知识,又能提升他们作为物理师的实践技能水平。

总之,科技的进步和社会的需求使医学物理师机遇与挑战并存,建立和完善 医学物理教育体系,加快培养高层次医学物理师是服务人民健康需求的重要举 措,对实现"健康中国"的战略目标具有重要意义。复旦大学生物医学工程硕士 (医学物理方向)培养项目的实施,是学校面向"健康中国"战略,探索医学与非医 学学科交叉融合,系统培养社会急需的高层次复合型人才的有益尝试。

(本文收录于《中华医学教育杂志》2017年第37卷第1期)

# 第四节　探索一流研究生教育
## 助力支撑"双一流"建设

2015 年 11 月 5 日,国务院发布《统筹推进世界一流大学和一流学科建设总体方案》,即"双一流"建设。一流本科教育是"双一流"建设的重要基础,一流研究生教育是"双一流"建设的突出特征。建设世界一流大学和世界一流学科,离不开建设一流的研究生教育。一流的研究生在一流导师的带领下做一流的科研,才能构成一流的学科进而建成一流的大学。

本文以复旦大学妇幼健康学科为例,以"五个确保"探索一流研究生教育,面向健康中国和全球健康发展需求,培养一流妇幼健康高层次人才;以"五个一流"助力支撑"双一流"建设,即开展一流的学科建设,保持一流的育人质量,产出一流的学术成果,做出一流的社会服务,形成一流的国际影响,以推进世界一流大学建设。

## 一、以"五个确保"探索一流研究生教育

### (一) 营造了一个确保研究生科研和实践能力培养的学科环境,主要依托国家重点学科和省部级重点实验室开展多学科研究生培养

研究生科研创新和实践能力的培养,离不开一流的学科环境。复旦大学妇幼健康研究生培养支持平台包括流行病与卫生统计学国家重点学科,预防医学国家级教学团队,教育部公共卫生安全重点实验室,卫生部卫生技术评估重点实验室,卫生部新生儿疾病重点实验室,上海市公共卫生与预防医学 I 类高峰学科,上海市公共卫生妇幼儿童保健重点学科,上海市女性生殖内分泌相关疾病重点实验室,上海市出生缺陷防治重点实验室等(图7-1)。

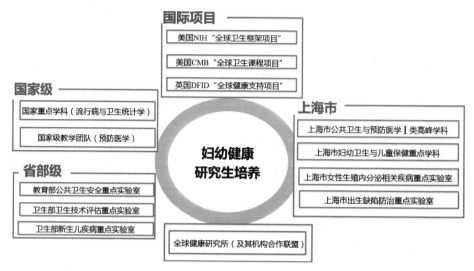

图 7-1    复旦大学妇幼健康研究生培养依托的平台架构

这些多学科交叉的教学科研平台确保了妇幼健康学科研究生培养的高起点和高水准。依托国家科技重大专项、973 计划、国家科技攻关项目、国家自然科学基金等项目，指导研究生开展妇幼健康问题为导向的学位论文科学研究（表7-10）。如中国促进母婴安全和儿童营养的政策过程、实施经验、历史教训和国际传播研究，母-胎交互对话异常致妊娠相关重大疾病的分子机制，脂肪因子CCDC80 在巨大儿脂肪-胰岛轴代谢中的作用及调控研究，城市化背景下儿童校园欺负行为的社会生态影响机制及教育管理干预策略研究，BPA 暴露对人类生殖功能的影响，构建孤独症早期筛查和早期干预的社区公共服务体系等。

表 7-10    复旦大学妇幼健康研究生培养依托的科研项目

| 项目类别（数量） | 项 目 来 源 |
| --- | --- |
| 国际合作项目(48) | 世界卫生组织、联合国儿童基金会、欧盟框架计划<br>美国 NIH、美国 CMB、英国 DFID |
| 国家级科研项目(35) | 国家科技重大专项、973 计划、国家科技攻关<br>国家公益性行业专项<br>国家社会科学基金、国家自然科学基金 |
| 省部级科研项目(90) | 国家卫生计生委、教育部<br>上海市卫生计生委、上海市科委、上海市教委 |

**(二) 修订了一套确保研究生培养和学位授予质量的培养方案,重点基于妇幼健康相关学科研究与岗位胜任力要素**

在充分调研世界一流大学妇幼健康学科发展的基础上,复旦大学对妇幼健康研究生培养方案进行了修订。在国内首次提出了妇幼健康学科研究生培养的知识能力"七大要素",即①妇幼健康学科相关的多学科理论知识体系;②妇幼健康问题的测量分析评估能力;③妇幼健康相关政策的研制能力;④妇幼健康相关服务的管理能力;⑤妇幼健康领域的沟通交流能力;⑥妇幼健康相关社会文化领悟力;⑦妇幼健康领域的领导决策能力。

在培养过程中,基于全球健康发展趋势,还特别设置了拓展研究生国际化视野和经历的实践环节,主要包括:①通过参与国际合作科研项目,提高研究生的合作研究能力、组织管理能力和国际交流能力;②通过定期举办国际顶级期刊文献主题研讨会,培养研究生的演讲、辩论和系统思维能力;③通过参加国际暑期学校,培养研究生的社会文化敏感性以及全球健康综合分析能力;④通过参加国际学术会议,培养研究生的学术表达能力。

**(三) 设计了一组确保研究生国际化视野的多学科学位课程,成为研究生拓展全球化能力的跨学科知识来源**

一流大学的教师需要开发一流水准的课程,课程建设本身也是学科建设。复旦大学妇幼健康学科领先设计了一组多学科背景、全英文授课的学位课程体系。在课程理念上,基于国内需要、国际认同和学科前沿原则,充分吸收与健康相关的最新理论、方法和理念,主要包括:基于全生命周期理论来阐述妇幼健康相关问题,基于健康的社会决定因素框架来分析相关因素,基于健康公平理念来进行健康干预研究。

复旦大学妇幼健康学科研究生学位课程的特色主要体现在多学科合作、全英语授课和全球化教学。首先是新增了5门多学科合作教学课程,包括生殖保健前沿、生殖健康研究方法学、儿童心理发展与心理卫生、儿童青少年健康研究进展、妇幼营养与健康。其次是建设了5门全英语授课课程,包括生殖保健进展、健康行为与健康教育、高级统计方法在公共卫生中的应用、卫生经济学、卫生服务评价。其中,《高级统计方法在公共卫生中的应用》于 2011 年成功加入欧洲国际研究生教育网络课程(tropEd)。并且还创新了 2 门全球卫生课程,包括《全球卫生导论》和《多学科视角的全球卫生》。其中,《全球卫生导论》慕课课程已在斯坦福大学 Coursera 网站上向全球开放。

(四) 组建了一支确保研究生走向世界的国内外著名导师团队,汇集多学科智慧协同指导培养高水平拔尖创新人才

复旦大学妇幼健康学科组建多学科高水平协同海内外导师团队(表7-11),着力培养研究生全球卫生研究工作能力。如美国杜克大学全球健康研究所副所长汤胜蓝教授 2013 年获批我国教育部"海外名师",与导师团队共同指导研究生在国际顶尖刊物上发表了多篇 SCI 收录论文。

表 7-11　复旦大学妇幼健康研究生海内外导师团队

| 姓名 | 工作单位 | 学科专业 |
|---|---|---|
| 钱　序 | 复旦大学公共卫生学院 | 妇幼保健学 |
| 汪　玲 | 复旦大学公共卫生学院 | 儿少卫生学 |
| 何更生 | 复旦大学公共卫生学院 | 营养与食品卫生学 |
| 胡　雁 | 复旦大学护理学院 | 护理学 |
| 李笑天 | 复旦大学附属妇产科医院 | 妇产科学 |
| 归绥琪 | 复旦大学附属妇产科医院 | 妇产科学 |
| 徐丛剑 | 复旦大学附属妇产科医院 | 妇产科学 |
| 徐　秀 | 复旦大学附属儿科医院 | 儿科学 |
| 袁　伟 | 上海计划生育科学研究所 | 生殖流行病学 |
| 陆大江 | 上海体育学院 | 运动医学 |
| 吴　凡 | 上海市疾病预防控制中心 | 流行病学 |
| 汤胜蓝 | 美国杜克大学 | 卫生政策 |
| 唐德良 | 美国哥伦比亚大学 | 分子流行病学 |
| 石磊玉 | 美国约翰霍普金斯大学 | 卫生政策 |
| 郑　苇 | 美国范德堡大学 | 流行病学 |
| Frank Y. Wong | 美国埃默里大学 | 艾滋病与行为科学 |
| 张作风 | 美国加州大学洛杉矶分校 | 流行病学 |
| 俞　和 | 美国夏威夷大学 | 流行病学 |

续表

| 姓名 | 工作单位 | 学科专业 |
|---|---|---|
| Steven Black | 美国辛辛那提儿童医院 | 儿童保健学 |
| 张　军 | 美国国家卫生研究院 | 妇幼健康 |
| 陈铮鸣 | 英国牛津大学 | 慢性病流行病学 |
| 李　沐 | 澳大利亚悉尼大学 | 全球卫生 |
| 陈　跃 | 加拿大渥太华大学 | 慢性病流行病学 |

（五）成立了一所确保研究生开展国际合作项目研究的全球化研究机构，培养研究生把握妇幼健康领域国际话语权

2012 年，复旦大学成立全球健康研究所，以美国 NIH 支持的"全球背景下生殖健康培训项目（2005～2011）"，美国 CMB 支持的"全球卫生机构发展项目（2009～2016）"，英国 DFID 支持的"中国促进母婴安全和儿童营养的政策过程、实施经验、历史教训和国际传播研究（2013～2015）"等项目为支撑，指导研究生开展国际合作项目研究。

通过国家 CSC 项目等，复旦大学选派数十名妇幼健康研究生赴哈佛大学、杜克大学、悉尼大学等世界一流大学开展联合培养，以及赴日本、意大利等国参加国际会议（表 7－12）。

表 7－12　复旦大学妇幼健康研究生参加的国际会议

| 研究生报告题目(中文) | 会议名称 | 会议地点 | 研究生 | 时间 |
|---|---|---|---|---|
| 中国儿童肥胖和超重研究 | U21 食品研究大会 | 吉隆坡 | 胡世云 | 2011 |
| 公平获得优质孕产保健服务：在农村流入城市的流动人口和城市本地居民之间的差距 | 第19 届妇女健康问题国际理事会） | 曼谷 | 胡世云 | 2012 |
| 中国市区和城市边缘地区青少年行为筛查时间 | 澳大利亚健康促进协会年会 | 悉尼 | 江小小 | 2013 |
| 中国和世界计划生育、流产后计划生育政策研究 | 第一届全球避孕和性与生殖健康会议 | 哥本哈根 | 许洁霜 | 2013 |
| 上海基于证据的流产后计划生育服务政策的制定 | 性与生殖健康和权利 | 根特 | 梁　霁 | 2014 |

| 研究生报告题目(中文) | 会议名称 | 会议地点 | 研究生 | 时间 |
|---|---|---|---|---|
| 中国应用手机短信的流产后避孕服务可行性研究 | 第八届欧洲公共卫生会议 | 米兰 | 王莎莎 | 2015 |
| 提高中国孕产妇健康:国家和省级干预项目 | 环太平洋大学联盟全球健康研讨会 | 大阪 | 梁 霁 | 2015 |
| 上海2009～2014年安全社区中学龄期儿童的干预长期评估 | 第22届社区安全国际会议 | 泰国难府 | 曲爽笑 | 2015 |

## 二、以"五个一流"助力支撑"双一流"建设

建设中国特色世界一流大学,核心的追求是要开展一流的学科建设,保持一流的育人质量,产出一流的学术成果,做出一流的社会服务,形成一流的国际影响。

### (一) 一流的学科建设

办大学就是办学科,学科是大学的细胞。学科不仅是教学和科研的平台,也是教师队伍建设和服务社会的平台。"双一流"建设所提出的五大建设任务都是以学科为依托的,从这个意义上说,没有一流的学科,就没有一流的大学。

复旦大学妇幼健康学科在一流研究生教育探索的同时,也大大促进了一流的学科建设。复旦大学妇幼健康学科连续获得了上海市第三轮(2011～2013年)和第四轮(2015～2018年)公共卫生重点学科建设计划,同时也有力支撑了上海市公共卫生与预防医学Ⅰ类高峰学科的建设(2014～2017年)。

### (二) 一流的育人质量

人才是支撑发展的第一资源,建设世界一流大学和一流学科就是要培养出服务国家需要、推动科学进步、适应全球化竞争的高层次人才。

复旦大学妇幼健康学科毕业研究生追踪调查数据表明,2005年以来,90%

以上毕业研究生就业于国家各级妇幼保健和疾病防控机构。典型案例如下：
2010级博士吴凡现任上海市疾病预防控制中心主任，2009级博士吴文辉挂职新
疆喀什地区卫生局副局长，2013级硕士王莎莎赴英国曼彻斯特大学和意大利米
兰进行国际学术交流，2010级硕士戴月被国家卫生计生委妇幼司录用为国际项
目主管。

### （三）一流的学术成果

一流的学术成果是一流学科的重要产出，也是评价一流学科的重要标准。
2005年以来，复旦大学妇幼健康学科研究生累计发表260余篇SCI收录论文，
部分学术成果发表于Lancet(IF:45.127)等顶级学术期刊（表7－13）。

表7－13　复旦大学妇幼健康研究生发表的高水平SCI收录论文

| 高水平SCI收录论文题目 | 作者 | 期刊名称 | 年份 | 影响因子 |
| --- | --- | --- | --- | --- |
| Task shifting of traditional birth attendants in rural China: a qualitative study of the implementation of institution-based delivery policy | Jiang H[#*], Tang S, Li J | LANCET | 2015 | 45.217 |
| Violence against doctors in China | Jiang Y[#], Ying X, Kane S, Mukhopadhyay M, Qian X | LANCET | 2014 | 45.217 |
| Effect of a short message service intervention on infant feeding practices in Shanghai, China: a prospective, community-based, controlled study | Jiang H[#], Li M, Wen L M | LANCET | 2013 | 39.207 |
| Cardiopulmonary benefits of reducing indoor particles of outdoor origin: a randomized, double-blind crossover trial of air purifiers. | Chen R, Zhao A[#], Chen H, Zhao Z, Cai J, Wang C[#], Yang C[#], Li H, Xu X, Ha S, Li T, Kan H | J Am Coll Cardiol | 2015 | 16.503 |

| 高水平 SCI 收录论文题目 | 作者 | 期刊名称 | 年份 | 影响因子 |
|---|---|---|---|---|
| Heavy smog and hospital visits in Beijing, China | Chen R[#], Zhao Z, Kan H | Am J Respir Crit Care Med | 2014 | 12.996 |
| Stock volatility as a risk factor for coronary heart disease death | Ma W[#], Chen H, Jiang L, Song G, Kan H | Eur Heart J | 2011 | 10.478 |

### (四) 一流的社会服务

复旦大学妇幼健康学科以服务健康中国为目标,除了通过人才培养和科学研究服务社会之外,还通过志愿者服务和社会实践项目着力培养研究生的"服务国家、奉献社会"精神。

在志愿者服务方面,存在着团队和个体相结合的志愿者服务形式。2015 年以来,26 名妇幼健康研究生通过"智爱为艾"远程视频,为 34 名艾滋病家庭的孩子远程授课,传播有关解剖学、生理学、心理学、预防医学和健康管理等知识。2011 级硕士谢静宜入选共青团中央大学生志愿服务西部计划,在云南怒江傈僳族自治州兰坪白族普米族自治县妇幼保健院服务一年期间,完成了云南省农村妇女宫颈癌筛查项目。

在社会实践方面,由妇幼健康研究生等组成的博士医疗服务团是复旦大学研究生社会实践的品牌项目,博士医疗团先后赴甘肃酒泉、安徽六安、云南永平等地开展免费义诊和举办学术讲座。

### (五) 一流的国际影响

复旦大学妇幼健康学科带头人,因其所在学科国际影响力和卓有成效的全球推广,于 2013 年获得全球著名研究型大学联盟 U21 颁发的杰出成就奖。一流的国际影响力主要体现在以下几个方面:开设的《全球卫生导论》慕课已在斯坦福大学 Coursera 网站上向全球开放;成功举办五届国际暑期学校招收 23 个国家的 135 名研究生；多名来自英国、加拿大、马来西亚、孟加拉和尼泊尔的留学生攻读妇幼健康博士学位；因完成 6 篇高水平政策咨询报告而成为"应用中国实践经验，改善亚非低收入国家妇幼健康水平干预试点"的唯一高校。

综上所述，高水平的研究生教育是建设世界一流大学的重要支撑，研究生教育质量不仅关系到高层次创新人才培养，也关系到大学科学研究的水平和潜力。可以预见，随着"双一流"建设计划的深入实施，研究生教育将会与世界一流大学建设、世界一流学科建设更紧密地联系起来。因此要进一步深化改革和发展，打造"中国特色、世界一流"的高质量研究生教育，为全面建成小康社会、实现"中国梦"提供强大的人才和智力支持。

（本文收录于《研究生教育研究》2017 年第 1 期）

## 第五节　健康中国建设背景下儿科学人才培养的若干思考

健康是人全面发展的基础。健康对保障国家安全、社会安定团结和经济发展具有十分重要的意义。没有全民健康就没有全面小康。儿童健康事关家庭幸福和民族未来，儿童健康水平已成为衡量一个国家社会经济发展水平和社会文明程度的重要指标。加强儿童医疗卫生服务工作，是健康中国建设和卫生计生事业发展的重要内容，对于保障和改善民生、提高全民健康素质具有重要意义。

2015 年 10 月，党的十八届五中全会明确提出，我国将"全面实施一对夫妇可生育两个孩子政策"（简称"全面二孩"政策）。根据专家估计，随着"全面二孩"政策的推行，我国每年增加的新生人口会在 300 万～800 万，每年出生的人口总数会超过 2 000 万，儿科专业人才的需求量明显增加。近年来，儿科诊疗人次以每年 400 万～500 万人次递增，而我国现有儿科执业（助理）医师的数量为每千名儿童 0.49 人，低于世界主要发达国家水平（0.85～1.3 人）。

2016 年 3 月，中央深改组第 22 次会议审议通过了《关于加强儿童医疗卫生服务改革与发展的意见》，其中明确提出："到 2020 年，每千名儿童床位数增加到

2.2 张。每千名儿童儿科执业(助理)医师数达到 0.69 名,每个乡镇卫生院和社区卫生服务机构至少有 1 名全科医生,提供规范的儿童基本医疗服务"。为了应对"全面二孩"政策带来的生育高峰,提高儿童医疗卫生服务质量,推进健康中国的建设,本文分析了儿科学人才培养的现状和存在的问题,提出要创新体制机制,探索符合社会和时代需求的儿科学人才培养模式。

## 一、儿科学人才培养的现状分析

### (一) 儿科学专业建设需要加强

儿科学作为一门独立、完整的学科体系,其概念和内涵已经从原来"小儿科"的观念,拓展并延伸至"以儿童整体身心健康为中心"的综合性理念。新中国成立以来,儿科学本科专业经历了多次调整:1950～1990 年,我国曾设有独立的儿科学本科教育;1998 年,教育部修订的《普通高等学校本科专业目录》不再单独设置五官科学、儿科学、中医外科学等临床二级学科的专业,调整优化为临床医学、中医学专业,儿科专科医生的培养通过专科培训和研究生教育来完成;2016年,国家卫生和计划生育委员会与教育部恢复儿科学本科专业招生,新增中国医科大学、重庆医科大学等 8 所高校举办儿科学本科专业。儿科学本科专业的调整反映了我国儿科学人才的需求变化,现阶段为适应"全面二孩"政策对儿科医生的迫切需求,应当重点加强儿科学专业的建设。

### (二) 儿科学教师队伍急需充实

儿科学是一门专业性、实用性很强的临床学科,由于儿科患者的特殊性,教学的难度远高于其他学科。《关于加强儿童医疗卫生服务改革与发展的意见》中提出:"推进高等院校儿科医学人才培养。改革儿科学专业化教育,制定普通高校开展儿科学专业人才培训规划。"根据文件精神,自 2016 年起在 38 所高水平的医学院校增加了研究生儿科学专业招生数量,随着招生人数的增加,儿科学教师队伍的数量也需要相应增加。同时,随着医学模式的转变,儿童健康面临着多种影响因素并存的复杂局面,这就需要儿科医生系统掌握儿科季节性疾病、常见病、多发病的病因、发病机理、临床表现、诊断及鉴别诊断、治疗、康复与预防等专业知识和技能。儿科学教师需要丰富知识储备，更新教学理念，创新教学方式，以培养能够有效应对复杂儿童健康问题的儿科医生。

### (三) 儿科学教材质量有待提高

儿科学属于临床医学的二级学科，儿科学学科的建设离不开高质量的教材保障。本科生教材内容主要涉及理论、概念和学科发展的综述，研究生教材内容学术含量高，比较前沿，主要讲述实践、最新研究成果和学科的发展动态，旨在为学术研究提供信息、方法和参考。长期以来，相关高校本科儿科学教材来源不一，或为普通高等教育本科国家级规划教材，或为自主出版教材，而研究生教材尚缺乏全国公认的统一版本。随着我国对外开放的进程不断加快，医学教育也不断向外国留学生开放，一批留学生来华学习医学，留学生对中文教材的理解有语言难度，而英文原版教材与我国临床疾病谱存在差距，因此有必要开发本土英文版教材。此外，多媒体辅助教学手段在高等教育教学过程中得到了越来越广泛的应用，教材版式的课件资源无法满足学生多样化的学习需求。

### (四) 儿科学人才有待加强国际化实践

随着社会的发展和全球化进程的加速，儿童健康相关问题已经成为全球性的问题，让所有儿童享受近距离、国际化、高标准的儿童医疗保健服务成为人民的迫切需求，这就需要儿科医务工作者，具备国际化的视野和全球化的应对能力。为此，可以通过海内外知名专家讲座、国际性研讨会等学术平台，以及选拔优秀儿科学人才赴海外学习等渠道，开阔国际视野，提高国际交流能力。当前，儿科学人才培养存在着国际化锻炼不足、全球化实践不多的问题。

### (五) 儿科学人才需要强调人文关怀

儿科学由于服务对象的特殊性，医患矛盾尤为明显。而医患矛盾与医学教育中人文教育的缺失息息相关。儿科学的治疗和研究对象是尚未成年的孩子，儿科学人才更加需要强调人文关怀，注重培养医学人文精神。医学人文精神不能仅停留在理论上,更要强调它的实用性,要与儿科学医疗实践密切融合,儿科学人才需要从医学、哲学、法律、社会、道德等不同角度去思考儿科学领域的问题,实现人文与医学的一体化。

## 二、儿科学人才培养的政策建议

### (一) 发展儿科学专业,确保学有支撑

儿科学专业以胎儿至青春期儿童为研究对象,旨在培养具有良好素质的、能够从事儿科学和儿童保健工作或医学研究的儿科医学专门人才,以保障儿童健康。由于"全面二孩"政策带来的生育高峰所致的儿科学人才短缺,教育部配合相关部门不断完善政策,大力发展儿科学专业,如 2016 年儿科学本科专业在 8 所高校恢复招生,39 所举办"5＋3"一体化医学教育的高校开展一体化儿科医生的培养,38 所高水平的医学院校增加了研究生儿科学专业招生数量等。教育部所出台的这些举措是以建设国内一流儿科医学学科为目标,为培养高质量儿科学人才和儿科学青年科学家提供保障,建议应当适时扩大儿科学类招录规模。

### (二) 打造精品教材和精良课件,确保学有载体

教材是向学生传授知识、技能和思想的基础"范本",高质量的教材是培养高质量人才的基本保证,教材建设是高等院校教育教学工作的重要组成部分,在保障人才培养模式改革、提高师资队伍建设水平、促进精品课程建设、助力教学质量提高等方面发挥着积极作用。儿科学人才培养离不开高质量的教学材料做载体,儿科学本科教材应该兼顾宽泛的医学知识并结合儿科学的特色,采用国家卫生和计划生育委员会"十二五"规划教材作为必修课读本。研究生教材则应当在本科教材的基础上,结合各学科的发展优势、方向和国际前沿进展等有所反映和提升。伴随着信息技术的发展,应该打破时空界限,制作一批具有系统性、创造性和实用性的授课课件,内容涵盖儿科心血管、消化、呼吸、泌尿、神经、血液、内分泌、免疫系统疾病,以及新生儿疾病、遗传代谢性疾病、小儿外科、儿科急救、儿童保健等方面,让学生的学习不受时间、地点限制,从课堂延伸至课外。

### (三) 培育高水平师资队伍,确保学有良师

高质量的教育取决于高质量的教师队伍,建立高素质的儿科学教师队伍是提高儿科学教学质量、加强儿科学学科建设、促进儿科学学科发展的基础保障和重要途径。高校应该通过设立专项培养基金、制订儿科学教师队伍培养计划,选派骨干教师出国(出境)进修,加强教师队伍特别是导师队伍的考核机制,将考核结果与招生资格挂钩,吸收优秀青年教师加入导师队伍等多项举措,提高儿科学教师队伍素质,做好儿科学人才培养的师资保障。同时,随着信息技术的发展,教师应当不断更新教学理念,积极改革教学方法和手段,创新教学模式,如通过引入考试软件,组建儿科试题库,并启用试卷的统计分析、评价、反馈和导向功能,及时了解学生的知识掌握情况;尝试以 Pad 为移动终端,运用局域网建立现代化考试中心,提高教学效率等。

### (四) 加强国际化实践,确保学有平台

全球化进程的加速引发了种种社会变迁,直接或间接地对全球人类健康特别是儿童健康造成影响,培养具有国际化视野和全球化儿童健康相关问题应对能力的儿科学人才已经成为儿科学教育的重点关注问题。通过引进国内外高等院校知名学者组建国际化教师团队,稳步推进国际化教学理念;依托儿科学论坛、海外名师讲座、国际学术研讨会等平台,引导儿科学人才及时把握和跟踪学科前沿新进展;选拔优秀儿科学人才赴国外大学进行阶段性短期访学与公派留学,参与国际化实践,发表原创性学术研究成果,有效传播中国声音;联合多个提供儿科、新生儿科、妇产科服务的医疗机构,构建医疗联合体,成为开展科学研究、学科建设、医疗服务等的临床科研实践平台。

### (五) 注重医学人文教育,确保学有医德

儿科的临床工作负担重、风险高,容易发生医患矛盾,这就更加要求儿科医生具有人文关怀精神。因此,应该将医学生的人文教育融入儿科学课程之中,贯穿于儿科学专业学习的全过程。高校应该充分利用学校和附属儿科医院的名医名师资源,通过开设医学和人文课程,从不同学科角度解读医学在发展中出现的

社会问题;举办人文系列讲座和人文沙龙,让医学生从前辈的经历中学习和体会医学人文精神的内涵;鼓励医学生将从课程中学习的人文精神融入丰富多彩的社会实践中,积极参加志愿者活动,在实践活动中领悟医学人文关怀的真谛。

## 三、儿科学人才培养的发展战略

当前,儿童医疗机构和儿科医生短缺已经成为社会关注的焦点,特别是国家实施"全面二孩"政策之后,儿童医疗服务的供需矛盾凸显,教育部持续关注儿科医生短缺问题,高度重视儿科学人才的培养,积极配合相关部门,采取了一系列举措,加强儿科学人才的培养,有效应对"全面二孩"带来的生育高峰。

### (一)加强儿科学学科专业建设

儿科学作为一门独立、完整的学科体系,以儿童整体身心健康为中心,具有职业风险高、临床工作负担重、薪酬待遇低、医患矛盾多、工作时间长、负荷重等特点。长期以来,儿科医疗服务价格和薪酬待遇与其职业特点不相符合,儿科的吸引力不足,儿科医务人员流失较多。在目前儿科医生岗位吸引力不足的情况下,应该通过多样举措加强儿科学专业建设,贯穿从招生、培养、学位到毕业后教育等环节提高儿科学人才的培养质量。如招生环节,通过设立儿科学本科专业,从"入口"吸引一批优秀生源来学习儿科学,为将来从事儿科医疗服务打好人才基础。根据卫生和计划生育行业部门对儿童医疗服务体系建设规划,教育部将儿科学专业化教育前移,力争到2020年每省(自治区、直辖市)至少有1所高校举办儿科学本科专业教育,促进院校教育与毕业后教育的有效衔接。儿科学专业恢复本科招生,是从源头解决儿科医生数量不足的问题,是提高儿科医生数量的第一步。

### (二)深化面向基层的儿科学人才培养

全科医生是居民健康的"守门人",掌握儿科学的全科医生为儿童健康保驾护航,教育部正在深化面向基层的儿科学人才培养工作,提高儿科医务人员整体素质,为儿科基本医疗卫生服务提供人才支撑。教育部通过继续推进农村订单定向医学生免费教育工作,自 2010 年以来,每年为基层培养 5 000 名左右从事儿科等各科常见疾病诊疗服务的全科医学人才。迄今为止,共为中西部乡镇卫生院招收 3 万余名免费定向医学生,缓解了基层从事儿科等各科常见疾病诊疗服务的全科医生短缺的问题。通过面向基层的掌握儿科等各科相关疾病诊疗技能的全科医生的培养,有利于短期内较快增加基层儿科医务工作人员的从业数量,缓解儿科医生短缺的现状。

### (三) 扩大儿科医学专业研究生招生规模

为了应对"全面二孩"政策对儿科医生的迫切需求,教育部根据儿科医生的岗位需求和各院校现有教学资源,扩大了儿科学专业研究生招生规模。2015 年以来,教育部、国家卫生和计划生育委员会、有关省政府共建了一批地方医学院校,在政策、经费等方面给予倾斜,要求共建医学院校扩大儿科学专业招生规模,加大儿科学人才培养力度。"十二五"期间,儿科学专业研究生招生数量逐年增加,共计招收 8 200 名。从 2016 年起,要求 38 所高水平的医学院校增加儿科学专业研究生招生数量,鼓励高等医学院校在研究生教育中加大儿科学人才的培养力度,力争到 2020 年达到在校生 1 万人。儿科学专业研究生人数的扩招,将从源头上增加高层次儿科学人才的数量,培养创新能力强的高级儿科医学研究型人才,以开展儿童疾病的研究,阐述发病机理和提出治疗策略等。

### (四) 积极主动承担儿科住院医师规范化培训工作

住院医师规范培训是毕业后医学教育的重要组成部分,对于培训高层次临床医师、提高医疗质量极为重要。教育部积极支持各地开展儿科住院医师培训,推进儿科学专业学位研究生教育,要求高等医学院校进一步发挥高校、附属医院的人才和资源优势,积极配合卫生和计划生育行业部门做好儿科医生的在职进修和培训工作。根据临床医学、儿科学专业毕业生的数量和岗位需求,住院医师规范化培训招生向儿科学毕业生倾斜,到 2020 年累计招收培训儿科学专业住院医师 3 万名以上。加强培训体系建设和培训过程管理,注重培养临床诊疗能力,提高临床技能水平,使培训合格的儿科学专业住院医师具备独立从事儿科学临床工作的能力。各地统筹使用住院医师规范化培训财政补助资金时,在生活补助等方面适当向儿科学专业住院医生倾斜,鼓励各地探索订单式培养的有效途径。鼓励和吸引经过住院医师规范化培训的中医、中西医结合专业住院医师从事中医儿科诊疗工作。对已经转到其他岗位的儿科医师,鼓励和引导他们返回儿科岗位。经过转岗培训考核合格且符合条件的,在原专科执业范围的基础上增加儿科学执业范围,并纳入相关专业和儿科学专业医师定期考核。实施有效的、完整的儿科住院医师规范化培训工作是培养合格儿科学人才的重要环节,是培养儿科学人才的重要手段,是改善儿科医生短缺的必由之路。

综上所述,儿科学人才培养应当在国家儿科学人才培养发展战略框架下,以儿科学专业建设为支撑,依托高水平师资培育、精良教材建设、加强国际化实践和注重医学人文教育,既要培养具有宽厚科学基础、较强创新能力和富有国际视野的高级儿科医学研究型人才,也要培养具有扎实基础知识、突出临床技能,能够满足社会需求的应用型儿科学人才,改善儿科学人才短缺的现状,有效应对"全面二孩"政策带来的生育高峰,满足人民对高质量儿童医疗卫生服务的需求,加快推进健康中国的建设。

(本文收录于《中华医学教育杂志》2017 年第 37 卷第 4 期)

## 第六节　某医学院全科医学人才培养的探索

全科医生是居民健康的"守门人",主要是特指在基层承担预防保健、常见病多发病诊疗和转诊、病人康复和慢性病管理、健康管理等综合程度较高的、从事一体化服务的医学人才。2011 年,《国务院关于建立全科医生制度的指导意见》(国发〔2011〕23 号)(以下简称"《意见》")明确指出:"建立全科医生制度是保障和改善城乡居民健康的迫切需要。到 2020 年,在我国初步建立起充满生机和活力的全科医生制度,基本形成统一规范的全科医生培养模式和"首诊在基层"的服务模式,全科医生与城乡居民基本建立比较稳定的服务关系,基本实现城乡每万名居民有 2～3 名合格的全科医生,全科医生服务水平全面提高,基本适应人民群众基本医疗卫生服务需求。"上述《意见》实施以来,全科医师培养工作取得较快发展,截至 2015 年底,培训合格的全科医师已达 18.9 万,城乡每万居民拥有全科医生达到了 1.4 人。

复旦大学上海医学院(以下简称"医学院")作为国内全科医师培养的主要机构之一,将全科医学人才培养与全科医学建设、临床技能训练、服务国家需求等方面相结合,努力实践具有特色的全科医学人才培养模式,积极探索出一批符合实际、可复制可推广的经验做法,对于加快开展分级诊疗试点、扩大家庭医生签约服务、提升基层服务能力、深化医药卫生体制改革、推进健康中国建设具有重要作用。

## 一、强化全科医学学科建设

### (一) 构建学科体系

2000 年,国家颁发了《关于发展全科医学教育的意见》、《全科医师岗位培训大纲》、《全科医师规范化培训试行办法》、《全科医师规范化培训大纲(试行)》等一系列文件,提出了我国全科医学教育的发展目标,建立起具有中国特色的、适应卫生事业改革与发展需要的全科医学教育体系,培养一大批能满足人民群众基本卫生保健需求的全科医学人才。近期,我国卫生事业发展规划已经提出,到 2020 年,凡举办临床医学专业教育的高等医学院校均要成立全科医学系,有条件的医学院校成立全科医学学院,部委共建高校和省委部共建院校要加快建设步伐,发挥引领示范作用。

2002 年,复旦大学建立国内首个立足于临床医学学科的全科医学系。2003 年,复旦大学成为全国最早在全科医学领域(临床医学专业)探索硕士研究生学历学位教育的单位。2013 年,设立全国首个临床医学一级学科下面自设二级学科全科医学博士点。在学科的发展过程中紧紧围绕"医疗以人为本"的全科理念,强调以人为中心,以家庭为单位,以社区为基础,凝练基于社区医师综合能力培养建设的学科发展方向。

## （二）创新教学理念

全科医学教育的教学模式及其教学效果决定全科医师培养的整体素质水平。我国卫生事业发展规划提出高等医学院校应将全科医学作为必修课程，面向全体医学生开展全科医学教育，将全科医学知识和技能培养融入教学全过程，培养学生树立全科医学理念，为毕业后从事全科医疗工作，以及在其他临床专业医疗实践中与全科医疗开展合作打好知识、能力、素质基础。加强学生基层医疗卫生机构和公共卫生机构的见习、实习，实施早临床实践、早社区实践，提升学生临床思维和基层实践能力。

医学院不断创新教学理念，在全科医学教学实践过程中，注重修订教学计划、部署教学任务、督促教学管理，着重建立和完善适合我国国情的全科医学教学模式。2010年，在国内率先实施全科"临床医学硕士专业学位教育与住院医师规范化培训结合"改革项目，探索临床医学硕士专业学位教育与全科医师培养相结合的培养模式。医学院编写示范性教材，建设《全科医学概论》精品课程，在国内首次采用课堂理论教学结合社区实践的方法，让医学生到全科医师实际工作环境中去体悟全科医学"全人、全家、全社区照顾"理念。

## （三）加强队伍建设

师资队伍建设是发展全科医学的重要举措。医学院制订全科医学师资队伍建设规划，加强全科医学实践教学基地和师资队伍建设，在人员编制、职称评聘、工作量考核等方面对全科医学学科师资队伍均给予特殊支持。依托大学附属医院全科专业住院医师规范化培训基地和助理全科医生培训基地，建设一批全科医学实践教学基地，设立教师专业技术职务，聘请高水平、有教学潜质的全科医师作为师资，承担医学生的全科医学教学任务，充实、优化教学队伍。

医学院在设立全科医学系时，将其隶属于临床医学学科，有别于国内其他院校依靠公共卫生学科进行全科医学教学。医学院全科医学系的教师全部来自临床一线，均为经验丰富的全科医师，在授课、带教等环节均能充分体现全科医学的临床思维特点。

## 二、围绕全科医学人才培养要求,注重临床技能训练操作

### (一) 修订培养方案

医学院在制定培养方案时,尤其强调"医教协同",借此深化了全科医学人才培养模式的改革。该方案明确建立"院校教育""毕业后教育"和"继续教育"相互衔接的全科医学人才培养体系。由承担住院医师规范化培训基地任务的综合医院牵头,建立由相关临床轮转科室协同、社区基层实践基地和有关专业公共卫生机构及高校共同参与的全科专业培训体系。完善培训内容与标准要求,优化培训方式,严格培训计划和安排、过程管理和结业考核,加强质量控制。

医学院在全科医学人才培养上,以医学本科教育、研究生教育、毕业后教育(全科医师规范化培训)及继续医学教育为主体,已经形成趋于完善的全科医学教育体系。在本科生阶段,强调普及全科医学基本理念;在研究生阶段,强调全科科研、教学和学科建设能力,通过临床和社区轮转,突出全科医学的临床实践导向;在住院医师规范化培训阶段,以临床技能为核心,强调提升临床综合能力,确保规范化培训学员具备扎实的临床基本功。各培养阶段重点突出、相互衔接,始终重视临床能力培养与医学人文教育,构建多层次人才培养体系,并为全科医学人才培养提供诸多平台和有力保障。

### (二) 注重技能培训

全科医学生就业面向基层社区,为此全科医学系的技能培训与传统临床医学技能培训侧重点不同。医学院注重技能培训与社区实践相结合,细化各项操作技能,缩短学生临床实习适应期。加强学生基层医疗卫生机构和公共卫生机构的见习、实习,实施"早临床实践""早社区实践",提升学生临床思维和基层实践能力。

在本科生阶段,全面开展全科医学教育,建立全科医学本科生教学课程体系,课程教师均由经验丰富的临床一线全科医师担任,为医学生在本科生阶段接

受全科医学基本理念打好基础。在研究生阶段,通过临床和社区轮转的方式,突出全科医学的临床实践导向,构建全科医学人才高地。在住院医生规范化培训阶段,以"早临床、多临床、反复临床"为宗旨,加强临床轮转,使学员在临床第一线得到锻炼。根据我国社区全科教学资源不足的现实困难,起始阶段培养计划的设计以临床基地轮转为主,有别于国外的以社区基地实践为主,目前,复旦大学附属中山医院实行的住院医师规范化培训社区轮转时间分别为第一年3个月、第二年3个月、第三年6个月。

## 三、建立培训基地,服务国家医改战略需求

### (一) 培训全科师资

全科师资队伍建设,是全科医学教学质量的直接影响因素。鉴于我国全科医师数量少,全科师资数量更少,因此在进行全科医生人才培养的同时,应同步开展全科师资培养工作。建立师资培训和资格认证制度,遴选建立一批师资培训基地,加强骨干师资培训。设立师资带教津贴,并将带教任务完成情况纳入绩效考核,对优秀带教师资予以表彰和奖励。

医学院在进行全科医师人才培养的同时,同步开展了面向全国的全科师资培训工作。2007年,复旦大学成立了上海市全科医师师资培训中心,使得全科师资培训工作实现组织化、规范化和系统化。2013年,医学院成为国内首个国家级区域性全科医学师资培训(示范)基地,面向全国举办全科医学骨干师资培训班,培训授课内容包括相关政策解读、人文精神、临床思维、培训教学管理、社区实训基地建设与管理、全科医学基本理念、医患关系与沟通、客观结构化临床技能考试(OSCE)考试、健康管理、慢病管理、社区临终关怀、老年人健康管理等内容。近年来,一批在复旦大学全科医学师资培训(示范)基地接受过培训的医生已成为当地开展全科医学教学和人才培养的中坚力量。2014年,医学院全科医学培训基地成为经世界家庭医生协会WONCA标准认证的全科医生培训机构,这也是中国首个经WONCA标准认证的全科医师培训机构。

## （二）服务基层医疗

全科医师是基层社区卫生服务发展中最重要的人才基石，全科医生制度是医改"强基层、建立分级诊疗制度"的关键举措。2016 年 6 月，国务院医改办、国家卫生计生委等七部门联合发布《关于推进家庭医生签约服务的指导意见》，指出"以维护人民群众健康为中心，促进医疗卫生工作重心下移、资源下沉，结合基层医疗卫生机构综合改革和全科医生制度建设，加快推进家庭医生签约服务"。

医学院全科医学人才培养立足上海，辐射全国尤其是边远地区。2013 年 6 月，与上海市斜土、枫林、徐家汇等街道合作共建社区卫生服务中心，挂牌"复旦大学上海医学院社区卫生服务中心"。2013 年 10 月，与上海市浦东新区潍坊街道合作共建，挂牌"复旦大学上海医学院潍坊社区卫生服务中心"，这些举措开启了上海社区卫生中心与医学院校合作的先河，搭建了社区医、教、研发展的新平台。通过医学院"全科医生实训中心"平台，实现了信息化、客观化、标准化的全科医师技能培训和考核功能，构建了全科医生实训的新的架构，在医疗、教学、科研、人才队伍建设方面提高社区卫生服务水平。2015 年，医学院在云南昭通启动乡村医生培训"千人计划"，为期两年，采取远程教学、面授和骨干乡村医生来沪实训等多种方式，培训当地乡镇卫生院管理人员和乡村医生。

（本文收录于《中国卫生资源》2017 年第 20 卷第 3 期）

## 第七节　大健康背景下医学生人文教育改革的理论与实践

随着医学科学技术的突飞猛进，人类疾病得以有效诊治、寿命不断延长、生存质量逐步提高。但与此同时，人类健康仍面临着人口老龄化问题等诸多挑战，当今的医疗卫生服务尚不能完全满足人民日益增长的健康需求。

如何处理好医学人才培养中医疗技术水平和培育人文精神的关系，成为当代医学教育发展的重要问题。一个出色的医生不仅要有丰富的医学知识和技能，还要具备高尚的品质和人文素养。培养具有人文情怀和专业素质的综合型人才,需要加强医学教育中的人文教育。培养医学生的医学人文精神,已成为医学教育面临的新要求。

近年来,健康人文及其相关的医学人文和人文医学受到学界和医学教育工作者的关注,诸多专家学者围绕三者展开研讨。本文主要对健康人文及其相关的医学人文和人文医学的研究主体、研究内容和研究目的等进行比较分析,剖析健康人文的内涵,在此基础上进一步探讨现阶段医学人才培养中如何加强人文教育。

## 一、健康人文、医学人文和人文医学的内涵

### (一) 健康人文

健康人文,是研究健康与人文关系及从人文角度对各种健康现象进行研究的领域,是一门具包容性、开放性和面向应用的学科。从医学的主体来说,包括了除医生以外的医疗从业者护士、护工和患者等;从研究对象来说,不仅包括了疾病更包括了健康及健康相关影响因素。健康人文研究内容从单纯治疗疾病向以维护健康为主,从医院逐步下沉到社区和家庭,从诊断治疗前移到疾病的预测预防和健康促进。

### (二) 医学人文

医学人文,属于医学与人文社会科学结合学科的基础,是人文社会科学在医学中研究运用的基础性理论。其本质就是用人文社会科学方法理论促进医学从本质与价值、目的与意义、医疗公平与公正等方面对生命和健康的终极关怀。其研究应当从"人文"出发,探索医学发展、实践、应用过程中医学目的和价值实现的方法规律,是一个追求"良医"的过程。医学人文涵盖领域包括哲学、法学、伦理学等与医学相关的部分。医学人文是医学进步和发展的旗帜,引领医学在发展和实践的道路上把握以人的健康为核心、以生命为中心,实现人文精神融会贯通于医学的每个方面。

（三）人文医学

人文医学属于医学的一个分支，是属于医学科学和人文科学交叉的学科群。人文医学作为一门学科并代表一个学科群，研究医学将人的生命和人的价值等属性因素置于核心地位。人文医学可以被理解为一种医学模式，研究内容包括人的价值、生命哲学、医学目的、技术与艺术的结合以及情感交流等多个方面，涉及基础医学知识、临床医学知识、人文科学知识和社会科学知识等。人文医学直接面对人的疾病和健康，通过调动患者积极情绪、发挥良好的情绪在疾病治疗中的重要作用，进而达到治病防病的功效。

## 二、健康人文、医学人文和人文医学的关联

### （一）健康人文与医学人文

健康人文和医学人文的主要差别表现在研究主体和研究目的。医学人文的研究主体聚焦医学领域人员特指医护人员的人文教育，旨在提高医护从业人员的人文素质和人文技巧，为大众提供更广泛、更优质的服务，以满足不同群体健康服务需要。健康人文的范围更广，不仅包括医护人员，也包括人民大众，不仅提高医护人员的人文素质，也包括给患者更多关爱，使更多的患者经过治疗后身体康复，以满足不同个体的治疗服务需要，还包括促进患者良好心态的养成，进而促进疾病的康复。医学人文重在治愈疾病，促进健康恢复。健康人文更强调健康的维持和追求高品质的生活。

### （二）医学人文与人文医学

从学科的角度，医学人文是人文科学，旨在健全医学活动主体的素质；而人文医学是医学科学，直接面对人的疾病和健康，旨在适应医学的人文模式转变。从研究对象的角度，医学人文研究的是人文用于医学实践的理论，比如医学人文精神主要表现为医生的关注、同情和尽力而为；而人文医学则聚焦医学领域中存在的人文现象，是调动患者积极性、解决患者痛苦的重要组成部分，是实现现代化医学模式的促进剂，是治好病、防好病的重要举措。从课程设置属性，医学人

文属于通识教育课程,而人文医学则属于医学专业课程。

### (三) 健康人文、医学人文和人文医学

尽管医学人文和人文医学存在差异,但都以提升人文素养和构建良好的医患关系为目的。当今社会,公众到医院看病,更多视为消费和购买的体验,医患合作共同战胜疾病的使命感被削弱。作为一名医生,应当始终牢记人文精神是医者的品质和社会责任,以爱心、责任心和进取心贯穿工作全程,让医学走出商业交易和技术崇拜的误区,让医患关系回归常态。因医学人文和人文医学在提升人文素养的高度统一,在众多场合,医学人文和人文医学被诸多学者表述为同一概念。

健康人文具有包容性、开放性和应用性的特点,涵盖领域包括但并不仅限于医学人文的相关内容并将医学人文的内涵、研究内容延伸和拓展。医学由局限于治愈疾病拓展到更宽泛的领域,从这个意义上来说健康人文是医学人文的传承。医学模式由以疾病为主向以健康为主转变,由偏重个体的防治向个体与群体并重,从这个层面上来说健康人文又是医学人文的拓展和延伸。

## 三、加强医学生人文教育的改革建议

2016 年 8 月,全国卫生与健康大会在北京举行。习近平总书记指出:我国广大卫生与健康工作者要弘扬和践行社会主义核心价值观,强化医德医风建设和行业自律,为人民提供最好的卫生与健康服务。2016 年 12 月,全国高校思想政治工作会议在北京举行。习近平总书记指出,思想政治工作从根本上说是做人的工作,必须围绕学生、关照学生、服务学生,不断提高学生思想水平、政治觉悟、道德品质、文化素养,强调要把立德树人作为中心环节,把思想政治工作贯穿教育教学全过程,实现全程育人、全方位育人,以培养德才兼备、全面发展的人才。医学生人文教育的探索与实践应从如下几个方面展开:

### (一) 开设人文医学课程

课堂是学生获取知识的重要途径,医学院校应当从课程设置方面进行探索

和研究,以复旦大学上海医学院为例,通过充分利用综合性大学的通识教育平台,提高医学生人文和科学素养,开设了"人文与医学""医学生综合素养""医学伦理学""医患交流技巧""从医之道"等相关人文医学课程。其中,"人文与医学"是由闻玉梅院士、彭裕文教授领衔开设的跨文科与医科的网络共享课程,采用混合式教学模式,由来自复旦大学、北京大学、上海交通大学等学校的多位院士、教授团队,从哲学、文学、法学、伦理学、心理学等角度解读医患关系、医疗改革等热点问题,向广大学生传递积极的人文观、价值观等。

### (二) 建设医学人文基地

第二课堂与课堂教学相辅相成,充分发挥第二课堂的育人作用,搭建丰富多彩的实践平台,提升医学生的人文素养。建设健康人文实践基地,构建"教学-实训实践"的社区实践教学模式。通过设立实践教学环节,鼓励医学生将课堂理论知识应用于社区实践,并在社区实践中关注患者的文化背景、生活环境等健康人文因素,在实践中提高医患沟通等医疗实践综合能力。建设健康人文科普教育基地,寓教于观。以复旦大学上海医学院的人体科学馆为例,馆内标本包括著名医学教育家、公共卫生学家、国家一级教授、上医创始人颜福庆捐赠出的夭折孙女的实物标本,著名病理学家、国家一级教授、现代病理学奠基人之一谷镜汧教授遗体捐赠及解剖志愿书,著名解剖学家、现代解剖学奠基人之一王有琪教授1940年从美国留学带回的实验记录,以及众多医学前辈留下来的珍贵文物和感人传奇故事。参观人体科学馆,不仅通过视觉的直观感受了解医学的奥秘,更是通过聆听标本背后的故事感受先贤们对医学的毫无保留的身体力行,并激发医学生领悟健康人文素养精神的深层次诠释。此外,设立健康人文社会实践项目和举办健康人文系列主题讲座等,通过讲座和实践活动中促进医学生理解健康人文的真谛。

### (三) 加强健康人文学习

由于人口老龄化、疾病谱和生活方式的变化,需要教育工作者从社会、文化等角度综合考虑人才的素质,医学生的招生考试也需要随之进行改革。医学院校在选拔研究生时,不应仅仅注重考试成绩,更应注重学生的综合能力。在医学研究生入学考试内容设置方面要增加健康人文相关知识及综合分析能力的考察,遴选出具有人文情怀、扎实基础的高层次复合型人才。同时,可促进本科生加强健康人文知识学习和提高健康素养。

综上所述,在大健康背景下,通过对健康人文及其相关的医学人文和人文医学的比较分析,结合医学模式的转变和社会经济的发展,提出健康人文教育是医学生人文教育的主要方向,更加符合时代的发展和医学人才培养的需求,是培养医务工作者良好医德医风形成的基础工程,对于守护国民健康、深化医药卫生体制改革、实现"健康中国梦"具有重要意义。

（本文收录于首届东方医学教育论坛,2017 年 9 月,上海）

## 第八节　医教协同和双一流建设下的医学教育改革路径思考

健康是人全面发展的基础,对保障国家安全、社会安定团结和经济发展具有十分重要的意义。2015 年,党的十八届五中全会首次提出要推进健康中国建设。2016 年 8 月,全国卫生与健康大会,习近平总书记指出没有全民健康,就没有全面小康,强调要把人民健康放在优先发展的战略地位。2016 年 10 月,中共中央国务院发布《"健康中国 2030"规划纲要》,指出健康是促进人的全面发展的必然要求,是经济社会发展的基础条件,是国家富强、民族振兴的重要标志,也是全国各族人民的共同愿望。2017 年 7 月,中共中央国务院发布《国务院办公厅关于深化医教协同进一步推进医学教育改革与发展的意见》（国办发〔2017〕63号）,进一步指出医教协同推进医学教育改革与发展,加强医学人才培养,是提高医疗卫生服务水平的基础工程,是深化医药卫生体制改革的重要任务,是推进健康中国建设的重要保障。

随着经济社会的发展转型、医药卫生体制改革的不断深化及生育政策的调整完善,人民群众的医疗卫生服务需求进一步释放,创新驱动对高层次医学科技人才的需求日益迫切,事业发展对医学人才队伍建设提出了新的更高要求。高层次的医学人才在保护人民健康、维护社会稳定、促进经济发展等方面发挥着重要的支撑作用。推进健康中国建设,需要一支数量充足、素质较高、结构优化、分布合理的高层次医学人才。深化医教协同,遵循医学教育规律和医学人才成长规律,探索符合人民卫生需求,适应医药卫生体制改革的医学人才培养新模式是实现健康中国的重要途径。

现阶段我国医学人才培养仍然面临着数量和质量仍不能满足人民日益增加的卫生服务需求,国际化视野不足,学科间交叉融合不足,资源整合不够,人文素质和职业素养欠缺,部分专业类别医学人才紧缺,人才管理制度机制缺乏突破性创新等问题。本文基于人才培养现状分析了健康中国建设对医学人才培养的要求,提出要以一流为目标,深化医教协同,以岗位胜任力为核心,突出基层和紧缺人才,探索符合社会和时代要求的医学人才培养新模式。

## 一、健康中国对医学人才培养的新要求

### (一) 医学人才培养应以需求为导向

随着工业化、城镇化、人口老龄化、疾病谱变化、生态环境及生活方式变化等,给健康带来一系列新的挑战;随着经济社会发展,人民对健康的认识不断提高;医药卫生体制改革的不断深化和生育政策的调整完善,人民群众的医疗卫生服务需求进一步增加。健康服务供给总体不足与需求不断增长之间的矛盾日益突出,对医学人才队伍建设提出了新的更高要求。

2011 年,原教育部部长袁贵仁曾在全国医学教育改革工作会议上作题为"落实教育规划纲要　服务医药卫生体制改革开创医学教育发展新局面"的报告,报告中提出要坚持需求导向,优化医学教育人才结构。2016 年,《"健康中国2030"规划纲要》发布,纲要中也提出要"加强医教协同,建立完善医学人才培养供需平衡机制"。2017 年,《国务院办公厅关于深化医教协同进一步推进医学教育改革与发展的意见》再次提出,推进健康中国建设,要以服务需求、提高质量为

核心。为了服务新医改的要求和面向健康中国建设,医学人才的培养应以需求为导向,构建医学人才供需平衡机制。

### (二) 医学人才培养应注重国际化

经济全球化、区域一体化、贸易自由化等带来的社会变迁,导致健康的全球化影响因素。应对多元健康影响因素,参与全球健康治理,需要培养具有国际化视野和全球健康复杂问题解决能力的高水平医学人才。

2010 年 7 月 29 日,教育部发布《国家中长期教育改革和发展规划纲要 (2010~2020 年)》明确提出要扩大教育开放,加强国际交流合作;2015 年 11 月 5 日,国务院发布《统筹推进世界一流大学和一流学科建设总体方案》,即"双一流"建设,进一步提出要推进国际交流合作,加强与世界一流大学和学术机构的实质性合作。2017 年 1 月 24 日,教育部、财政部、国家发展改革委印发《统筹推进世界一流大学和一流学科建设实施办法(暂行)》中再次提出要全面提升我国高等教育在国际合作交流中的综合实力。

### (三) 医学人才培养应加强学科交叉和资源整合

医学模式已由传统的生物医学模式转变为生物-心理-社会-环境医学模式,健康已由单纯的身体健康转变为身体、心理、社会适应、环境、道德方面的大健康,卫生工作由以"以治病为中心"向"以健康为中心"转变。在大健康、大卫生的理念下,医疗卫生服务对象包括疾病人群、亚健康人群和健康人群,单一学科知识无法解决复杂健康问题,应加强学科之间的交叉渗透和融合创新,拥有交叉学科知识和富有创新能力。

在"以健康为中心"的理念下,传统"以器官系统为中心"和"以问题为中心"的医学基础课程的整合已无法应对多样的健康影响因素。创新"整合式教学"新模式,加强资源整合,推动医学课程间和医学课程与人文课程的整合,加强高校与高校、科研院所、医院等的深度合作,促进学生自主探究性学习,培养学生创新能力,树立以岗位职业胜任力为核心的全面医学人格塑造的医学人才培养观念。

### （四）医学人才培养应提升人文素质和职业素养

当前医患冲突、医患纠纷时有发生，这与高等医学院校重视医学生的专业技能培训，忽视人文素质和职业素养的教育紧密相关。人文关怀和职业素养的缺失日益成为医学生生涯可持续发展的短板与瓶颈，影响到医学生的整体素质。由于医学的特殊性，主要的工作对象是人，不仅需要高超的医疗技术治愈疾病，更需要人文关怀，去理解和关爱处于疾病状态的人。

大健康背景下，健康不仅包含生理上的健康，还包含社会、心理和道德层面的健康。推进健康中国建设不仅需要培养医学人才的专业技能，更需要加强人文关怀与职业素养的教育。《国务院办公厅关于深化医教协同进一步推进医学教育改革与发展的意见》提出要深化医学教育改革，推动人文教育和专业教育有机结合。

## 二、大健康背景下医学教育改革与发展的战略思考

### （一）医教协同深化医学人才培养模式

《国务院办公厅关于深化医教协同进一步推进医学教育改革与发展的意见》中提出，到 2020 年，要基本建立以"5＋3"（5 年临床医学本科教育＋3 年住院医师规范化培训或 3 年临床医学硕士专业学位研究生教育）为主体、"3＋2"（3 年临床医学专科教育＋2 年助理全科医生培训）为补充的临床医学人才培养体系，公共卫生、药学、护理、康复、医学技术等人才培养协调发展的人才培养目标。

以临床医学人才培养模式为例，2010 年，上海市启动"5＋3"模式。2014 年11 月 27 日，"医教协同深化临床医学人才培养改革工作推进会"在京召开，明确我国临床医生培养方向是构建以"5＋3"为主体的临床医学人才培养体系。2014年 6 月 30 日，教育部等六部门颁发《关于医教协同深化临床医学人才培养改革的意见》，要求积极探索临床医学博士专业学位人才培养模式改革，组织开展"5＋3＋X"（X 为专科医师规范化培训或临床医学博士专业学位研究生教育所需年限）临床医学人才培养模式改革试点。

通过医教协同体制机制，在实践中不断完善临床医学人才培养体系，培养会

看病的合格医生和兼具临床能力和科研能力的高端临床医学人才,服务人民健康需求,形成院校教育、毕业后教育和继续教育三者有机衔接的规范化标准化临床医学人才培养体系。医教协同深化临床医学人才培养,首先不仅需要教育和卫生部门的协同,还需要得到发改、财政、人社等部门支持,要发挥政府的主导作用,协同多个部门共同参与。其次,要构建以政府投入为主的医学教育和住院医师规培的专项经费投入机制,使得临床医学生在参加住院医师规培期间,培训基地可以按照其他规培对象待遇标准给予生活补助。最后,要发挥教改和医改协同,探索医改与教改的深度融合,依托医疗"联合体"、医教研"结合体"以及健康服务"综合体",提高临床医学生的综合卫生服务能力。

## (二) 以一流为目标,探索高层次卫生行业人才培养途径

《统筹推进世界一流大学和一流学科建设总体方案》中提到坚持以一流为目标,推进国际交流合作,加强学科建设,深化资源整合,培养具有国际视野,具备跨学科知识基础,富有创新精神和实践能力的创新型、应用型、复合型优秀人才。

当前,"双一流"建设已成为国家重大战略,在推进"双一流"建设中探索提高医学人才培养质量的新途径。培养高层次卫生行业人才,首先应建设一流师资队伍,通过加大政府投入,设立专项培养基金,组建多学科高水平海内外教师团队,做好人才培养的师资保障。其次,要构建课程教学整合式,通过多学科专家参与,参照国际医学教育标准,依托社区实践教学基地,做好人才培养的课程保障。接下来,要搭建高水平科学研究平台,通过教学和科研平台共享,以"临床问题、临床需求"为科学研究导向,加强学科交叉,促进资源整合,提升科学研究水平,做好人才培养的平台保障。最后,将人文素质和职业素养教育贯穿人才培养全过程,通过开设医学与人文和医学职业素养课程,举办人文和职业素养讲座,鼓励学生将人文情怀和职业素养融入社会志愿和临床实践,提升人文素质和职业素养,做好人才培养的医德保障。

## (三) 以岗位胜任力为核心,加强基层和急需人才培养

《国务院办公厅关于印发深化医药卫生体制改革 2016 年重点工作任务的通

知》明确提出深化医药卫生改革,要以提高岗位胜任能力为核心,加强卫生人才队伍建设,具体为加强以全科医生为重点的基层卫生人才培养和支持有条件的医学院校加强儿科、精神科、助产等紧缺专业人才培养。《"健康中国2030"规划纲要》也提出要加强健康卫生人才培养培训,主要包括以全科医生为重点,加强基层人才队伍建设;加强儿科、精神科、助产等急需紧缺专业人才培养培训。《国务院办公厅关于深化医教协同进一步推进医学教育改革与发展的意见》的主要目标中也提出全科、儿科等紧缺人才培养得到加强。

加强基层全科人才培养,需要完善全科医生教育培训体系,根据国家医改需求,依托医学院全科医学学科建设、强化临床技能训练,建立临床培训基地,构建具有岗位胜任力的全科医学人才培养模式。加强急需紧缺儿科学专业人才培养,需要多个部门协同参与,通过扩大儿科医学专业研究生招生规模,加强儿科学科专业建设、注重儿科住院医师规范化培训工作和深化面向基层的儿科学人才培养工作,缓解儿科医生短缺,提高儿童医疗卫生服务质量。

综上,医学人才培养应以需求为导向,注重国际化,加强学科交叉和资源整合和提升人文素质和职业素养。医学教育的改革应当基于健康中国建设对医学人才培养的新要求,遵循医学教育规律和医学人才成长规律,以一流为目标,深化医教协同,以岗位胜任力为核心,突出基层和紧缺人才,探索符合社会和时代要求的医学人才培养新模式,满足人民日益增长的卫生服务需求。

(本文收录于《上海高等医学教育》2017年第4期)

## 第九节　基于健康中国需求的创新
## 人才培养机制探索与实践

随着医学模式转变为"环境-社会-心理-工程-生物模式",卫生工作也从以治病为中心转变为以人民健康为中心。研究生教育是培养创新人才的主要途径,然而却存在着与社会发展不相适应问题。一方面,传统博士招生选拔制度存在着初试权重过大、复试流于形式和导师自主权缺失的问题,难以充分考察科研创新能力和专业学术潜质;另一方面,传统研究生培养以单一学科导师为主,多学科交叉融合和协同创新不够,研究生参加高水平科研机会不多,解决前沿科学问题能力不强,国际视野和国际竞争力不足。

近年来,复旦大学承担了 20 余项来自教育部和上海市的研究生教育改革创新项目,针对上述问题,经过理论研究和实践探索,试点博士生"申请-考核"制,推进招生制度改革,考察研究生创新能力和研究潜力,提高生源选拔质量;探索创新人才"交叉融合"培养机制,以学科建设为基础,推进科教结合和医教协同,拓展国际合作和国际视野。科教结合,以一流学科、一流师资和重大科研项目支撑学术性博士生创新能力培养;医教协同,深化应用性博士生教育改革;交叉融合,发挥多学科优势培养复合型高层次人才。

## 一、推出"七项改革举措"

### (一) 以"立德树人"为根本,建设学风

2007 年复旦大学实施研究生培养机制改革,以立德树人为根本。把科学道德和学风教育纳入研究生培养各环节。加强新生入学教育,由院士和知名教授组成专家宣讲团,从科学精神、科学道德、科学伦理和科学规范等不同角度对新生开展主题教育活动;将"医学科研道德概论"列为博士生必修课;2004 年开始对所有博士论文实施双盲评审。开展社会实践和志愿者活动,临床博士医疗服务团先后赴甘肃酒泉、安徽六安、云南永平等老少边穷地区义诊;"智爱为艾"志愿者,为受艾滋病影响孩子进行远程视频青春期教育。

### (二) 以"申请-考核"为突破,优化生源

为提高博士研究生选拔质量,2000 年起,复旦大学试行两院院士和杰出教授自主选拔和招收博士生。2007 年,复旦医科率先开展博士生"申请-考核"制改革,将重点放在人才选拔标准、材料审查、综合考核和制度保障设计,建立科学有效的人才选拔方法,全面深入地考查申请人素质和能力,选拔出综合素质优

秀、创新潜质突出、学术兴趣浓厚的博士研究生(表 7-14)。一方面把博士招生的关注点,从书面考试成绩转向对考生实际科研能力的考察;另一方面,把生源具体选择权下放给院系学科和导师。此外,还通过"引进来"(暑期夏令营)和"走出去"(招生宣讲)等方式,吸引优质生源。

表 7-14　复旦大学博士生"申请-考核制"评审指标体系

| 既往学习背景 | 获奖情况 | 硕士论文及近3年发表论文 | 博士阶段科研计划 | 专家推荐意见 |
|---|---|---|---|---|
| 本科就读学校 | 本科/硕士期间成绩及奖学金 | 硕士学位论文及期刊论文 | 立题依据和科学价值、研究内容与方法 | 推荐专家应为本学科或相近学科副高以上职称 |
| 硕士就读学校 | 参加社会实践及学术活动获得奖项 | 近3年作为主要完成人承担的科研项目 | | |
| 英语水平 | | 专利、论著、成果(与承担科研项目相关) | | |
| 海外学习/培训经历 | | | | |

### (三) 以"学科建设"为基础,科教结合

**1. 设立重点学科研究生科研资助计划**　复旦医科具有 3 个一级国家重点学科,12 个二级国家重点学科,1 个国家重点实验室,5 个教育部重点实验室,9 个卫生部重点实验室和 9 个上海市重点实验室。2009 年和 2011 年,复旦大学先后启动"211 三期"和"985 三期"重点学科/重点实验室优秀博士生科研资助计划,医科项目数和经费数从第一批的 14 个项目增加到 2013 年的 40 个项目,获得经费也从 70 万元增加到 200 万元。

**2. 促进研究生参加高水平科学研究**　对在岗院士、千人计划、长江特聘、国家杰青以及承担国家重大科研项目的高层次师资单列博士生招生计划。促进研究生参与国家重大基础研究、重大科技专项、重大咨询项目、国际合作专项等高

水平科研项目,培养从事科学研究的志趣,学会科学研究方法,形成科学研究基本素养。复旦医科在2012～2016年期间,就承担了39项国家科技重大专项、57项"973计划"、17项"863计划"、8项国家科技支撑计划、9项国际科技合作专项和近2 000项国家自然科学基金。

### (四) 以"协同联合"为机制,培养专博

**1. 医教协同,深化"5＋3＋X"临床医学博士培养改革** 2014年《我国临床医学教育综合改革的探索和创新—"5＋3"模式的构建与实践》获得国家级教学成果特等奖,在此基础上,上海市将"5＋3＋X"(临床医学博士专业学位教育与专科医师规范化培训结合)列为与国家卫计委"共建"重点工作之一。2014年以来,复旦大学作为组长单位率先启动"5＋3＋X"培养改革,获上海市专项经费220万元,累计招生200余人。2017年,复旦大学首批"5＋3＋X"研究生已完成专科培训,获得了博士毕业证书和学位证书。

**2. 联合培养,开展"生物与医药领域"工程博士试点** 2012年,复旦大学作为全国25所首批被国务院学位委员会批准开展工程博士试点高校,在生物与医药领域招收4位工程博士,对接"艾滋病和病毒性肝炎等重大传染病防治"国家重大科技专项,是长三角地区首批试点高校中唯一在"生物与医药领域"开展工程博士试点的高校。2013年复旦大学与中国医药工业研究总院联合招收工程博士,对接新药创制国家重大科技专项,每年单列招生计划12人。

**3. 本博连读,探索"临床药学"博士生培养模式改革** 2009年起,复旦大学在药学一级学科下自主设置临床药学方向,探索将临床药学本科和研究生教育贯通的临床药学人才培养模式。迄今已有7届学生共78人从药学专业转入临床药学专业学习,其中10余人通过直博生方式攻读"临床药学"博士学位(4＋4本博连读)。这样的培养方式类似美国Pharm. D.培养,但又弥补了其重实践轻科研的不足,得到了教育部和国务院学位办的肯定。

### (五) 以"FIST课程"为补充,夯实基础

复旦大学通过修订研究生培养方案,完善课程体系,改革教学方式,不断增

强学术学位研究生课程内容前沿性。作为现行课程体系的重要补充,2013～2016 年,复旦大学开设了 259 门 FIST(Fudan Intensive Summer Teaching)前沿课程,如医学实验研究及论文的撰写与发表,生物医学研究伦理学,医学表观遗传学,肝脏生物学病理学及免疫学前沿。

FIST 课程采取"集中授课、夏季为主、聘请名师、对外开放、计算学分"的方式,突破学科壁垒,注重专家授课与学术讨论相结合,不仅邀请国内外优秀专家开设学术前沿课程,还设立与之配套的研讨课程。如"新发与再现传染病的研究前沿与展望",从新型病原体发现与检测、新发与再现传染病发病机制、特异性抗感染药物和疫苗研发等角度,系统深入讲授该领域研究进展和国际前沿,要求研究生完成研究计划和参加模拟答辩。

### (六) 以"学科交叉"为抓手,融合发展

复旦大学以"学科交叉"为抓手,创新学科组织模式,建立了生物医学研究院(2005 年)和脑科学研究院(2006 年)2 个多学科交叉实体平台,并分别于 2012 和 2013 年获得上海市交叉学科研究生拔尖人才培养专项资助(各 50 万元)。

生物医学研究院在基础医学下自设二级学科"医学系统生物学",注重在学科交叉融合环境中培养研究生原始创新能力。导师团队和任课教师中既有葛均波院士等来自附属医院的专家,也有闻玉梅院士等来自基础医学、生物学和化学等学科的教授,还有施扬、熊跃和管坤良等海归名家(表 7-15)。

表 7-15　2017 年复旦大学医学系统生物学研究方向及导师

| 研 究 方 向 | 招 生 导 师 |
| --- | --- |
| 01 微生物、病毒持续感染的组学基础及分子诊断 | 张晓燕;徐建青;袁正宏;陆豪杰 |
| 02 缺血性心脏病的分子发病机制及防治 | 邹云增 |
| 03 表观遗传医学 | 于文强;马端;石雨江;蓝斐;施扬 |
| 04 代谢通路调控和分子与细胞生物学 | 刘杰;雷群英;叶丹;管坤良;余发星;熊跃 |
| 05 干细胞定向分化的分子机制及临床应用 | 孙凤艳;文波;汤其群 |

续表

| 研　究　方　向 | 招　生　导　师 |
|---|---|
| 06 肿瘤和肿瘤转移的分子机制及其组学研究 | 胡维国;李大强 |
| 07 疾病蛋白质组学和糖组学 | 杨芃原;陆豪杰;顾建新 |
| 08 生物信息学 | 杨芃原;刘雷 |

　　脑科学研究院在神经生物学、生物物理学、药理学、中西医结合、神经病学、眼科学、外科学等多学科专业联合招收培养研究生。课程设置涵盖脑科学领域内的基础知识、学术前沿和先进实验技术,由来自神经生物学、分子生物学、药理学、神经病学、精神病学、基因组学、遗传学、生物工程技术等教师团队授课。

### (七) 以"国际合作"为途径,拓展视野

　　**1. 联合培养**　　鼓励通过国际合作科研项目与境外高水平大学联合培养博士研究生,2007 年是国家建设高水平大学公派出国研究生项目设立的第一年,复旦医科就选拔了 40 余名博士生去国外著名大学进行联合培养。

　　**2. 国际访学**　　2009 年起复旦大学设立博士生国际访学计划,2012～2016 年间,复旦医科 150 余名博士生赴美国哈佛大学、耶鲁大学、哥伦比亚大学、斯坦福大学、霍普金斯大学、加州大学洛杉矶分校、杜克大学、美国国立卫生研究院、梅奥医学中心等进行了 3～6 个月的短期国际访学。

　　**3. 来华留学**　　2012～2016 年间,复旦医科接受了来自美国、加拿大、英国、澳大利亚、日本等 40 多个国家的 200 余名留学生攻读学位(表 7 - 16)。

表 7 - 16　　2012～2016 年复旦大学上海医学院博士生联合培养单位

| 博士生 | 联合培养单位 | 博士生 | 联合培养单位 |
|---|---|---|---|
| 朱鸿明 | 哈佛大学 | 吕　彬 | 霍普金斯大学 |
| 胡柯嘉 | 哈佛大学 | 汪新媛 | 霍普金斯大学 |
| 吴　斐 | 哈佛大学 | 李　俊 | 霍普金斯大学 |
| 谢鸿宇 | 哈佛大学 | 唐雅婷 | 霍普金斯大学 |
| 吕　鹏 | 哈佛大学 | 朱庆峰 | 霍普金斯大学 |

续表

| 博士生 | 联合培养单位 | 博士生 | 联合培养单位 |
|---|---|---|---|
| 赵 岩 | 哈佛大学 | 陈仁杰 | 霍普金斯大学 |
| 罗承良 | 哈佛大学 | 谢冰斌 | 耶鲁大学 |
| 陈铭杰 | 哈佛大学 | 叶乐驰 | 耶鲁大学 |
| 吴 萌 | 哈佛大学 | 朱宏达 | 耶鲁大学 |
| 韩宜男 | 哈佛大学 | 朱德祥 | 斯坦福大学 |
| 李文妍 | 哈佛大学 | 崔 鹏 | 斯坦福大学 |
| 梁敏锐 | 哈佛大学 | 王 丹 | 美国国立卫生研究院 |
| 牛耿明 | 哈佛大学 | 柳清云 | 美国国立卫生研究院 |
| 陈春辉 | 哈佛大学 | 陶 玉 | 美国国立卫生研究院 |
| 李佩玉 | 哈佛大学 | 周嘉敏 | 美国国立卫生研究院 |
| 杨 林 | 哈佛大学 | …… | …… |

## 二、彰显"四个一流成效"

高水平的研究生教育是建设世界一流大学的重要支撑,研究生教育质量不仅关系到高层次创新人才培养,也关系到大学科学研究的水平和潜力。一流的研究生在一流导师的带领下做一流的科研,才能构成一流的学科进而建成一流的大学。

### (一) 提升质量 培养一流创新人才

2001 以来,复旦大学已为社会培养输送了 1 万余名医学研究生。毕业生中有的已成长为教授、博导,长江特聘、国家杰青、各级学会主委,有的担任国家科技重大专项首席科学家,重大科研项目负责人;有的成为医学院校领导,二级学院和附属医院领导,临床科主任;有的在海外获得如哈佛大学、卡罗琳斯卡学院等一流大学教职;有的研究成果卓著,获得各级科技进步奖,在 *Nature*、*Cell* 顶尖期刊发表论文;有的成为企业家,如盟科医药公司,富兰迪公司董事长、南京先声药业副总裁等;多位获评"优秀援疆干部"。

在 1999～2013 年的全国百篇优秀博士学位论文评选中,复旦医科共获评

17 篇全国优博论文和 20 篇全国优博论文提名,名列前茅(表 7 – 17)。

表 7 – 17　1999～2013 年复旦大学医学类全国优博论文名单

| 年份 | 博士论文题目 | 博士生 | 导师 |
|---|---|---|---|
| 1999 | 不同粒径的柴油机排除颗粒物的潜在致癌性及其机制的研究 | 宋　健 | 叶舜华 |
| 1999 | 谷氨酸载体在脑缺血及针刺抗脑缺血中的作用 | 晏义平 | 张安中 |
| 2000 | 肝癌细胞因子基因治疗的研究 | 贺　平 | 汤钊猷 |
| 2001 | 臂丛神经根机能解剖的实验研究 | 陈　亮 | 顾玉东 |
| 2001 | 针刺的抗脑缺血作用与氨基酸类递质及一氧化氮的关系 | 赵　鹏 | 程介士 |
| 2001 | 福建省胃癌高发现场分子流行病学研究 | 蔡　琳 | 俞顺章 |
| 2002 | α 干扰素及其他制剂干预肝癌转移复发和肿瘤生长的实验研究 | 王　鲁 | 汤钊猷 |
| 2002 | G 蛋白偶联受体激酶介导的 δ 阿片受体磷酸化及脱敏的研究 | 郭　骏 | 马　兰 |
| 2003 | 乙型肝炎病毒复制性增强的机理研究 | 林　旭 | 闻玉梅 |
| 2004 | 转移性人肝癌细胞模型的优化及转移机理探讨 | 李　雁 | 汤钊猷 |
| 2005 | 肝细胞癌转移预测模型的建立及其转移相关基因的筛选 | 叶青海 | 汤钊猷 |
| 2007 | 胶质细胞源性神经营养因子在大鼠神经痛及电针镇痛中的作用及其机制研究 | 董志强 | 吴根诚 |
| 2007 | 阳离子白蛋白结合聚乙二醇-聚乳酸纳米粒的脑内递药研究 | 陆　伟 | 蒋新国 |
| 2010 | 免疫微环境与肝细胞癌复发转移及"免疫微环境分子预测模型"的建立与验证 | 高　强 | 樊　嘉 |
| 2010 | 湖沼地区血吸虫病高风险区域的空间分析及重点钉螺孳生地的探测 | 张志杰 | 姜庆五 |
| 2012 | 多肽介导的神经胶质瘤靶向给药系统研究 | 占昌友 | 陆伟跃 |
| 2013 | 抑制 p53 与 MDM2 结合的抗肿瘤多肽设计与靶向递送 | 李　翀 | 陆伟跃 |

**(二) 原始创新　发表一流学术成果**

迄今,复旦医科获 4 项国家科技进步一等奖,3 项国家自然科学二等奖,2 项国家技术发明二等奖,10 余项国家科技进步二等奖。2012～2016 年期间,复旦医科获国家技术发明奖和进步奖 6 项,教育部高校科学成果奖 22 项,上海市科学技术进步奖、自然科学奖等 50 项。博士生是科学研究的主力军,2010～2016 年复旦医科博士生发表影响因子 5 以上的 SCI 收录论文就有 139 篇。

**1. 参与导师学术前沿课题,作为共同第 1 作者发表论文于国际顶尖期刊**

生物医学研究院 2008 级博士生贾旭、2009 级博士生张静参与国家自然科学基金重点项目,首次发现一种由氨基糖苷类抗生素药物调控的新型"核糖开关"。成果 2013 年发表于 Cell(IF＝33.2)上。2008 级华山医院八年制博士生王天,提出并证实极体移植可有效阻断线粒体遗传病的传递,成果 2014 年发表于 CELL(IF＝31.96),并入选"2014 年度中国科学十大进展"。2009 级生物医学研究院博士生胡璐璐和程净东,首次成功解析了 TET2 的三维结构,报道了 TET 蛋白对 3 种 DNA 甲基化衍生物不同催化活性的分子机制。成果分别在 2013 年和 2015 年发表于 Cell(IF＝33.2)和 Nature(IF＝41.5)。2014 级生物医学研究院博士生冯睿芝,首次发现人类基因 TUBB8 的突变导致卵子减数分裂阻滞,成果 2016 年发表于 NEJM(IF＝55.873)。

**2. 参与国家科技重大项目,作为主要完成人获国家和教育部科技进步奖**

2008 级基础医学博士生陈捷亮作为第 3 完成人,"乙型肝炎病毒与 I 型干扰素系统相互作用的新机制"获 2014 年度教育部自然科学一等奖。2012 级临床医学博士生朱侗明参与导师朱剑虹团队的国家重大研究计划项目"组织修复重建和细胞示踪技术及转化应用",作为第 10 完成人获 2014 年度国家科技进步二等奖。

**(三) 同步发展　促进一流学科建设**

**1. 一流导师队伍**　复旦医科现有博士研究生导师 629 人,硕士研究生导师 849 人,其中两院院士(中国科学院和中国工程院)9 人,国家千人计划 31 人,长江特聘 24 人,国家杰青 36 人。

**2. 一流科学研究**　2016 年复旦大学附属华山医院被认定为国家老年疾病临床医学研究中心;2017 年复旦大学获批国家儿童医学中心,复旦医科获得 8 个国家重点研发计划项目和 409 项国家自然科学基金项目资助。

**3. 一流学科建设**　在复旦大学进入 ESI 前 1‰ 排名的 17 个学科中,医科相关学科有临床医学、药理学与毒理学、生物与生物化学、神经科学与行为学、分子生物学与遗传学、环境与生态、免疫学、微生物学等。复旦医科参评 2012 年第 3 轮一级学科评估排名均位列前 8(基础医学 2,临床医学并 2,中西医结合 2,公共卫生与预防医学并 3,药学并 5,护理学并 8);2014 年复旦大学基础医学、公共卫生与预防医学和中西医结合入选上海市高峰学科 Ⅰ 类和 Ⅱ 类建设;2017 年复旦大学基础医学、临床医学、药学、中西医结合入选国家"双一流"学科建设;公共卫生与预防医学、生物医学工程与精准医疗技术入选学校自主建设学科(表 7 - 18)。

表 7 - 18　2017 年复旦大学医科获批国家重点研发计划项目

| 项目名称 | 负责人 | 所在单位 |
| --- | --- | --- |
| 华东区域自然人群队列研究 | 赵根明 | 公共卫生学院 |
| 数字诊疗辐射生物效应及其评估新技术研究 | 邵春林 | 放射医学研究所 |
| 基于临床生物信息学研发慢性阻塞性肺病的个体化治疗靶标和新技术 | 王向东 | 附属中山医院 |
| 国产溶栓药物治疗急性缺血性卒中安全性、有效性及卫生经济学研究 | 董　强 | 附属华山医院 |
| PET - CT 综合评价体系及培训体系的研究与实践 | 刘兴党 | 附属华山医院 |
| 追踪调控神经感觉器干细胞促进听觉和前庭觉器官再生 | 李华伟 | 附属眼耳鼻喉科医院 |
| 光学相干层析成像手术导航显微镜及青光眼手术应用 | 姜春晖 | 附属眼耳鼻喉科医院 |
| 质子重离子新型放射治疗技术精准、实时评价技术研发 | 傅　深 | 附属肿瘤医院(上海质子重离子医院) |

**(四) 服务需求　提供一流社会服务**

**1. 服务"一带一路",对口援疆,该项目获评"上海对口援疆建设崭新喀什"重点实事工程**　2013 年,复旦大学首创"喀什二院定向培养单考研究生班",至今共招录 52 人,已毕业 30 余名,以临床医学为主,覆盖公卫、护理和药学。2017

年 6 月 22 日,文汇报刊发题为《留下一支带不走的卫生队伍》,引用喀什二院研究生玛丽亚·玉苏甫(导师为中科院院士葛均波)的话来说是"如果我们以前是开汽车,那现在就是坐飞机";用卫生领域科研的实践成果来说是"从走不出喀什到走向世界"。

**2. 服务"重大需求",本研贯通,该项目获批 2014 年上海市生物医学工程硕士(医学物理)研究生培养实践基地(50 万元)**　上海市质子重离子医院是国内首家、全球少数同时拥有质子和重离子两种治疗技术的医疗机构。2013 年,复旦大学首创生物医学工程硕士(医学物理方向)项目,面向物理学系和核科学与技术系本科生,采取推荐免试方式,本研阶段课程学分互认转换,每年单列招生计划 10 名,为上海市质子重离子医院定向培养具有医学、物理学和信息学交叉学科背景的应用型复合型高层次人才,目前已有三届毕业研究生。2016 年 4 月 7 日,《中国科学报》刊发《复合型人才是怎么炼成的——复旦医科与非医学科交叉复合型人才培养改革侧记》。

**3. 服务"全面二孩",创医联体,该项目获批 2012 年上海市儿科学学位点建设与人才培养(150 万元)**　2014 年以来,复旦大学率先创建儿科妇产科医疗联合体,获得上海市儿科妇产科紧缺人才培养项目,单列招生计划并配套专项经费。2016 年 3 月,教育部网站报道了复旦大学通过儿科医联体助力儿科人才培养的具体实践。

综上,复旦大学在按照"5+3"模式培养合格临床医师的同时,培养目标聚焦"健康中国"和"双一流建设"重大战略需求;培养思路明确"服务需求"和"提高质量"两大核心任务;培养过程推进"科教结合"和"交叉融合"培养机制改革,协同人才培养、科学研究和学科建设发展,推进校内校外资源整合,对于实现"健康中国"和"双一流"建设均具有重要意义。

(2017 年医教协同医药学学位与研究生教育改革与发展研讨会,2017 年 11 月,昆明)

# 附录

## 附录一　教育部等六部门关于医教协同深化临床医学人才培养改革的意见

（教研〔2014〕2 号）

各省、自治区、直辖市教育厅（教委）、卫生计生委（卫生厅局）、中医药管理局、发展改革委、财政厅（局）、人力资源社会保障厅（局），新疆生产建设兵团教育局、卫生局、发展改革委、财务局、人力资源社会保障局，教育部、国家卫生计生委直属有关高等学校：

为深入贯彻党的十八大和十八届三中全会精神，全面落实教育规划纲要，建立适应行业特点的人才培养制度，更好地服务医药卫生体制改革和卫生计生事业发展，现就深化临床医学（含口腔、中医等，以下同）人才培养改革提出如下意见。

### 一、指导思想

以邓小平理论、"三个代表"重要思想、科学发展观为指导，立足基本国情，借鉴国际经验，遵循医学教育规律，以"服务需求，提高质量"为主线，医教协同，深化改革，强化标准，加强建设，全面提高临床医学人才培养质量，为卫生计生事业发展和提高人民健康水平提供坚实的人才保障。

## 二、总体目标

到 2020 年,基本建成院校教育、毕业后教育、继续教育三阶段有机衔接的具有中国特色的标准化、规范化临床医学人才培养体系。院校教育质量显著提高,毕业后教育得到普及,继续教育实现全覆盖。

近期任务,加快构建以"5＋3"(5 年临床医学本科教育＋3 年住院医师规范化培训或 3 年临床医学硕士专业学位研究生教育)为主体、以"3＋2"(3 年临床医学专科教育＋2 年助理全科医生培训)为补充的临床医学人才培养体系。

## 三、主要举措

**(一) 深化院校教育改革,提高人才培养质量。**

1. 建立临床医学人才培养与卫生计生行业人才需求的供需平衡机制。国家和各省级卫生计生行政部门(含中医药管理部门,下同)根据卫生计生事业发展需要,研究提出全国和本地区不同层次各专业人才需求规划、计划;国家和各省级教育行政部门及高等医学院校,根据人才需求及医学教育资源状况,合理确定临床医学专业招生规模及结构,对临床医学专业招生规模过大或教育资源不能满足现有培养规模的地区和高等医学院校,调减招生规模。加强对医学院校设置、区域布局、专业结构、招生规模、教学资源配置的宏观调控。提升人才培养质量,重点加大对中西部地区高等医学院校的支持,缩小区域、院校和学科专业之间培养水平的差距。大力支持中医(含中西医结合、民族医)人才培养。

2. 深化临床医学专业五年制本科生培养改革。加大教学改革力度,加强医学人文教育和职业素质培养,推进医学基础与临床课程整合,完善以能力为导向的评价体系,严格临床实习实训管理,强化临床实践教学环节,提升医学生临床思维和临床实践能力。过渡期内,在有条件的地区和高校,探索举办临床医学(儿科方向)、临床医学(精神医学方向)等专业,加强儿科、精神科等急需紧缺人才培养力度。鼓励各地和高等医学院校制定相关政策,采取有效措施,加大力度吸引优秀生源。

3. 推进临床医学硕士专业学位研究生培养改革。逐步扩大临床医学硕士专业学位研究生招生规模,加快临床医学硕士专业学位研究生考试招生制度改革。2015 年起,所有新招收的临床医学硕士专业学位研究生,同时也是参加住院医师规范化培训的住院医师,其临床培养按照国家统一制定的住院医师规范化培训要求进行。入学前未取得《执业医师资格证书》的临床医学硕士专业学位研究生,在学期间可按照国家有关规定以相关本科学历报名参加国家医师资格考试。按照住院医师规范化培训标准内容进行培训并考核合格的临床医学硕士专业学位研究生,可取得《住院医师规范化培训合格证书》。2015 年起,将七年制临床医学专业招生调整为"5＋3"一体化临床医学人才培养模式;转入硕士生学习阶段时,纳入招生单位当年硕士生招生计划及管理;在招生计划管理上,对招生单位临床医学硕士专业学位研究生予以积极支持。

4. 探索临床医学博士专业学位人才培养模式改革。推进临床医学博士专业学位研究生教育与专科医师规范化培训有机衔接。在具备条件的地区或高等医学院校,组织开展"5＋3＋X"(X 为专科医师规范化培训或临床医学博士专业学位研究生教育所需年限)临床医学人才培养模式改革试点。

改革创新八年制临床医学人才培养模式,鼓励举办八年制医学教育的高等医学院校积极探索有效途径,培养多学科背景的高层次医学拔尖创新人才。

5. 推进临床医学高职(专科)人才培养改革。加强专业理论知识基础教育,强化临床实践教学。建立高职院校与基层医疗卫生机构的合作机制,合理安排学生到有条件的社区卫生服务中心和乡镇卫生院进行实习、实践,提升基本医疗卫生服务能力。推进临床医学高职(专科)教育教学标准与助理全科医生培训标准有机衔接。积极开展面向农村基层的订单定向免费医学教育。

**(二) 建立健全毕业后教育制度,培养合格临床医师。**

1. 建立住院医师规范化培训制度。落实《关于建立住院医师规范化培训制度的指导意见》,全面实施住院医师规范化培训。加强培训体系建设及培训过程管理,严格培训考核,不断提高培训能力和培训质量,积极扩大全科及儿科、精神科等急需紧缺专业的培训规模。到 2015 年,各省(区、市)全面启动住院医师规范化培训,鼓励有条件的地区在确保培训质量的基础上加快推进;到 2020 年,在全国范围内基本建立住院医师规范化培训制度,所有未取得《住院医师规范化培训合格证书》的新进医疗岗位的本科及以上学历临床医师均须接受住院医师规范化培训。取得《住院医师规范化培训合格证书》并达到学位授予标准的临床医师,可以研究生毕业同等学力申请并授予临床医学硕士专业学位。

2. 建立专科医师规范化培训制度。积极研究建立专科医师规范化培训制度,在培训对象、专科设置、培训标准、培训基地、培训师资、考核监督、经费保障等方面作出统一制度安排,并做好与住院医师规范化培训制度的衔接,完善政策、稳步推进,不断提升培训质量。到 2020 年,基本建立专科医师规范化培训制度,所有符合条件应参加培训的临床医师均接受专科医师规范化培训。

3. 开展助理全科医生培训。贯彻落实《国务院关于建立全科医生制度的指导意见》《全国乡村医生教育规划(2011～2020 年)》,作为过渡期的补充措施,面向经济欠发达的农村地区乡镇卫生院和村卫生室,开展助理全科医生培训,培养高职(专科)起点的"3＋2"执业助理医师,提高基层适用人才教育培训层次,努力提高基层医疗水平。

**(三) 完善继续教育体系,提升卫生计生人才队伍整体素质。**

1. 开展面向全员的继续医学教育。以岗位职责为依据,以个人实际素质能力为基础,以岗位胜任能力为核心,通过适宜方式,有针对性地开展面向全体卫生计生人员的职业综合素质教育和业务技术培训,不断提升全体卫生计生人员的职业素质能力。

2. 优化继续教育实施方式。加强培训工作的统筹管理,充分利用高等医学院校、医疗卫生机构教学资源,发挥卫生计生专业学会、行业协会组织的优势和作用,创新教育模式及管理方法,将传统教育培训方式与网络、数字化学习相结合,加快课件、教材开发,提高继续教育的针对性、有效性和便捷性。

3. 强化继续教育基地和师资队伍建设。集成各类优势资源,探索完善多元筹资机制,构建专业覆盖广泛、区域布局合理、满足各级各类卫生计生人员培训需求的继续教育基地体系。鼓励优秀卫生计生人才承担继续教育教学工作,加强项目负责人和教学骨干培养,重点培养一批高素质的全科医学师资,提高继续教育质量。

### 四、保障措施

(一)加强组织领导。健全有关部门之间、中央和地方之间、教育和卫生计生系统内部的医学教育工作协调机制,加强对临床医学人才培养的宏观规划、政策保障、工作指导和检查评估。各级教育、卫生计生行政部门及高等医学院校、医疗卫生机构要高度重视临床医学人才培养工作,加强组织领导。教育、卫生计生行政部门要积极主动协调发展改革、财政、人力资源社会保障等相关部门,加大相关配套政策的支持力度,为各级各类卫生计生人才培养提供必要的政策支持和制度保障。积极推进教育部、国家卫生计生委、国家中医药管理局等与地方省级人民政府共建高等医学院校。

(二)完善教育培训体系建设。修订完善各阶段临床医学人才培养标准和临床实践教学、培训基地标准,逐步规范临床医学人才培养培训工作。加快认定一批住院医师规范化培训基地(含全科医生规范化培养基地)、专科医师规范化培训基地及继续医学教育基地;对达到基地标准的高等医学院校附属医院、教学医院及实习医院等医疗卫生机构,优先认定。加强临床医学专业学位授权点建设,优先支持高等医学院校增列临床医学硕士专业学位授权点;在具备条件的地区和高等医学院校,积极推进临床医学博士专业学位授权点建设。

(三)健全投入机制。统筹利用政府、学校、医院、社会等各方面资源,健全多渠道筹措经费的机制。各地要根据临床医学人才培养的特点,进一步加大对医学教育的投入力度。落实普通高校本专科生和研究生奖助政策,加大对临床医学专业学生奖助力度。政府对按规划建设设置的住院医师规范化培训基地基础设施建设、设备购置、教学实践活动以及面向社会招收和单位委派培训对象给予必要补助,中央财政通过专项转移支付予以适当支持。临床医学硕士专业学位研究生参加住院医师规范化培训,培训基地可根据培训考核情况向其发放适当生活补助。

（四）强化激励措施。积极推动完善医疗技术劳务价格、人事分配等相关政策，改善医生职业发展前景，多途径切实提高卫生计生岗位吸引力。完善基层和急需紧缺专业岗位卫生计生人才收入分配激励约束机制，向全科医生和到中西部农村地区就业的人员倾斜。通过学费补偿、助学贷款代偿等措施，吸引临床医学专业毕业生到中西部、基层医疗卫生机构就业。面向农村地区的订单定向免费医学教育毕业生，参加住院医师规范化培训、助理全科医生培训的时间可计入基层服务时间。

教育部

国家卫生计生委

国家中医药管理局

国家发展改革委

财政部

人力资源社会保障部

二〇一四年六月三十日

## 附录二　国务院关于建立全科医生制度的指导意见

（国发〔2011〕23 号）

各省、自治区、直辖市人民政府，国务院各部委、各直属机构：

为深入贯彻医药卫生体制改革精神，现就建立全科医生制度提出以下指导意见：

### 一、充分认识建立全科医生制度的重要性和必要性

（一）建立全科医生制度是保障和改善城乡居民健康的迫切需要。我国是一个有 13 亿多人口的发展中国家，随着经济发展和人民生活水平的提高，城乡居民对提高健康水平的要求越来越高；同时，工业化、城镇化和生态环境变化带来的影响健康因素越来越多，人口老龄化和疾病谱变化也对医疗卫生服务提出新要求。全科医生是综合程度较高的医学人才，主要在基层承担预防保健、常见病多发病诊疗和转诊、病人康复和慢性病管理、健康管理等一体化服务，被称为居民健康的"守门人"。建立全科医生制度，发挥好全科医生的作用，有利于充分落实预防为主方针，使医疗卫生更好地服务人民健康。

（二）建立全科医生制度是提高基层医疗卫生服务水平的客观要求。加强基层医疗卫生工作是医药卫生事业改革发展的重点，是提高基本医疗卫生服务的公平性、可及性的基本途径；医疗卫生人才是决定基层医疗卫生服务水平的关键。多年来，我国基层医疗卫生人才队伍建设相对滞后，合格的全科医生数量严重不足，制约了基层医疗卫生服务水平提高。建立全科医生制度，为基层培养大批"下得去、留得住、用得好"的合格全科医生，是提高基层医疗卫生服务水平的客观要求和必由之路。

（三）建立全科医生制度是促进医疗卫生服务模式转变的重要举措。建立分级诊疗模式，实行全科医生签约服务，将医疗卫生服务责任落实到医生个人，是我国医疗卫生服务的发展方向，也是许多国家的通行做法和成功经验。建立

适合我国国情的全科医生制度,有利于优化医疗卫生资源配置、形成基层医疗卫生机构与城市医院合理分工的诊疗模式,有利于为群众提供连续协调、方便可及的基本医疗卫生服务,缓解群众"看病难、看病贵"的状况。

## 二、建立全科医生制度的指导思想、基本原则和总体目标

(四)指导思想。按照深化医药卫生体制改革的总体思路,适应我国经济社会发展阶段和居民健康需求变化趋势,坚持保基本、强基层、建机制的基本路径,遵循医疗卫生事业发展和全科医生培养规律,强化政府在基本医疗卫生服务中的主导作用,注重发挥市场机制作用,立足基本国情,借鉴国际经验,坚持制度创新,试点先行,逐步建立和完善中国特色全科医生培养、使用和激励制度,全面提高基层医疗卫生服务水平。

(五)基本原则。坚持突出实践、注重质量,以提高临床实践能力为重点,规范培养模式,统一培养标准,严格准入条件和资格考试,切实提高全科医生培养质量。坚持创新机制、服务健康,改革全科医生执业方式,建立健全激励机制,引导全科医生到基层执业,逐步形成以全科医生为主体的基层医疗卫生队伍,为群众提供安全、有效、方便、价廉的基本医疗卫生服务。坚持整体设计、分步实施,既着眼长远,加强总体设计,逐步建立统一规范的全科医生制度;又立足当前,多渠道培养全科医生,满足现阶段基层对全科医生的需要。

(六)总体目标。到2020年,在我国初步建立起充满生机和活力的全科医生制度,基本形成统一规范的全科医生培养模式和"首诊在基层"的服务模式,全科医生与城乡居民基本建立比较稳定的服务关系,基本实现城乡每万名居民有2~3名合格的全科医生,全科医生服务水平全面提高,基本适应人民群众基本医疗卫生服务需求。

## 三、逐步建立统一规范的全科医生培养制度

(七)规范全科医生培养模式。将全科医生培养逐步规范为"5+3"模式,即

先接受 5 年的临床医学(含中医学)本科教育,再接受 3 年的全科医生规范化培养。在过渡期内,3 年的全科医生规范化培养可以实行"毕业后规范化培训"和"临床医学研究生教育"两种方式,具体方式由各省(区、市)确定。

参加毕业后规范化培训的人员主要从具有本科及以上学历的临床医学专业毕业生中招收,培训期间由全科医生规范化培养基地在卫生部门(含中医药管理部门)和教育部门共同指导下进行管理。全科方向的临床医学专业学位研究生按照统一的全科医生规范化培养要求进行培养,培养结束考核合格者可获得全科医生规范化培养合格证书;临床医学专业学位研究生教育以教育部门为主管理。

(八)统一全科医生规范化培养方法和内容。全科医生规范化培养以提高临床和公共卫生实践能力为主,在国家认定的全科医生规范化培养基地进行,实行导师制和学分制管理。参加培养人员在培养基地临床各科及公共卫生、社区实践平台逐科(平台)轮转。在临床培养基地规定的科室轮转培训时间原则上不少于 2 年,并另外安排一定时间在基层实践基地和专业公共卫生机构进行服务锻炼。经培养基地按照国家标准组织考核,达到病种、病例数和临床基本能力、基本公共卫生实践能力及职业素质要求并取得规定学分者,可取得全科医生规范化培养合格证书。规范化培养的具体内容和标准由卫生部、教育部、国家中医药管理局制定。

(九)规范参加全科医生规范化培养人员管理。参加全科医生规范化培养人员是培养基地住院医师的一部分,培养期间享受培养基地住院医师待遇,财政根据不同情况给予补助,其中,具有研究生身份的,执行国家现行研究生教育有关规定;由工作单位选派的,人事工资关系不变。规范化培养期间不收取培训(学)费,多于标准学分和超过规定时间的培养费用由个人承担。具体管理办法由人力资源社会保障部、卫生部、教育部、财政部制定。

(十)统一全科医生的执业准入条件。在全科医生规范化培养阶段,参加培养人员在导师指导下可从事医学诊查、疾病调查、医学处置等临床工作和参加医院值班,并可按规定参加国家医师资格考试。注册全科医师必须经过 3 年全科医生规范化培养取得合格证书,并通过国家医师资格考试取得医师资格。

（十一）统一全科医学专业学位授予标准。具有 5 年制临床医学本科及以上学历者参加全科医生规范化培养合格后,符合国家学位要求的授予临床医学(全科方向)相应专业学位。具体办法由国务院学位委员会、卫生部制定。

（十二）完善临床医学基础教育。临床医学本科教育要以医学基础理论和临床医学、预防医学基本知识及基本能力培养为主,同时加强全科医学理论和实践教学,着重强化医患沟通、基本药物使用、医药费用管理等方面能力的培养。

（十三）改革临床医学(全科方向)专业学位研究生教育。从 2012 年起,新招收的临床医学专业学位研究生(全科方向)要按照全科医生规范化培养的要求进行培养。要适应全科医生岗位需求,进一步加强临床医学研究生培养能力建设,逐步扩大全科方向的临床医学专业学位研究生招生规模。

（十四）加强全科医生的继续教育。以现代医学技术发展中的新知识和新技能为主要内容,加强全科医生经常性和针对性、实用性强的继续医学教育。加强对全科医生继续医学教育的考核,将参加继续医学教育情况作为全科医生岗位聘用、技术职务晋升和执业资格再注册的重要因素。

## 四、近期多渠道培养合格的全科医生

为解决当前基层急需全科医生与全科医生规范化培养周期较长之间的矛盾,近期要采取多种措施加强全科医生培养,力争到 2012 年每个城市社区卫生服务机构和农村乡镇卫生院都有合格的全科医生。

（十五）大力开展基层在岗医生转岗培训。对符合条件的基层在岗执业医师或执业助理医师,按需进行 1～2 年的转岗培训。转岗培训以提升基本医疗和公共卫生服务能力为主,在国家认定的全科医生规范化培养基地进行,培训结束通过省级卫生行政部门组织的统一考试,获得全科医生转岗培训合格证书,可注册为全科医师或助理全科医师。

（十六）强化定向培养全科医生的技能培训。适当增加为基层定向培养 5 年制临床医学专业学生的临床技能和公共卫生实习时间。对到经济欠发达的农村地区工作的 3 年制医学专科毕业生,可在国家认定的培养基地经 2 年临床技能和公共卫生培训合格并取得执业助理医师资格后,注册为助理全科医师,但各省(区、市)卫生行政部门要严格控制比例。

(十七)提升基层在岗医生的学历层次。鼓励基层在岗医生通过参加成人高等教育提升学历层次,符合条件后参加相应执业医师考试,考试合格可按程序注册为全科医师或助理全科医师。

(十八)鼓励医院医生到基层服务。严格执行城市医院医生在晋升主治医师或副主任医师职称前到基层累计服务1年的规定,卫生部门要做好组织、管理和考核工作。建立健全城市医院与基层医疗卫生机构的对口支援制度和双向交流机制,县级以上医院要通过远程医疗、远程教学等方式加强对基层的技术指导和培训。要制定管理办法,支持医院医生(包括退休医生)采取多种方式到基层医疗卫生机构(含私人诊所等社会力量举办的医疗机构)提供服务,并可获得合理报酬。

## 五、改革全科医生执业方式

(十九)引导全科医生以多种方式执业。取得执业资格的全科医生一般注册1个执业地点,也可以根据需要多点注册执业。全科医生可以在基层医疗卫生机构(或医院)全职或兼职工作,也可以独立开办个体诊所或与他人联合开办合伙制诊所。鼓励组建由全科医生和社区护士、公共卫生医生或乡村医生等人员组成的全科医生团队,划片为居民提供服务。要健全基层医疗卫生机构对全科医生的人力资源管理办法,规范私人诊所雇佣人员的劳动关系管理。

(二十)政府为全科医生提供服务平台。对到基层工作的全科医生(包括大医院专科医生),政府举办的基层医疗卫生机构要通过签订协议的方式为其提供服务平台。要充分依托现有资源组建区域性医学检查、检验中心,鼓励和规范社会零售药店发展,为全科医生执业提供条件。

(二十一)推行全科医生与居民建立契约服务关系。基层医疗卫生机构或全科医生要与居民签订一定期限的服务协议,建立相对稳定的契约服务关系,服务责任落实到全科医生个人。参保人员可在本县(市、区)医保定点服务机构或全科医生范围内自主选择签约医生,期满后可续约或另选签约医生。卫生行政部门和医保经办机构要根据参保人员的自主选择与定点服务机构或医生签订协议,确保全科医生与居民服务协议的落实。随着全科医生制度的完善,逐步将每名全科医生的签约服务人数控制在 2 000 人左右,其中老年人、慢性病人、残疾人等特殊人群要有一定比例。

(二十二)积极探索建立分级医疗和双向转诊机制。逐步建立基层首诊和分级医疗管理制度,明确各级医院出入院标准和双向转诊机制。在有条件的地区先行开展全科医生首诊试点并逐步推行。人力资源社会保障部、卫生部要制定鼓励双向转诊的政策措施,将医保定点医疗机构执行双向转诊和分级医疗情况列为考核指标,并将考核结果与医保支付挂钩。

(二十三)加强全科医生服务质量监管。卫生行政部门要加强对全科医生执业注册管理和服务质量监管。卫生部门和医保经办机构要建立以服务数量、服务质量、居民满意度等为主要指标的考核体系,对全科医生进行严格考核,考核结果定期公布并与医保支付、基本公共卫生服务经费拨付挂钩。

## 六、建立全科医生的激励机制

(二十四)按签约服务人数收取服务费。全科医生为签约居民提供约定的基本医疗卫生服务,按年收取服务费。服务费由医保基金、基本公共卫生服务经费和签约居民个人分担,具体标准和保障范围由各地根据当地医疗卫生服务水平、签约人群结构以及基本医保基金和公共卫生经费承受能力等因素确定。在充分考虑居民接受程度的基础上,可对不同人群实行不同的服务费标准。各地确定全科医生签约服务内容和服务费标准要与医保门诊统筹和付费方式改革相结合。

(二十五)规范全科医生其他诊疗收费。全科医生向签约居民提供约定的基本医疗卫生服务,除按规定收取签约服务费外,不得另行收取其他费用。全科医生可根据签约居民申请提供非约定的医疗卫生服务,并按规定收取费用;也可向非签约居民提供门诊服务,按规定收取一般诊疗费等服务费用。参保人员政策范围内的门诊费用可按医保规定支付。逐步调整诊疗服务收费标准,合理体现全科医生技术劳务价值。

（二十六）合理确定全科医生的劳动报酬。全科医生及其团队成员属于政府举办的基层医疗卫生机构正式工作人员的，执行国家规定的工资待遇；其他在基层工作的全科医生按照与基层医疗卫生机构签订的服务合同和与居民签订的服务协议获得报酬，也可通过向非签约居民提供门诊服务获得报酬。基层医疗卫生机构内部绩效工资分配可采取设立全科医生津贴等方式，向全科医生等承担临床一线任务的人员倾斜。绩效考核要充分考虑全科医生的签约居民数量和构成、门诊工作量、服务质量、居民满意度以及居民医药费用控制情况等因素。

（二十七）完善鼓励全科医生到艰苦边远地区工作的津补贴政策。对到艰苦边远地区政府办基层医疗卫生机构工作的全科医生，按国家规定发放艰苦边远地区津贴。对在人口稀少、艰苦边远地区独立执业的全科医生，地方政府要制定优惠政策或给予必要补助，中央财政和省级财政在安排转移支付时要予以适当倾斜。

（二十八）拓宽全科医生的职业发展路径。鼓励地方按照有关规定设置特设岗位，招聘优秀的专业技术人才到基层医疗卫生机构工作。经过规范化培养的全科医生到基层医疗卫生机构工作，可提前一年申请职称晋升，并可在同等条件下优先聘用到全科主治医师岗位。要将签约居民数量、接诊量、服务质量、群众满意度等作为全科医生职称晋升的重要因素，基层单位全科医生职称晋升按照国家有关规定可放宽外语要求，不对论文作硬性规定。建立基层医疗卫生人才流动机制，鼓励全科医生在县级医院与基层医疗卫生机构双向流动。专科医生培养基地招收学员时同等条件下优先录取具有基层执业经验的全科医生。

## 七、相关保障措施

（二十九）完善相关法律法规。在充分论证的基础上，推动修订执业医师法和相关法规，提高医生执业资格准入条件，明确全科医生的执业范围和权利责任，保障全科医生合法权益。研究制定医生多点执业的管理办法，明确自由执业者的职业发展政策，引导医院医生到基层提供服务，鼓励退休医生到基层医疗卫生机构执业。

（三十）加强全科医生培养基地建设。在充分利用现有资源基础上，按照"填平补齐"原则，建设以三级综合医院和有条件的二级医院为临床培养基地，以有条件的社区卫生服务中心、乡镇卫生院和专业公共卫生机构为实践基地的全科医生培养实训网络。政府对全科医生规范化培养基地建设和教学实践活动给予必要支持；中央财政对财政困难地区给予补助。卫生部会同教育部等有关部门制定临床培养基地、实践基地的建设标准和管理办法。加强全科医学师资队伍建设，制定全科医学师资标准，依托有条件的高等医学院校建设区域性全科医学师资培训基地，重点支持基层实践基地师资的培训。

（三十一）合理规划全科医生的培养使用。国家统一规划全科医生培养工作，每年公布全科医生培养基地名单及招生名额，招生向中西部地区倾斜。各省（区、市）卫生行政部门要统筹本省（区、市）全科医生需求数量，以县（区）为单位公布全科医生岗位。以医生岗位需求为导向，科学调控临床医学专业招生规模。卫生部要制定全国医生岗位需求计划，教育部在制定临床医学本科生和临床医学专业学位研究生招生计划时要与医生岗位需求计划做好衔接。

（三十二）充分发挥相关行业协（学）会作用。加强相关行业协（学）会能力建设，在行业自律和制订全科医生培养内容、标准、流程及全科医师资格考试等方面充分依托行业协（学）会，发挥其优势和积极作用。

## 八、积极稳妥地推进全科医生制度建设

（三十三）切实加强组织领导。各省（区、市）人民政府要按照本指导意见精神，尽快制定本省（区、市）的实施方案。卫生、教育、人力资源社会保障、财政、中医药、法制等部门要尽快组织修订完善现行法规政策，制定出台相关实施细则。

（三十四）认真开展试点推广。建立全科医生制度是对现行医生培养制度、医生执业方式、医疗卫生服务模式的重要改革，政策性强，涉及面广，影响深远。对改革中的难点问题，鼓励地方先行试点，积极探索。有关部门要及时总结实践经验，逐步推广。要强化政策措施的衔接，及时研究新情况、新问题，确保全科医

生制度稳步实施。

（三十五）做好舆论宣传引导。通过健康教育、舆论宣传等方式培养居民的预防保健观念，引导居民转变传统就医观念和习惯，增强全社会的契约意识，为实施改革营造良好环境。

国务院

二〇一一年七月一日

## 附录三 国家卫生计生委等 7 部门关于建立住院医师规范化培训制度的指导意见

(国卫科教发〔2013〕56 号)

各省、自治区、直辖市卫生计生委(卫生厅局)、编办、发展改革委、教育厅(教委)、财政厅(局)、人力资源社会保障厅(局)、中医药管理局,新疆生产建设兵团卫生局、编办、发展改革委、教育局、财务局、人力资源社会保障局:

住院医师规范化培训是培养合格临床医师的必经途径,是加强卫生人才队伍建设、提高医疗卫生工作质量和水平的治本之策,是深化医药卫生体制改革和医学教育改革的重大举措。为贯彻《中共中央国务院关于深化医药卫生体制改革的意见》(中发〔2009〕6 号)和《国家中长期人才发展规划纲要(2010~2020 年)》精神,培养和建设一支适应人民群众健康保障需要的临床医师队伍,现就建立住院医师规范化培训制度提出如下意见,请结合本地实际认真执行。

### 一、指导思想、基本原则和工作进程

(一)指导思想。深入贯彻落实科学发展观,实施"科教兴国、人才强国"战略,紧密结合我国经济社会发展要求,按照深化医药卫生体制改革的总体部署,立足基本国情,借鉴国际经验,遵循医学教育和医学人才成长规律,从制度建设入手,完善政策,健全体系,严格管理,建立健全住院医师规范化培训制度,全面提高我国医师队伍的综合素质和专业水平。

(二)基本原则。坚持政府主导、部门协同、行业牵头、多方参与,建立健全住院医师规范化培训工作机制。坚持统筹规划、需求导向、稳妥推进、逐步完善,积极开展住院医师规范化培训工作。坚持统一标准、突出实践、规范管理、注重实效,切实提高医师队伍执业素质和实际诊疗能力。

(三)工作进程。到 2015 年,各省(区、市)全面启动住院医师规范化培训工

作;到 2020 年,基本建立住院医师规范化培训制度,所有新进医疗岗位的本科及以上学历临床医师均接受住院医师规范化培训。

## 二、逐步建立健全住院医师规范化培训制度

(四)制度内涵。住院医师规范化培训是指医学专业毕业生在完成医学院校教育之后,以住院医师的身份在认定的培训基地接受以提高临床能力为主的系统性、规范化培训。住院医师规范化培训制度是对招收对象、培训模式、培训招收、培训基地、培训内容和考核认证等方面的政策性安排。

(五)招收对象。拟从事临床医疗工作的高等院校医学类专业(指临床医学类、口腔医学类、中医学类和中西医结合类,下同)本科及以上学历毕业生,或已从事临床医疗工作并取得执业医师资格证书,需要接受培训的人员。

(六)培训模式。"5＋3"是住院医师规范化培训的主要模式,即完成 5 年医学类专业本科教育的毕业生,在培训基地接受 3 年住院医师规范化培训。

(七)培训招收。卫生计生行政部门会同有关部门制订中长期规划和年度培训计划。培训基地依据核定规模,按照公开公平、双向选择、择优录取的原则,主要通过招收考试形式,招收符合条件的医疗卫生单位委派人员和社会人员参加培训。根据医疗保健工作需求,适当加大全科以及儿科、精神科等紧缺专业的招收规模。

(八)培训基地。培训基地是承担住院医师规范化培训的医疗卫生机构,依据培训需求和基地标准进行认定,实行动态管理,原则上设在三级甲等医院,并结合当地医疗资源实际情况,将符合条件的其他三级医院和二级甲等医院作为补充,合理规划布局。区域内培训基地可协同协作,共同承担有关培训工作。全科医生规范化培养基地除临床基地外还应当包括基层医疗卫生机构和专业公共卫生机构。

(九)培训内容。包括医德医风、政策法规、临床实践技能、专业理论知识、人际沟通交流等,重点提高临床诊疗能力。

(十)考核认证。包括过程考核和结业考核。合格者颁发统一制式的《住院

医师规范化培训合格证书》。

## 三、完善保障措施

（十一）编制保障。机构编制部门在制订医疗卫生机构编制标准时，将有关机构承担的住院医师规范化培训任务作为核定编制时统筹考虑的因素。

（十二）人员管理与待遇。

培训对象是培训基地住院医师队伍的一部分，应遵守培训基地的有关管理规定，并依照规定享受相关待遇。

单位委派的培训对象，培训期间原人事（劳动）、工资关系不变，委派单位、培训基地和培训对象三方签订委托培训协议，委派单位发放的工资低于培训基地同等条件住院医师工资水平的部分由培训基地负责发放。面向社会招收的培训对象与培训基地签订培训协议，其培训期间的生活补助由培训基地负责发放，标准参照培训基地同等条件住院医师工资水平确定。具有研究生身份的培训对象执行国家研究生教育有关规定，培训基地可根据培训考核情况向其发放适当生活补贴。

临床医学专科学历毕业生参加2年毕业后培训（3＋2），培训期间的有关人员管理和待遇参照上述原则并结合当地实际执行，培训内容及标准等另行制订。

（十三）经费保障。建立政府投入、基地自筹、社会支持的多元投入机制。政府对按规划建设设置的培训基地基础设施建设、设备购置、教学实践活动以及面向社会招收和单位委派培训对象给予必要补助，中央财政通过专项转移支付予以适当支持。各地要充分利用已支持建设的全科医生规范化培养基地的条件，在住院医师规范化培训中发挥应有的作用。

## 四、密切相关政策衔接

（十四）学位衔接。探索住院医师规范化培训与医学硕士专业学位（指临床、口腔、中医，下同）研究生教育有机衔接的办法，逐步统一住院医师规范化培训和医学硕士专业学位研究生培养的内容和方式。取得《住院医师规范化培训合格证书》并符合国家学位要求的临床医师,可授予医学硕士专业学位;符合住院医师规范化培训管理要求,按照住院医师规范化培训标准内容进行培训并考核合格的医学硕士专业学位研究生,可取得《住院医师规范化培训合格证书》。

(十五) 执业注册。规范化培训前已取得《执业医师资格证书》的培训对象,应当将培训基地注册为执业地点,可不限执业范围。培训期间尚未取得《执业医师资格证书》的,可在具有执业资格的带教师资指导下进行临床诊疗工作。培训期间,可依照《执业医师法》相关规定参加国家医师资格考试,取得执业医师资格后,医师执业证书应当注明类别,可不限执业范围,但应当按照有关规定填写相应规范化培训信息。培训结束后,根据实际情况确定执业范围和地点,依法办理相应执业注册变更手续。

(十六) 政策引导。在全面启动住院医师规范化培训的省(区、市),将取得《住院医师规范化培训合格证书》作为临床医学专业中级技术岗位聘用的条件之一。住院医师规范化培训合格者到基层医疗卫生机构工作,可提前1年参加全国卫生专业技术中级资格考试,同等条件下优先聘用。培训对象到基层实践锻炼的培训时间,可计入本人晋升中高级职称前到基层卫生单位累计服务年限。申请个体行医,在符合规定条件的前提下,卫生计生行政部门应当予以优先,并逐步将参加住院医师规范化培训合格作为必备条件。

(十七) 建立培训供需匹配机制。加强部门协同,逐步建立临床医学专业毕业生数量、住院医师规范化培训基地培训容量与临床医师岗位需求量相匹配的机制。

## 五、强化组织领导

(十八) 抓好组织落实。各省(区、市)要按照本指导意见,制订适合本地区情况的具体实施方案。卫生计生、编制、发展改革、教育、财政、人力资源社会保障、中医药等部门要健全工作协调机制,制订政策,发布相关实施细则,并及时研究解决贯彻实施中的有关问题,不断探索完善相关政策措施,推动本地区住院医师规范化培训工作扎实稳妥有效推进。

（十九）促进各地均衡发展。发达地区要积极支持欠发达地区开展住院医师规范化培训工作，在师资队伍建设、基地建设、培训名额等方面给予帮扶。年度招收计划要有一定比例的培训名额用于支持欠发达地区。

（二十）发挥有关行业组织作用。加强行业协会、专业学会及相关机构能力建设，在制订培训标准、开展考核认证等方面充分发挥行业组织的优势与作用。

（二十一）做好舆论宣传。通过多种形式加强宣传，增强全社会对住院医师规范化培训必要性及重要性的认识，为全面建立住院医师规范化培训制度营造良好氛围。

国家卫生计生委

中央编办

国家发展改革委

教育部

财政部

人力资源社会保障部

国家中医药管理局

二〇一三年十二月三十一日

## 附录四　国务院学位委员会关于印发临床医学、口腔医学和中医硕士专业学位研究生指导性培养方案的通知

（学位〔2015〕9号）

有关学位授予单位：

　　为贯彻落实教育部等六部门《关于医教协同深化临床医学人才培养改革的意见》（教研〔2014〕2号）精神，不断完善我国医学人才培养体系建设，建立适应临床医学、口腔医学和中医特点的人才培养制度，促进专业学位研究生教育与住院医师规范化培训制度有机衔接，更好地服务医药卫生体制改革和事业发展，特制定《临床医学硕士专业学位研究生指导性培养方案》、《口腔医学硕士专业学位研究生指导性培养方案》和《中医硕士专业学位研究生指导性培养方案》。现将三个培养方案印发给你们，同时废止国务院学位委员会关于下达《临床医学专业学位试行办法》（学位〔1998〕6号）和《口腔医学专业学位试行办法》（学位〔1999〕36号）中的相关内容。

　　请有关学位授予单位按照通知精神，制定本单位研究生培养方案，加强师资队伍和住院医师规范化培训基地建设，确保专业学位研究生培养质量。

　　附件：1. 临床医学硕士专业学位研究生指导性培养方案

　　　　　2. 口腔医学硕士专业学位研究生指导性培养方案（略）

　　　　　3. 中医硕士专业学位研究生指导性培养方案（略）

国务院学位委员会

二〇一五年五月二十九日

**附件4-1**

### 临床医学硕士专业学位研究生指导性培养方案

为贯彻落实国家卫生计生委等七部门《关于建立住院医师规范化培训制度

的指导意见》(国卫科教发〔2013〕56 号)及教育部等六部门《关于医教协同深化临床医学人才培养改革的意见》(教研〔2014〕2 号)精神,不断完善我国临床医学人才培养体系建设,积极推进临床医学专业学位研究生教育改革,建立适应临床医学特点的人才培养制度,促进临床医学专业学位研究生教育与住院医师规范化培训制度衔接,更好地服务医药卫生体制改革和事业发展,特制定临床医学硕士专业学位研究生指导性培养方案。

第一条　培养目标与要求

一、培养热爱医疗卫生事业,具有良好职业道德、人文素养和专业素质的临床医师。

二、掌握坚实的医学基础理论、基本知识和基本技能,具备较强临床分析和实践能力,以及良好的表达能力与医患沟通能力。能独立、规范地承担本专业和相关专业的常见多发病诊治工作。

三、掌握临床科学研究的基本方法,并有一定的临床研究能力和临床教学能力。

四、具有较熟练阅读本专业外文资料的能力和较好的外语交流能力。

第二条　招生对象与入学方式

一、招生对象

为符合医师资格考试报考条件规定专业的应届或往届本科毕业生。对于已经获得住院医师规范化培训合格证书人员原则上不得报考临床医学硕士专业学位研究生。

二、入学方式

参加全国硕士研究生招生,并达到规定要求,着重考核学生的综合素质、专业能力和专业基础知识。

第三条　学习年限与培养原则

一、学习年限

学习年限为 3 年。在规定时间内未达到培养要求者可以延期学习年限,具体由学位授予单位根据有关文件自行规定。

二、培养原则

培养采用理论学习、临床轮转与导师指导相结合的方式,以临床轮转为主。培养过程应按照住院医师规范化培训内容与标准进行,同时重视学位课程学习、以及临床研究能力和教学能力的全面培养。

第四条　课程学习与考核

一、课程设置

课程包括:公共必修课(政治、外语)、专业基础课、专业课和选修课。应根据硕士生必须具备的知识结构开设课程,学位课程应满足学位授予以及住院医师规范化培训的要求。

专业基础课、专业课和选修课内容应涵盖人文素养、临床科研方法、公共卫生、法律法规等类别课程,例如:临床思维与人际沟通、医学文献检索、医学统计学、临床流行病学、循证医学、预防医学与公共卫生、重点传染病防治知识、医学法律法规等。

二、课程学分

学位课程要求总学分应不少于16学分。政治理论课3学分,外语2学分。

三、课程教学

可采取集中授课、网络教学、专题讲座等方式相结合。考核可采取笔试、读书报告等多种方式。

学位课程可与住院医师规范化培训公共理论和临床专业理论学习相结合,由学位授予单位和培训基地共同开展教学。

在临床轮转期间,每月安排不少于两个半天的集中学习,以讲座、教学研讨会、案例分析等方式,学习各相关学科的新进展、新知识。

第五条　临床能力训练和考核

一、临床能力训练以提高临床实践能力为主,应在卫生计生行政部门公布的住院医师规范化培训基地进行。

二、临床轮转按照《国家卫生计生委办公厅关于印发住院医师规范化培训基地认定标准(试行)和住院医师规范化培训内容与标准(试行)》(国卫办科教发〔2014〕48号)进行,实际培训时间应不少于33个月,达到各专业培训标准细则的要求。

三、临床能力考核。主要考核硕士生是否具有较强的临床分析、思维能力和实践操作能力。严格按照住院医师规范化培训的过程考核和结业考核进行，学位授予单位应认定其临床能力考核结果。

第六条　科研与教学培训

一、硕士生应掌握文献检索、资料收集、病例观察、医学统计、循证医学等科学研究方法。能够熟练地搜集和处理资料，在临床实践中发现问题，科学分析和总结，研究解决问题，探索有价值的临床现象和规律。

二、硕士生应参加教学查房、病例讨论会、专题讲座、小讲课等教学工作；能够参与见习/实习医生和低年资住院医师的临床带教工作。

第七条　学位论文与答辩

一、选题要求

选题应从临床实际出发，紧密结合临床需求，体现临床医学特点，具有科学性与实用性，鼓励与专业最新进展密切相关的自主选题。

二、学位论文形式

学位论文可以是研究报告、临床经验总结、临床疗效评价、专业文献循证研究、文献综述、针对临床问题的实验研究等。

三、学位论文要求

学位论文应符合学术规范要求。论文作者必须恪守学术道德规范和科研诚信原则。学位论文必须由研究者独立完成，与他人合作完成的学位论文需注明作者在其中的贡献度和具体研究内容。注重知识产权保护，研究资料和数据具有可溯源性。对涉及国家机密和尚不能公开的研究结果，以及临床研究报告论文中涉及研究对象隐私和权益等问题，应遵守国家有关法律法规执行。

四、学位论文答辩

学位授予单位按照有关规定制定学位论文答辩的具体要求和程序，组织论文答辩。

第八条　学位申请与授予

一、申请条件

1. 完成学位授予单位培养方案所规定的各项要求；

2. 取得《医师资格证书》;

3. 完成住院医师规范化培训并取得《住院医师规范化培训合格证书》;

4. 通过硕士学位论文答辩。

二、学位授予

硕士生达到临床医学硕士专业学位的学位授予条件后,向所在学位授予单位学位管理部门提出申请,经学位评定委员会批准,授予临床医学硕士专业学位。

第九条  分流机制

学位授予单位应按照研究生学籍管理有关规定制订相关政策,对不适宜继续按照临床医学硕士专业学位培养的研究生进行合理分流。

一、第二学年内未获得《医师资格证书》,根据学生意愿,可安排其转入学术学位研究生培养渠道,但应按照学术学位研究生的培养要求完成学位课程学习和论文答辩。

二、在规定的学习年限内,未通过学位课程考核、住院医师规范化培训考核或学位论文答辩者,经学位授予单位批准,可适当延长学习年限。

三、对在规定的学习年限内获得《医师资格证书》、完成学位课程考核,但未获得《住院医师规范化培训合格证书》者,可对其进行毕业考核和论文答辩,准予毕业。毕业后三年内取得《住院医师规范化培训合格证书》者,可回原学位授予单位申请硕士专业学位。

第十条  组织管理

硕士生同时也是参加住院医师规范化培训的住院医师,接受学位授予单位、卫生计生行政部门培训基地管理,由学位授予单位研究生主管部门统筹负责。硕士生的指导教师包括学位论文指导教师和临床能力训练指导医师,分别负责学位论文指导和临床带教工作。各轮转科室需成立指导小组,负责指导研究生的临床能力训练。

第十一条  附则

一、本方案适用于攻读临床医学硕士专业学位研究生。

二、学位授予单位应根据本方案，从招生录取、培养方案、学位授予等方面制订具体规定。

三、本细则自发文之日起实施。未尽事宜参阅相关配套文件。

## 附录五 国务院学位委员会关于印发《关于授予具有研究生毕业同等学力人员临床医学、口腔医学和中医硕士专业学位的试行办法》的通知

（学位〔2015〕10 号）

有关学位授予单位：

为完善临床医师以研究生毕业同等学力获得临床医学、口腔医学、中医硕士专业学位的有效途径，根据《国务院学位委员会关于授予具有研究生毕业同等学力人员硕士、博士学位的规定》（学位〔1998〕54 号）和教育部等六部门《关于医教协同深化临床医学人才培养改革的意见》（教研〔2014〕2 号）文件精神，特制定《关于授予具有研究生毕业同等学力人员临床医学、口腔医学和中医硕士专业学位的试行办法》。同时废止国务院学位委员会关于下达《临床医学专业学位试行办法》（学位〔1998〕6 号）和《口腔医学专业学位试行办法》（学位〔1999〕36 号）中的相关内容。本通知发布之前，已经通过学位授予单位资格审核的申请人，仍然按原规定管理。

请有关学位授予单位，结合本单位工作实际制定相应细则，确保学位授予质量。

附件：关于授予具有研究生毕业同等学力人员临床医学、口腔医学和中医硕士专业学位的试行办法

国务院学位委员会

二〇一五年五月二十九日

### 附件 5－1

#### 关于授予具有研究生毕业同等学力人员临床医学、口腔医学和中医硕士专业学位的试行办法

为完善临床医师以研究生毕业同等学力获得临床医学等硕士专业学位的有

效途径,根据《国务院学位委员会关于授予具有研究生毕业同等学力人员硕士、博士学位的规定》(学位〔1998〕54号),以及卫生计生委等七部门《关于建立住院医师规范化培训制度的指导意见》(国卫科教发〔2013〕56号)和教育部等六部门《关于医教协同深化临床医学人才培养改革的意见》(教研〔2014〕2号)文件精神,特制定本办法。

**第一条　授予学位名称**

临床医学硕士专业学位(Master of Medicine,M. M. );

口腔医学硕士专业学位(Master of Stomatological Medicine,M. S. M. );

中医硕士专业学位(Master of Chinese Medicine,M. C. M. )。

**第二条　学位授予单位**

经国务院学位委员会批准,具有临床医学或口腔医学、中医硕士专业学位授予权的学位授予单位。

**第三条　申请资格**

1. 临床医学类、中医学类、中西医结合类和口腔医学类本科毕业生并获得学士学位。

2. 正在接受住院医师规范化培训的住院医师或已获得《住院医师规范化培训合格证书》的临床医师。

3. 申请人申请的专业学位类别应与住院医师规范化招收专业相对应。

**第四条　申请程序**

申请人向具有学位授予权的单位进行申请。学位授予单位对申请人进行资格审查后,通过相关课程考核、临床能力考核和学位论文答辩对申请人是否具备硕士研究生毕业同等学力水平进行认定。

**第五条　课程考核**

1. 学位课程考核。由学位授予单位根据培养方案要求自行确定并组织考核。

2. 全国统一考试。包括同等学力人员申请硕士学位外国语水平全国统一考试及申请临床医学、口腔医学和中医硕士专业学位学科综合水平全国统一考试。全国统一考试内容以临床专业知识及其实际运用为重点。

第六条　临床能力考核

在省级以上卫生计生行政部门(含中医药管理部门)公布的住院医师规范化培训基地完成住院医师规范化培训并取得医师资格证书和住院医师规范化培训合格证书的,视为通过临床能力考核。

第七条　学位论文答辩

1. 学位论文导师。学位授予单位安排硕士生指导教师指导申请人完成硕士学位论文撰写工作。

2. 学位论文要求。学位论文选题应结合临床实践。学位论文应表明申请人已经具备运用临床医学理论和方法分析解决临床实践问题的能力。

3. 学位论文答辩。学位授予单位按照本单位学位论文答辩的具体要求和程序组织学位论文答辩。论文答辩委员会重点考核申请人的基本临床科研能力。

第八条　学位授予

对通过研究生毕业同等学力水平认定的申请人,经学位授予单位学位评定委员会批准,授予临床医学、口腔医学或中医硕士专业学位,颁发硕士专业学位证书。

第九条　附则

1. 本办法自颁布之日起实施。

2. 学位授予单位根据本办法制定本单位实施细则。

3. 申请人需承担申请学位产生的费用。收费标准由学位授予单位根据国家有关规定确定并报当地省级教育和物价部门批准。

4. 申请学位有关工作纳入"全国同等学力人员申请硕士学位工作管理信息平台"统一管理。

5. 本办法的解释权属国务院学位委员会办公室。

## 附录六　教育部办公厅关于做好七年制临床医学教育
## 调整为"5+3"一体化人才培养改革工作的通知

（教高厅〔2015〕2 号）

有关省、自治区、直辖市教育厅（教委），部属高等学校：

为贯彻落实《教育部等六部门关于医教协同深化临床医学人才培养改革的意见》（教研〔2014〕2 号），加快建立标准化、规范化的临床医学人才培养体系，推动七年制临床医学教育（含中医、口腔、眼视光医学，以下同）调整为"5＋3"一体化人才培养改革，现将有关工作通知如下。

### 一、改革内容及时间

自 2015 年起，不再招收七年制临床医学专业学生，将七年制临床医学专业招生调整为临床医学专业（"5＋3"一体化），即 5 年本科阶段合格者直接进入本校与住院医师规范化培训有机衔接的 3 年临床医学硕士专业学位研究生教育阶段。

### 二、招生计划和学生学籍注册

2015 年起，各级教育行政部门要充分考虑七年制学生实际规模，在有关高校研究生计划安排上予以积极支持，合理确定各高校研究生计划基数。2015 年之前入学的七年制学生和 2015 年及以后"5＋3"一体化培养招收的学生，转入本校硕士研究生学习阶段时，均需占用当年研究生计划，相关研究生计划在总规模中单列，并纳入招生单位当年硕士生招生录取程序，办理相关手续后，将学籍注册为研究生。完成第 5 年学习后转入本校后 3 年研究生教育的学生，同时也是参加住院医师规范化培训的住院医师。对完成教学计划规定内容达到要求的，分阶段颁发学历、学位证书。自 2015 年起，七年制转为"5＋3"一体化的学校和专业范围不再扩大,每校"5＋3"一体化的临床医学专业、中医学专业招生数量总和不超过 150 人,每校"5＋3"一体化的口腔医学专业、眼视光医学专业招生数量总和不超过 50 人,超过上述招生计划录取者录取资格无效,不予注册电子学籍。

### 三、积极稳妥做好在校学生的培养

2010 年以前入学的七年制临床医学专业学生按原计划培养毕业;2010 年及之后入学的七年制临床医学专业学生,根据学生意愿及各校实际情况,可以在完成第 5 年学习后颁发相应的学历、学位证书转入本校后 3 年的研究生教育阶段,或者按原计划培养毕业。

有关高校要高度重视七年制临床医学教育调整为"5＋3"一体化人才培养改革工作,结合医疗卫生服务需求和学校实际情况,合理确定"5＋3"一体化培养的年度招生计划,并认真研究"5＋3"一体化人才培养方案,我部将适时召开"5＋3"一体化人才培养改革工作交流会。同时,有关高校要认真研究制订七年制在校生培养的具体实施方案,确保七年制在校学生培养改革积极稳妥顺利实现。请有关高校于 4 月 10 日前将 2015 年"5＋3"一体化培养的招生计划报我部高等教育司。

教育部办公厅

二〇一五年三月二十六日

## 附录七　教育部　卫生部关于实施临床医学教育综合改革的若干意见

（教高〔2012〕6 号）

各省、自治区、直辖市教育厅（教委）、卫生厅（局），各计划单列市教育局、卫生局，新疆生产建设兵团教育局、卫生局，教育部等部门部属有关高等学校：

为贯彻落实胡锦涛总书记在庆祝清华大学建校 100 周年大会上的重要讲话精神和《国家中长期教育改革和发展规划纲要（2010～2020 年）》《中共中央国务院关于深化医药卫生体制改革的意见》《国务院关于建立全科医生制度的指导意见》，深化医学教育改革，全面提高人才培养质量，促进医学教育更好地服务于医药卫生事业发展的需要，服务于人民群众提高健康水平的需求，特就实施临床医学教育综合改革提出如下意见。

### 一、指导思想和工作原则

深入贯彻落实教育规划纲要和医药卫生体制改革意见，遵循医学教育规律，推进临床医学教育综合改革，着力于医学教育发展与医药卫生事业发展的紧密结合，着力于人才培养模式和体制机制的重点突破，着力于医学生职业道德和临床实践能力的显著提升，全面提高医学人才培养质量，加快面向基层的全科医生培养，为发展医药卫生事业和提高人民健康水平提供坚实的人才支撑。按照"整体设计、分步实施、重点突破、大力推进"的工作原则实施改革。

### 二、改革目标和主要任务

优化临床医学人才培养结构，建立医学人才培养规模和结构与医药卫生事业发展需求有效衔接的调控机制；实施"卓越医生教育培养计划"，更新教育教学观念，改革人才培养模式，创新教育教学方法和考核评价方法，加强医学生职业道德教育,加强全科医学教育,加强临床实践教学能力建设,提高人才培养水平;加强医学教育质量保障体系建设,建立医学教育专业认证制度;深化综合性大学医学教育管理体制改革,加快世界一流和高水平医学院建设,为医药卫生事业又好又快发展培养高素质医学人才。

## 三、改革重点和主要举措

**(一) 优化临床医学人才培养结构。**

1. 调控临床医学专业招生规模。相对稳定临床医学专业招生总体规模。"十二五"期间,原则上不增设医学院校,不增设临床医学专业点。根据国家和地方卫生服务需求及医学教育资源状况,确定临床医学专业点的招生数量,对临床医学专业招生规模过大的省市、高校缩减招生数量。

2. 构建"5＋3"为主体的临床医学人才培养体系。逐步优化医学教育学制学位体系。适应医药卫生体制改革的总体要求,逐步建立"5＋3"(五年医学院校教育加上三年住院医师规范化培训)为主体的院校教育、毕业后教育和继续教育有效衔接的临床医学人才培养体系,培养一大批高水平医师;适应国家医学创新和国际竞争对高水平医学人才的要求,深化长学制临床医学教育改革,培养少而精、国际化的医学拔尖创新人才;适应农村基本医疗卫生服务需求,按需办好三年制临床医学教育,培养农村实用型助理全科医生。

**(二) 实施"卓越医生教育培养计划"。**

3. 改革五年制本科临床医学人才培养模式。以强化医学生职业道德和临床实践能力为核心,深化五年制临床医学专业教育教学改革。更新教育教学观念,改革教学内容、教学方法与课程体系,创新教育教学和评价考核方法,将医德教育贯穿医学教育全过程。推进医学基础与临床课程整合,推进以学生自主学习为导向的教学方法改革,完善以能力为导向的形成性与终结性相结合的评定体系,加强医教结合,强化临床实践教学环节,增加基层见习,严格临床实习过程管理,实现早临床、多临床、反复临床,培养医学生关爱病人、尊重生命的职业操守和解决临床实际问题的能力。

4. 改革临床医学硕士专业学位研究生培养模式。建立临床医学硕士专业学位研究生培养与住院医师规范化培训有效衔接的制度。着力推动研究生招生和住院医师招录相结合,研究生培养与住院医师规范化培训相结合,专业学位授予标准与临床医师准入标准有机衔接,硕士研究生毕业证书、硕士专业学位证书授予与执业医师资格证书、住院医师规范化培训合格证书颁发有机结合的临床医学硕士专业学位研究生教育改革,强化临床实践能力培养培训,为培养大批高水平、高素质临床医师打下坚实的基础。

5. 改革长学制临床医学人才培养模式。深化长学制医学教育改革,加强自然科学、人文科学和社会科学教育,为医学生的全面发展奠定宽厚的基础;改革教学方式,提高学生自主学习、终身学习和创新思维能力;建立导师制,强化临床能力培养,提升医学生的临床思维能力;促进医教研结合,培养医学生临床诊疗和科研创新的潜质;推动培养过程的国际交流与合作,拓展医学生的国际视野,为培养一批高层次、国际化的医学拔尖创新人才奠定基础。

6. 改革面向农村基层的全科医生人才培养模式。围绕农村医疗卫生服务的基本要求,深化三年制专科临床医学专业人才培养模式改革,探索"3+2"(三年医学专科教育加两年毕业后全科医生培训)的助理全科医生培养模式;深化农村订单定向免费本科医学教育改革,实施早临床、多临床教学计划,探索集预防保健、诊断治疗、康复、健康管理于一体的全科医生人才培养模式,提高医学生对常见病、多发病、传染病和地方病的诊疗能力,培养大批面向乡镇卫生院、服务农村医疗卫生需求的下得去、用得上、留得住的全科医生。

(三) 推进临床实践教学能力建设。

7. 加强临床教师队伍建设。明确附属医院专业技术人员的教学责任和义务。研究制定临床教师队伍建设规划,完善临床教师编制管理办法;严格临床教学职务的聘任制度,把教学工作水平作为聘任教师专业技术职务的重要条件;加强对临床教师的培训,提升临床教师教学能力和水平,鼓励建立临床与基础相结合的教学团队;建立稳定的临床教学管理机构和队伍。

8. 加强临床教学基地建设。高等医学院校要高度重视附属医院的建设和管理,把附属医院教学、科研建设纳入学校发展整体规划,整合资源,加强指导和支持;加大投入,在"985 工程""211 工程"、重点学科、国家重点实验室建设等项目中加强对附属医院教学、科研的支持;加大对附属医院在医学教育改革、研究生培养机制改革、研究生教育创新计划、医学专业学位工作等方面政策支持。附属医院要加强医疗服务、教学、科研的规范化管理,不断提高医疗服务质量、教学和科研水平。高等医学院校要大力加强社区和公共卫生等基层实践教学基地建设,增强医学生对人民群众的感情和基层防病、治病的能力。

教育、卫生行政部门共同研究制定各类临床教学基地标准,加强临床教学基地的规范化建设;结合住院医师规范化培训基地的建设,在高等学校附属医院等医疗卫生机构,建设一批集医学生实践教学、住院医师规范化培训、继续教育培训为一体的临床技能综合培训中心。

**(四) 深化综合性大学医学教育管理体制改革。**

9. 推进医学教育管理体制改革。举办医学教育的高等学校要遵循高等教育规律和医学教育规律,进一步完善医学教育的管理层级和运行机制,理顺治理关系,履行好对医学教育的统筹规划、宏观管理、资源投入、领导干部队伍建设和管理职责;切实利用综合性、多科性大学学科汇聚、综合实力较强的办学优势,大力推进医学与其他学科的资源共享、学科交叉融合;充分发挥医学院(部、中心)统筹、协调和管理医学教育的功能,促进医学院(部、中心)与附属医院、临床医学专业与医学相关专业的统筹协调发展,提升资源利用率、人才培养质量和协同创新能力,促进高等医学教育更好更快发展。

10. 加大开展共建医学院校工作的力度。教育部、卫生部共建一批部属高校医学院(部、中心),促进医学教育改革,加强医学教育教学、科研和医疗服务能力建设。教育部、卫生部与地方政府共建一批地方医学院校,推动卫生人才培养和区域医疗卫生事业发展。

（五）加强临床医学教育质量评价制度建设。

11. 建立临床医学教育专业认证制度。开展以《本科医学教育标准——临床医学专业》为依据,以学校自评为基础,教育部门和卫生行业共同组织实施的临床医学教育专业认证工作。"十二五"期间,总结经验,研究借鉴国际医学教育规范,进一步完善符合国际医学教育规范的我国临床医学教育专业认证标准和认证程序,扩大试点范围,完善政策体系;2020 年完成高等学校临床医学专业首轮认证工作,建立起具有中国特色与国际医学教育实质等效的医学专业认证制度。建立健全临床医学本科专业教育和专业学位研究生教育准入制度。

12. 探索建立医学生实习资格认定制度。逐步形成临床医学教育分阶段质量监控机制,确保医学生临床实习阶段的实践能力培养质量。探索建立医学生实习执照制度,为医学生临床实践教学活动提供制度保障。

## 四、组织管理和试点安排

（一）组织管理。

1. 完善教育部、卫生部医学教育宏观管理工作协调机制,加强医学教育综合改革的宏观指导、政策保障和经费支持。

2. 教育部、卫生部成立临床医学教育综合改革专家组,负责临床医学教育综合改革的指导、咨询和检查评估工作。

（二）改革试点与建设项目。

1. 开展五年制临床医学教育综合改革试点。教育部、卫生部根据区域教育、卫生规划要求,确定若干所高等医学院校开展五年制医学教育综合改革试点,形成一批以人才培养模式改革为重点的示范性改革成果,带动其他医学院校深化改革,提高质量。

2. 开展拔尖创新医学人才培养综合改革试点。教育部、卫生部依托举办八年制临床医学教育的高等学校,结合区域医疗中心的建设,确定若干所高校开展拔尖创新医学人才培养综合改革试点。

3. 开展面向农村基层的全科医生人才培养模式改革试点。各省(区、市)教育、卫生行政部门根据本地区农村卫生人才服务需求,推荐若干所举办三年制专科临床医学专业教育的高等学校开展助理全科医生培养模式改革试点;在承担农村订单定向本科免费医学教育的高等学校中遴选改革试点,探索满足农村基本医疗卫生服务需求的临床医学人才培养模式。

4. 开展临床医学硕士专业学位研究生教育改革试点。结合国家住院医师规范化培训制度的建设,改革临床医学硕士专业学位研究生培养模式,支持有条件的省市和高等医学院校开展综合改革试点,探索临床医学硕士专业学位研究生教育与住院医师规范化培训有机结合的人才培养新模式。

5. 建立国家医学实践教学示范基地。与国家发展改革委等部门加强合作,依托高校附属医院和区域医疗中心,建设一批国家临床技能综合培训中心。建设并认定一批医学生社区、公共卫生等基层实践教学基地。

6. 建立国家转化医学平台。与财政部等部门加强合作,依托一批举办医学教育的高水平综合性大学,建立一批转化医学平台,创新体制机制,促进基础医学、生命科学等多学科研究成果向临床医学转化,提高临床医学教学、科研和医疗服务水平。

中华人民共和国教育部

中华人民共和国卫生部

二〇一二年五月七日

## 附录八　国家卫生计生委　教育部　国家中医药管理局关于印发《医师资格考试报名资格规定(2014版)》的通知

（国卫医发〔2014〕11号）

各省、自治区、直辖市卫生计生委(卫生厅局)、教育厅(教委)、中医药管理局,新疆生产建设兵团卫生局、教育局:

为指导各地做好医师资格考试报名资格审核工作,严格医师资格准入,加强医师队伍建设,根据《执业医师法》等有关规定,现将《医师资格考试报名资格规定(2014版)》印发给你们,请遵照执行。

国家卫生计生委

教育部

国家中医药管理局

二○一四年三月十八日

### 附件8-1

## 医师资格考试报名资格规定(2014版)

为做好医师资格考试报名工作,依据《中华人民共和国执业医师法》(以下简称《执业医师法》)及有关规定,现对医师资格考试考生报名资格规定如下:

第一条　符合《执业医师法》、《医师资格考试暂行办法》(原卫生部令第4号)和《传统医学师承和确有专长人员医师资格考核考试办法》(原卫生部令第52号)有关规定。

第二条　试用机构是指符合《执业医师法》、《医疗机构管理条例》和《医疗机构管理条例实施细则》所规定的医疗、预防、保健机构。

第三条　试用期考核证明

(一)报名时考生应当提交与报考类别相一致的试用期满1年并考核合格

的证明。

应届毕业生报名时应当提交试用机构出具的试用证明,并于当年8月31日前提交试用期满1年并考核合格的证明。

考生报考时应当在与报考类别相一致的医疗、预防、保健机构试用时间或累计(含多个机构)试用时间满1年。

(二)现役军人必须持所在军队医疗、预防、保健机构出具的试用期考核合格证明,方可报考。

(三)试用期考核合格证明当年有效。

第四条　报名有效身份证件

(一)中国大陆公民报考医师资格人员的有效身份证件为第二代居民身份证、临时身份证、军官证、警官证、文职干部证、士兵证、军队学员证;台港澳地区居民报考医师资格人员的有效身份证件为台港澳居民往来大陆通行证。

(二)外籍人员的有效身份证件为护照。

第五条　报考类别

(一)执业助理医师达到报考执业医师规定的,可以报考执业医师资格,报考类别应当与执业助理医师资格类别一致。

(二)报考相应类别的医师资格,应当具备与其相一致的医学学历。

具有临床医学专业本科学历,并在公共卫生岗位试用的,可以以该学历报考公共卫生类别医师资格。中医、中西医结合和民族医医学专业毕业的报考人员,按照取得学历的医学专业报考中医类别相应的医师资格。

(三)符合报考执业医师资格条件的人员可以报考同类别的执业助理医师资格。

(四)在乡级以上计划生育技术服务机构中工作,符合《执业医师法》第九条、第十条规定条件的,可以报考相应类别医师资格。

第六条　学历审核

学历的有效证明是指国家承认的毕业证书。基础医学类、法医学类、护理(学)类、医学技术类、药学类、中药学类等医学相关专业,其学历不作为报考医师资格的学历依据。

（一）研究生学历

1. 临床医学（含中医、中西医结合）、口腔医学、公共卫生专业学位研究生，在符合条件的医疗、预防、保健机构进行临床实践或公共卫生实践，至当次医学综合笔试时累计实践时间满 1 年的，以符合条件的本科学历和专业，于在学期间报考相应类别医师资格。

临床医学、口腔医学、中医学、中西医结合临床医学、眼视光医学、预防医学长学制学生在学期间已完成 1 年临床或公共卫生毕业实习和 1 年以上临床或公共卫生实践的，以本科学历报考相应类别医师资格。

2. 临床医学（含中医、中西医结合）、口腔医学、公共卫生专业学位研究生学历，作为报考相应类别医师资格的学历依据。

在研究生毕业当年以研究生学历报考者，须在当年 8 月 31 日前提交研究生毕业证书，并提供学位证书等材料，证明是专业学位研究生学历，方可参加医学综合笔试。

3. 2014 年 12 月 31 日以前入学的临床医学、口腔医学、中医学、中西医结合、民族医学、公共卫生与预防医学专业的学术学位（原"科学学位"）研究生，具有相当于大学本科 1 年的临床或公共卫生毕业实习和 1 年以上的临床或公共卫生实践的，该研究生学历和学科作为报考相应类别医师资格的依据。在研究生毕业当年报考者，须在当年 8 月 31 日前提交研究生毕业证书，方可参加医学综合笔试。

2015 年 1 月 1 日以后入学的学术学位研究生，其研究生学历不作为报考各类别医师资格的学历依据。

4. 临床医学（护理学）学术学位研究生学历，或临床医学（护理领域）专业学位研究生学历，不作为报考各类别医师资格的学历依据。

（二）本科学历

1. 五年及以上学制临床医学、麻醉学、精神医学、医学影像学、放射医学、眼视光医学（"眼视光学"仅限温州医科大学 2012 年 12 月 31 日以前入学）、医学检验（仅限 2012 年 12 月 31 日以前入学）、妇幼保健医学（仅限 2014 年 12 月 31 日以前入学）专业本科学历，作为报考临床类别执业医师资格考试的学历依据。

2. 五年制的口腔医学专业本科学历,作为报考口腔类别执业医师资格考试的学历依据。

3. 五年制预防医学、妇幼保健医学专业本科学历,作为报考公共卫生类别执业医师资格考试的学历依据。

4. 五年及以上学制中医学、针灸推拿学、中西医临床医学、藏医学、蒙医学、维医学、傣医学、壮医学、哈萨克医学专业本科学历,作为报考中医类别相应执业医师资格考试的学历依据。

5. 2009 年 12 月 31 日以前入学、符合本款规定的医学专业本科学历加注医学专业方向的,应以学历专业报考;2010 年 1 月 1 日以后入学的,医学专业本科学历加注医学专业方向的,该学历不作为报考医师资格的学历依据,经国家教育行政部门批准的除外。

6. 专升本医学本科毕业生,2015 年 9 月 1 日以后升入本科的,其专业必须与专科专业相同或相近,其本科学历方可作为报考医师资格的学历依据。

（三）高职（专科）学历

1. 2005 年 1 月 1 日以后入学的经教育部同意设置的临床医学类专业（含临床医学、口腔医学、中医学、中医骨伤、针灸推拿、蒙医学、藏医学、维医学等）毕业生,其专科学历作为报考医师资格的学历依据。

2004 年 12 月 31 日以前入学的经省级教育、卫生行政部门（中医药管理部门）批准设置的医学类专业（参照同期本科专业名称）毕业生,其专科学历作为报考医师资格的学历依据。

2. 经省级以上教育、卫生行政部门同意举办的初中起点 5 年制医学专业 2013 年 12 月 31 日以前入学的毕业生,其专科学历作为报考医师资格的学历依据。取得资格后限定在乡村两级医疗机构执业满 5 年后,方可申请将执业地点变更至县级医疗机构。2014 年 1 月 1 日以后入学的初中起点 5 年制医学专业毕业生,其专科学历不能作为报考医师资格的学历依据。

3. 2008 年 12 月 31 日以前入学的中西医结合专业（含教育部、原卫生部批准试办的初中起点 5 年制专科层次中西医临床医学专业）毕业生,其专科学历作为报考医师资格的学历依据。

2009 年 1 月 1 日以后入学的中西医结合专业毕业生(含初中起点 5 年制专科层次中西医临床医学专业),其专科学历不作为报考医师资格的学历依据。

4. 2009 年 12 月 31 日前入学的,符合本款规定的医学专业专科学历加注医学专业方向的,应以学历专业报考;2010 年 1 月 1 日以后入学的,医学专业专科学历加注医学专业方向的,该学历不作为报考医师资格的学历依据,经国家教育行政部门批准的除外。

(四) 中职(中专)学历

1. 2010 年 9 月 1 日以后入学经省级教育行政部门、卫生计生行政部门(中医药管理部门)同意设置并报教育部备案的农村医学专业毕业生,其中职(中专)学历作为报考临床类别执业助理医师资格的学历依据。农村医学专业毕业生考取执业助理医师资格后,限定到村卫生室执业,确有需要的可到乡镇卫生院执业。

2. 2000 年 9 月 25 日至 2010 年 12 月 31 日期间入学的中等职业学校(中等专业学校)卫生保健专业毕业生,其中职(中专)学历作为报考临床类别执业助理医师资格的学历依据。卫生保健专业毕业生取得资格后,限定到村卫生室执业,确有需要的可到乡镇卫生院执业。

2011 年 1 月 1 日以后入学的中等职业学校毕业生,除农村医学专业外,其他专业的中职(中专)学历不作为报考临床类别执业助理医师资格的学历依据。

3. 2001 年 8 月 31 日以前入学的中等职业学校(中等专业学校)社区医学、预防医学、妇幼卫生、医学影像诊断、口腔医学专业毕业生,其中职(中专)学历作为报考相应类别执业助理医师资格的学历依据。

2001 年 9 月 1 日以后入学的上述专业毕业生,其中职(中专)学历不作为报考医师资格的学历依据。

4. 2006 年 12 月 31 日以前入学的中等职业学校中西医结合专业毕业生,其中职(中专)学历作为报考中医类别中西医结合医师资格的学历依据。

2007 年 1 月 1 日以后入学的中西医结合专业毕业生,其中职(中专)学历不作为报考医师资格的学历依据。

5. 2006 年 12 月 31 日以前入学的中等职业学校(中等专业学校)中医、民族医类专业毕业生,其中职(中专)学历作为报考中医类别相应医师资格的学历依据。

2007年1月1日以后入学经教育部、国家中医药管理局备案的中等职业学校(中等专业学校)中医、民族医类专业毕业生,其中职(中专)学历作为报考中医类别相应医师资格的学历依据。2011年1月1日以后入学的中等中医类专业毕业生,取得资格后限定到基层医疗机构执业。

6. 卫生职业高中学历不作为报考医师资格的学历依据。

7. 1999年1月1日以后入学的卫生职工中等专业学校学历不作为报考医师资格的学历依据。

(五)成人教育学历

1. 2002年10月31日以前入学的成人高等教育、自学考试、各类高等学校远程教育的医学类专业毕业生,该学历作为报考相应类别的医师资格的学历依据。

2002年11月1日以后入学的上述毕业生,如其入学前已通过医师资格考试取得执业助理医师资格,且所学专业与取得医师资格类别一致的,可以以成人教育学历报考执业医师资格。除上述情形外,2002年11月1日以后入学的成人高等教育、自学考试、各类高等学校远程教育的医学类专业毕业生,其成人高等教育学历不作为报考医师资格的学历依据。

2. 2001年8月31日以前入学的成人中专医学类专业毕业生,其成人中专学历作为报考医师资格的学历依据。

2001年9月1日以后入学的成人中专医学类专业毕业生,其成人中专学历不作为报考医师资格的学历依据。

(六)西医学习中医人员

已获得临床执业医师或执业助理医师资格的人员,取得省级以上教育行政部门认可的中医专业学历或者脱产两年以上系统学习中医药专业知识并获得省级中医药管理部门认可,或者参加省级中医药行政部门批准举办的西医学习中医培训班,并完成了规定课程学习,取得相应证书的,或者按照《传统医学师承和确有专长人员医师资格考核考试办法》有关规定跟师学习满3年并取得《传统医学师承出师证书》的,可以申请参加相同级别的中西医结合执业医师或执业助理医师资格考试。

（七）传统医学师承和确有专长人员

1. 传统医学师承和确有专长人员申请参加医师资格考试应符合《传统医学师承和确有专长人员医师资格考核考试办法》第二十七条、二十八条有关规定。

2. 传统医学师承和确有专长人员取得执业助理医师执业证书后，取得国务院教育行政部门认可的成人高等教育中医类医学专业专科以上学历，其执业时间和取得成人高等教育学历时间符合规定的，可以报考具有规定学历的中医类别相应的执业医师资格。

（八）其他

取得国外医学学历学位的中国大陆居民，其学历学位证书须经教育部留学服务中心认证，同时符合《执业医师法》及其有关文件规定的，可以按照本规定报考。

第七条　台湾、香港、澳门永久性居民以及外籍人员报考的，按照有关文件规定执行。

第八条　盲人医疗按摩人员按照《盲人医疗按摩管理办法》（卫医政发〔2009〕37号）规定，参加盲人医疗按摩人员考试。

第九条　本规定自公布之日起施行。《医师资格考试报名资格规定（2006版）》和《关于修订〈医师资格考试报名资格规定（2006版）〉有关条款的通知》（卫办医发〔2008〕64号）同时废止。

## 附录九　教育部关于推进临床医学、口腔医学及中医专业学位硕士研究生考试招生改革的实施意见

（教学〔2015〕5 号）

各省、自治区、直辖市高等学校招生委员会、教育厅（教委），新疆生产建设兵团教育局，有关部门（单位）教育司（局），解放军总参谋部军训部、总政治部干部部、总后勤部政治部，有关硕士研究生招生单位：

为贯彻党的十八大和十八届三中、四中全会及教育规划纲要精神，落实《教育部等六部门关于医教协同深化临床医学人才培养改革的意见》（教研〔2014〕2号）要求，为推动医疗卫生事业发展和提高人民健康水平提供坚实的人才保障，现就临床医学、口腔医学及中医（以下简称临床医学类）专业学位硕士研究生考试招生改革提出如下实施意见：

### 一、总体要求

遵循医学教育规律，建立更加符合临床实践要求、科学有效的考试招生机制，推动构建临床医学人才"5＋3"（5 年临床医学本科教育＋3 年住院医师规范化培训或 3 年临床医学硕士专业学位研究生教育）标准化、规范化培养体系。推进分类考试，实现临床医学类专业学位与医学学术学位分类考试，更好地适应临床医学类专业学位特点和选拔培养要求。促进科学选才，针对临床医学类专业学位培养要求和临床医生职业特点，改革考试内容，进一步突出职业素质和专业能力考查，加强考查实效性，促进优秀临床医学专门人才脱颖而出。简政放权、放管结合，充分发挥招生单位和导师的作用，同时建立有效约束机制，保障选拔质量。落实医教协同，贯彻临床医学人才"5＋3"培养模式改革要求，实现研究生教育和职业规范化培训有机衔接，推动医教融合、协同发展。保障公平公正，进一步严格监管，落实并强化考试招生信息公开，切实保证机会公平、程序公开、结果公正。

## 二、改革措施

（一）推进分类考试。临床医学类专业学位和医学学术学位硕士研究生业务课考试科目分别设置。临床医学类专业学位硕士研究生初试环节设"临床医学综合能力"（分中、西医两类）科目，着重考查临床医学职业素质和专业能力，由教育部考试中心统一命题，满分300分。口腔医学专业学位既可选用统一命题的"临床医学综合能力"，也可由招生单位自主命题。医学学术学位硕士研究生初试业务课科目由招生单位按一级学科自主命题，着重考查医学专业素养和科研创新潜质。思想政治理论、外国语考试科目及分值保持不变。

（二）改革初试内容。"临床医学综合能力"在重视专业基础知识的同时，进一步丰富命题内容，提高初试考查的职业针对性和科学性。全面加强临床医学职业素质考核，对考生的人道主义精神、职业责任意识、医患沟通能力、医学伦理法规等基本职业素质方面进行考查；进一步强化临床技能考查，着重考查考生的临床思维和表达能力、基本诊断处理能力、合理选择临床技术能力等。同时，推进专业知识、专业技能、职业素质考核的有机结合，提高考查实效性。

（三）强化复试考核。复试考核要坚持能力、素质与知识考核并重，科学设计考查内容、方法和评价标准，综合笔试、面试、实践操作等多种方式，提高选拔质量。要建立健全有效机制，在初试考核基础上，进一步加强对考生职业素质和临床实践技能的深入考查；要注重考生一贯表现，按照本科临床医学相关教育标准，对既往学业成就认真评价，同时强化对考生潜在能力素质的考查；要充分发挥导师群体在复试考核中的作用，提高导师群体科学规范选拔人才的能力。

（四）充分发挥招生单位录取主体作用。从2016年全国硕士研究生招生起，招生单位自主确定并对外公布报考本单位临床医学类专业学位硕士研究生进入复试的初试成绩要求，以及接受报考其他单位临床医学类专业学位硕士研究生调剂的成绩要求。教育部划定临床医学类专业学位硕士研究生初试成绩基本要求供招生单位参考，同时作为报考临床医学类专业学位硕士研究生的考生调剂到其他专业的基本成绩要求。招生单位自主划定的总分要求低于教育部划定的初试成绩基本要求的,下一年度不得扩大临床医学类专业学位招生规模。报考临床医学类专业学位硕士研究生的考生可按相关政策调剂到其他专业,报考其他专业的考生不可调剂到临床医学类专业学位。医学学术学位仍然执行国家统一的复试、调剂成绩要求。所有新招收的临床医学类专业学位硕士研究生,同时也是参加住院医师规范化培训的住院医师,其培养工作按照研究生培养方案和国家统一制定的住院医师规范化培训要求进行。

(五)加强监督管理。进一步明确各级管理部门权责,健全统一领导、集体研究、集体决策机制,规范考试招生程序,强化对行政权力和学术权力的有效约束,形成规范透明的招生工作环境。严格落实研究生招生录取信息公开要求,招生单位要准确、规范、充分、及时向社会公开招生计划、招生章程、复试录取办法、复试录取名单及咨询申诉渠道等招生工作重要内容,确保招生录取工作公平公正。

### 三、组织实施

(一)分步推进。按照积极稳妥、分步实施原则,2016 年首先实施招生单位自主划定初试成绩要求等相关改革措施,从 2017 年全国硕士研究生招生起,全面实施临床医学类专业学位硕士研究生考试招生改革。

(二)精心组织。省级教育行政部门、招生考试管理机构和相关研究生招生单位要高度重视,周密安排,切实做好临床医学类专业学位硕士研究生考试招生改革工作。相关招生单位要与规范化培训单位密切沟通协调,认真制订工作方案,深入细致做好考试招生各环节的组织工作,并不断总结完善。省级教育行政部门、招生考试管理机构要加强对改革工作过程的指导、监督和检查,强化宣传和引导,完善与卫计部门的沟通协调机制,确保临床医学类专业学位硕士研究生考试招生改革顺利实施。

教育部

二〇一五年七月十五日

## 附录十 国家卫生计生委等 8 部门关于开展专科医师规范化培训制度试点的指导意见

（国卫科教发〔2015〕97 号）

各省、自治区、直辖市卫生计生委、医改领导小组办公室、发展改革委、教育厅（教委）、财政厅（局）、人力资源社会保障厅（局）、中医药管理局，新疆生产建设兵团卫生局、发展改革委、教育局、财务局、人力资源社会保障局，军队有关卫生部门：

专科医师规范化培训是毕业后医学教育的重要组成部分，是在住院医师规范化培训基础上，继续培养能够独立、规范地从事疾病专科诊疗工作临床医师的必经途径，在国际医学界有广泛共识和长期实践。我国部分地区和医院也进行了有益的探索。当前，住院医师规范化培训制度已在全国实施，抓紧构建与之紧密衔接的专科医师规范化培训制度，是深化医药卫生体制改革的重要举措，对于医教协同完善我国医师培养体系、整体提升临床医疗水平和质量、满足人民群众日益增长的医疗需求、打造健康中国具有重大意义。为加快完善我国临床医学人才培养体系，在更大范围深入探索、积累经验、形成制度，现就开展专科医师规范化培训制度试点提出如下意见，请结合本地实际认真执行。

### 一、指导思想、基本原则和工作目标

（一）指导思想。按照深化医药卫生体制改革的总体部署，适应临床医疗工作对专科医师队伍发展建设的需求，遵循医学教育规律和人才成长规律，立足中国国情，借鉴国际先进经验，有效衔接住院医师规范化培训，积极探索、勇于创新、扎实推进，开展专科医师规范化培训制度试点。

（二）基本原则。坚持面向临床、整体设计的原则，开展制度试点。坚持政府主导、多方参与的原则，建立体制机制。坚持统一标准、强化胜任力导向的原则，确保培训质量。坚持以点带面、逐步普及的原则，确保专科医师规范化培训制度试点工作平稳有序开展。

（三）工作目标。2016年，遴选有条件的专科启动试点工作，总结经验，完善政策，在总结评估的基础上逐步推开，力争到2020年在全国范围初步建立专科医师规范化培训制度，形成较为完善可行的组织管理体系、培训体系和有效的政策支撑体系，形成完整的毕业后医学教育制度，培养一批高素质的合格临床专科医师。

## 二、开展专科医师规范化培训制度试点的主要任务

（四）明确试点内涵。通过试点实践，研究完善专科医师规范化培训的专科设置、培训对象、培训基地、培训内容与标准、培训招收、培训模式、培训考核等教育培训工作要求和组织管理实施体制机制，以及相关人事待遇、经费保障、学位衔接等配套政策措施，形成更为清晰明确、严格规范、易于操作、效果良好的政策制度。

（五）设置培训专科。以疾病诊疗需求为基础，根据临床专科人才培养规律和学科发展规律，借鉴国际有益经验，在对现行临床专业设置目录和住院医师规范化培训专业目录进行深入研究论证的基础上，统一设置专科医师规范化培训专科。

（六）规定培训对象。完成住院医师规范化培训并取得合格证书，拟从事某一专科临床工作的医师或需要进一步整体提升专业水平的医师；具备中级及以上医学专业技术资格，需要参加专科医师规范化培训的医师；医学博士专业学位（指临床医学、口腔医学、中医，下同）研究生。

（七）认定培训基地。全国统一制定专科医师规范化培训基地认定标准。承担专科医师规范化培训工作的医疗机构及科室必须经过严格遴选、规范认定，具备相应的培训条件与能力。培训基地设在经过认定的条件良好的三级医疗机构，培训基地下设若干专科基地，专科基地由本专科科室牵头，会同相关轮转培训科室等组成。符合条件具有专科优势的其他有关医疗卫生机构根据需要可作为协同单位，纳入相应专科培训体系，共同承担一定的培训工作。培训基地实行动态管理。

（八）做好培训招收。国务院卫生计生行政部门会同地方省级卫生计生行政部门、有关行业组织,根据行业需求、培训能力等因素,确定不同专科的培训规划和年度招收计划。培训基地依据国务院卫生计生行政部门确定的培训计划名额,遵循公开公平、双向选择、择优录取的原则,面向全国招收符合条件的培训对象参加培训,重点向中西部地区特别是集中连片特困地区倾斜。地方省级卫生计生行政部门(含中医药管理部门,下同)依据国务院卫生计生行政部门有关规定,协助做好专科医师规范化培训招收工作。

（九）规范培训模式。专科医师规范化培训以住院医师规范化培训为基础和前提。除具备中级及以上专业技术资格的临床医师外,专科医师规范化培训对象应先按有关规定接受住院医师规范化培训,并取得《住院医师规范化培训合格证书》。专科医师规范化培训以参加本专科的临床实践能力培训为主,同时接受相关科室的轮转培训和有关临床科研与教学训练。依据各专科培训标准与要求,培训年限一般为2～4年。

（十）严格培训考核。参加培训的人员在培训期间要通过基地组织的培训过程考核,培训结束后要按照规定参加全国统一的结业理论考试和临床实践能力考核。按要求完成培训并通过结业考核者颁发国家统一制式的《专科医师规范化培训合格证书》,并作为从事专科医师工作的重要条件。

## 三、加强专科医师规范化培训制度试点的管理

（十一）规划培训数量。国务院卫生计生行政部门会同地方省级卫生计生行政部门、有关行业组织、专科医师规范化培训基地,根据临床医疗工作对专科医师人才的需求以及试点工作需要,研究公布试点期间的专科医师规范化培训年度招收计划。加强医教协同,教育部门在设置医学博士专业学位授权点、指导高校制定医学博士专业学位研究生招生计划时,要统筹考虑专科医师岗位需求,密切与卫生计生部门的沟通协调。

（十二）强化质量控制。探索建立以岗位胜任力为导向的专科医师规范化培训质量控制体系。严格培训标准和培训基地认定标准。建立专科医师规范化培

训监测评估机制,对培训基地加强检查指导,实行动态管理,建立不合格基地退出机制。完善临床带教师资的遴选、培训、激励与使用管理工作,将带教任务完成情况作为培训基地临床医师绩效考核、薪酬发放和职称晋升的重要依据。培训基地要按照培训标准和培训基地认定标准要求,完善设施条件,健全规章制度,合理配置教学资源,规范学员招收和培训过程管理,严格落实培训计划,指导培训对象完成培训任务,达到规定的培训目标要求。

## 四、完善专科医师规范化培训制度试点的保障措施

(十三)规范培训人员管理与待遇。参加专科医师规范化培训的人员是培训基地临床医师队伍的一部分,应遵守培训基地的有关管理规定,并依照规定享受同级同类人员相关待遇。

单位委派的培训对象,培训期间原人事(劳动)、工资关系不变,委派单位、培训基地和培训对象三方签订委托培训协议,培训基地向其发放适当生活补助。面向社会招收的培训对象与培训基地签订培训协议,其培训期间的生活补助由培训基地负责发放,标准参照培训基地同等条件专科医师工资水平确定。具有医学博士专业学位研究生身份的培训对象执行国家研究生教育有关规定,培训基地可根据培训考核情况向其发放适当生活补贴。

(十四)密切教育、医疗、人事等政策衔接。专科医师规范化培训应与住院医师规范化培训紧密衔接,逐步形成一体化的培训体系。推进与医学博士专业学位研究生教育有机衔接,研究生在读期间的临床培训须严格按照专科医师规范化培训标准实施,并符合相关工作要求;完成专科医师规范化培训并通过结业考核者,在符合国家学位授予要求前提下,可申请授予相应的医学博士专业学位。在符合规定条件的前提下,申请个体行医时对专科医师规范化培训合格者予以优先。在全面启动专科医师规范化培训试点的省(区、市),可将取得《专科医师规范化培训合格证书》作为临床医学专业高级技术岗位聘用的优先条件之一。

## 五、积极稳妥推进专科医师规范化培训制度试点工作

（十五）加强组织领导。各级政府有关行政部门、医疗卫生机构、行业组织和相关单位要高度重视专科医师规范化培训制度试点工作，将其作为深化医药卫生体制改革、医学教育改革和高层次人才培养工作改革的重大举措，切实加强组织领导。政府有关部门之间以及卫生计生系统内部要建立健全工作协调机制，制定完善有关配套政策。各有关省（区、市）应结合本地实际，有效落实专科医师规范化培训制度试点各项工作。各培训基地应健全由主要负责人牵头的培训协调领导机制，明确管理职能部门及其职责、任务，落实专科基地主任负责制，严格培训管理，落实保障措施，确保培训质量。

军队专科医师规范化培训由总后勤部卫生部统筹规划、统一实施，并做好与国家相关政策有效衔接。

（十六）发挥行业组织作用。探索建立有关行业协（学）会协助政府部门做好专科医师规范化培训制度试点的业务指导、组织实施与日常管理监督的工作机制。根据需要，可组建由有关专家和医疗卫生机构、高等医学院校、相关事业单位、行业组织和政府相关部门等多方面代表组成的专科医师规范化培训专家委员会，协助开展有关工作。

培育和加强有关行业协（学）会能力建设，根据试点工作需要，建立健全相关专业组织，承担制订培训内容与标准、认定培训基地、制订培训招收规划与计划、监督指导培训实施和专科医师资格认证等工作，逐步形成政府行政主管部门依法调控，行业组织和相关事业单位协同推进，培训基地规范实施，社会相关各方有效监督的专科医师规范化培训工作格局，并根据需要逐步扩展行业组织履职范围。

（十七）精心组织试点工作。开展专科医师规范化培训制度试点是对现行高层次临床医师培养模式、培养制度和相关管理工作的重大改革，事关广大人民群众和医师职业群体的切身利益，事关医疗卫生事业的科学发展，政策性强，涉及面广，影响深远，必须积极稳妥予以推进。2016 年，国家选择若干有重大需求且

条件具备的专科先行起步探索,逐步拓展。承担试点任务的各有关方面要高度重视,精心设计,严密组织,及时总结试点经验、完善相关工作,为力争到2020年在全国初步建立专科医师规范化培训制度提供有力支撑。

(十八)做好舆论宣传。各地各有关方面要充分认识此项工作的重要意义,通过多种形式加强宣传引导,为开展专科医师规范化培训制度试点营造良好的氛围,确保工作积极稳妥推进。

国家卫生计生委

国务院医改办

国家发展改革委

教育部

财政部

人力资源社会保障部

国家中医药管理局

总后卫生部

二〇一五年十二月十四日

## 附录十一　国务院办公厅关于深化医教协同
## 进一步推进医学教育改革与发展的意见

（国办发〔2017〕63 号）

各省、自治区、直辖市人民政府，国务院各部委、各直属机构：

医教协同推进医学教育改革与发展，加强医学人才培养，是提高医疗卫生服务水平的基础工程，是深化医药卫生体制改革的重要任务，是推进健康中国建设的重要保障。为深入贯彻落实全国卫生与健康大会精神和《"健康中国 2030"规划纲要》，进一步加强医学人才培养，经国务院同意，现提出以下意见。

### 一、总体要求

（一）指导思想。全面贯彻党的十八大和十八届三中、四中、五中、六中全会精神，深入贯彻习近平总书记系列重要讲话精神和治国理政新理念新思想新战略，认真落实党中央、国务院决策部署，统筹推进"五位一体"总体布局和协调推进"四个全面"战略布局，牢固树立和贯彻落实新发展理念，坚持以人民为中心的发展思想，紧紧围绕推进健康中国建设，贯彻党的教育方针和卫生与健康工作方针，始终坚持把医学教育和人才培养摆在卫生与健康事业优先发展的战略地位，遵循医学教育规律和医学人才成长规律，立足基本国情，借鉴国际经验，创新体制机制，以服务需求、提高质量为核心，建立健全适应行业特点的医学人才培养制度，完善医学人才使用激励机制，为建设健康中国提供坚实的人才保障。

（二）主要目标。到 2020 年，医学教育管理体制机制改革取得突破，医学人才使用激励机制得到完善，以"5＋3"（5 年临床医学本科教育＋3 年住院医师规范化培训或 3 年临床医学硕士专业学位研究生教育）为主体、"3＋2"（3 年临床医学专科教育＋2 年助理全科医生培训）为补充的临床医学人才培养体系基本建立，全科、儿科等紧缺人才培养得到加强，公共卫生、药学、护理、康复、医学技术等人才培养协调发展，培养质量显著提升，对卫生与健康事业的支撑作用明显增强。到 2030 年,医学教育改革与发展的政策环境更加完善,具有中国特色的标准化、规范化医学人才培养体系更加健全,医学人才队伍基本满足健康中国建设需要。

## 二、加快构建标准化、规范化医学人才培养体系,全面提升人才培养质量

(三)提高生源质量。本科临床医学类、中医学类专业逐步实现一本招生,已经实施招生批次改革的省份,要采取措施吸引优秀生源报考医学专业,提高生源质量。严格控制医学院校本科临床医学类专业单点招生规模。鼓励举办医学教育的中央部门所属院校适度扩大本科医学类专业招生规模,增加优质人才供给。

(四)提升医学专业学历教育层次。中职层次农村医学、中医专业要逐步缩减初中毕业生招生规模,逐步转向在岗乡村医生能力和学历提升。2020 年后,逐步停止中职层次农村医学、中医专业招生;届时中西部地区、贫困地区确有需要举办的,应依据本地区村卫生室人员岗位需求,按照省级卫生计生行政部门(含中医药管理部门,下同)有关开办区域、培养规模、执业地域范围等方面的要求,由省级教育行政部门会同省级卫生计生行政部门按照有关规定备案后招生。根据行业需求,严格控制高职(专科)临床医学专业招生规模,重点为农村基层培养助理全科医生。稳步发展医学类专业本科教育。调整优化护理职业教育结构,大力发展高职护理专业教育。

(五)深化院校医学教育改革。夯实 5 年制临床医学、中医学教育基础地位。把思想政治教育和医德培养贯穿教育教学全过程,推动人文教育和专业教育有机结合,引导医学生将预防疾病、解除病痛和维护群众健康权益作为自己的职业责任。统筹优化通识教育、基础教育、专业教育,推动基础与临床融合、临床与预防融合,加强面向全体医学生的全科医学教育,规范临床实习管理,提升医学生解决临床实际问题的能力,鼓励探索开展基于器官/系统的整合式教学和基于问题的小组讨论式教学。推进信息技术与医学教育融合,建设国家教学案例

共享资源库,建设一批国家精品在线开放课程。加强教师队伍建设,在医学院校建立教师发展示范中心,对新任职教师(含临床教师)逐步实施岗前培训制度。积极推进卫生职业教育教学改革,构建现代卫生职业教育体系,坚持工学结合,规范和强化实践教学环节,健全教学标准动态更新机制,促进教育教学内容与临床技术技能同步更新。

深化临床医学、口腔医学、中医专业学位研究生教育改革。考试招生要加强临床医学职业素质和临床能力考查;统筹优化临床培养培训内容和时间,促进硕士专业学位研究生教育与住院医师规范化培训有机衔接;加强硕士专业学位研究生的临床科研思维和分析运用能力培养,学位论文可以是研究报告、临床经验总结、临床疗效评价、专业文献循证研究、文献综述、针对临床问题的实验研究等。严格控制8年制医学教育高校数量和招生规模,积极探索基础宽厚、临床综合能力强的复合型高层次医学人才培养模式和支撑机制。

加强医学院校临床教学基地建设,制订完善各类临床教学基地标准和准入制度,严格临床教学基地认定审核和动态管理,依托高校附属医院建设一批国家临床教学培训示范中心,在本科生临床实践教学、研究生培养、住院医师规范化培训及临床带教师资培训等方面发挥示范辐射作用。高校要把附属医院教学建设纳入学校发展整体规划,明确附属医院临床教学主体职能,将教学作为附属医院考核评估的重要内容;高校附属医院要把医学人才培养作为重大使命,处理好医疗、教学和科研工作的关系,健全教学组织机构,加大教学投入,围绕人才培养优化临床科室设置,加强临床学科建设,落实教育教学任务。

(六)建立完善毕业后医学教育制度。落实并加快完善住院医师规范化培训制度,健全临床带教激励机制,加强师资队伍建设,严格培训过程管理和结业考核,持续加强培训质量建设,培训合格证书在全国范围内有效。保障住院医师培训期间待遇,积极扩大全科、儿科等紧缺专业培训规模,探索建立培训招收计划与临床岗位需求紧密衔接的匹配机制,增补建设一批住院医师规范化培训基地,2020年前基本满足行业需求和人才培养需要;高校要加大投入、加快建设,提升附属医院临床教学水平,将符合条件的附属医院优先纳入培训基地。稳妥推进专科医师规范化培训制度试点,不断提高临床医师专科诊疗水平,探索和完善待遇保障、质量控制、使用激励等相关政策,逐步建立专科医师规范化培训制度。探索建立公共卫生与临床医学复合型人才培养机制,培养一批临床医学专业基础扎实、防治结合的公共卫生人才。

积极探索和完善接受住院医师规范化培训、专科医师规范化培训的人员取得临床医学、口腔医学、中医硕士和博士专业学位的办法。调整完善住院医师规范化培训和专科医师规范化培训标准、年限以及考核要求等规定,逐步建立统一规范的毕业后医学教育制度。

(七)健全继续医学教育制度。强化全员继续医学教育,健全终身教育学习体系。将继续医学教育合格作为医疗卫生人员岗位聘用和定期考核的重要依据,作为聘任专业技术职务或申报评定上一级资格的重要条件。以基层为重点,以岗位胜任能力为核心,围绕各类人才职业发展需求,分层分类制订继续医学教育指南,遴选开发优质教材,健全继续医学教育基地网络,开展有针对性的教育培训活动,强化规范管理。大力发展远程教育,支持建立以国家健康医疗开放大学为基础、中国健康医疗教育慕课联盟为支撑的健康教育培训云平台。

(八)强化医学教育质量评估。建立健全医学教育质量评估与认证制度,到2020年建立起具有中国特色、国际实质等效的院校医学教育专业认证制度,探索实施高职临床医学、护理等专业质量评估,加强医学类博士、硕士学位授权点合格评估,推进毕业后医学教育和继续医学教育第三方评估。将人才培养工作纳入公立医院绩效考核以及院长年度和任期目标责任考核的重要内容。将医师和护士资格考试通过率、规范化培训结业考核通过率、专业认证结果等逐步予以公布,并作为高校和医疗卫生机构人才培养质量评价的重要内容。建立预警和退出机制,对高校和承担培训任务的医疗卫生机构实施动态管理,质量评估与专业认证不合格者限期整改,整改后不达标者取消招生(收)资格。

### 三、促进医学人才供给与需求有效衔接,全面优化人才培养结构

(九)建立健全医学人才培养供需平衡机制。统筹卫生与健康事业各类医学人才需求,制定卫生与健康人才培养规划,加强全科、儿科、妇产科、精神科、病

理、老年医学、公共卫生、护理、助产、康复、心理健康等紧缺人才培养。制定服务健康事业和健康产业人才培养的引导性专业目录,推动医学院校进一步优化学科专业结构。严格医学教育准入标准,规范医学专业办学,强化监督管理,新增医学类专业布点重点向中西部医学教育资源匮乏的地区倾斜。省级教育、卫生计生行政部门要定期沟通,坚持按需招生、以用定招,探索建立招生、人才培养与就业联动机制,省级卫生计生行政部门要定期制定和发布人才需求规划,省级教育行政部门及医学院校要根据人才需求及医学教育资源状况,合理确定医学专业招生规模及结构。

(十)加强以全科医生为重点的基层医疗卫生人才培养。通过住院医师规范化培训、助理全科医生培训、转岗培训等多种途径,加大全科医生培养力度。完善订单定向医学生教育培养政策,鼓励有条件的省份结合本地实际积极探索按照考生户籍以县为单位定向招生的办法,将本科毕业生全部纳入全科专业住院医师规范化培训,根据需求适度扩大培养规模;严格履约管理,及时落实就业岗位和薪酬待遇,鼓励各地探索实行"县管乡用"(县医院聘用管理、乡镇卫生院使用)的用人管理制度。对在岗基层卫生人员(含乡村医生)加强全科医学、中医学基本知识技能和适宜技术培训。

(十一)加强中医药人才培养。分类推进中医药教育改革,适度增加具有推荐优秀应届本科毕业生免试攻读研究生资格的中医类院校为"5+3"一体化招生院校,促进中医药院校教育与中医住院医师规范化培训的衔接。构建服务生命全周期的中医药学科专业体系,推进中医药养生保健、健康养老等人才培养。完善中医药师承教育制度,加强师承导师、学科带头人、中青年骨干教师培养,建立以名老中医药专家、教学名师为核心的教师团队,实施中医药传承与创新"百千万"人才工程(岐黄工程),加快推进中医药高层次人才培养。建立完善西医学习中医制度,鼓励临床医学专业毕业生攻读中医专业学位,鼓励西医离职学习中医。鼓励扶持民族地区和高等院校开办民族医药相关专业,支持有条件的院校开展民族医药研究生教育。

(十二)促进区域医学教育协调发展。以中西部地区为重点,加强薄弱地区医学院校教育、毕业后教育和继续教育能力建设。在中西部高等教育振兴计划实施过程中,加大对中西部医学院校的政策和资金支持力度。发挥高水平医学院校的辐射带动作用,提升薄弱院校办学水平,加大东部高校"团队式"对口支援西藏医学教育工作力度,加快西藏现代高等医学教育体系建设。以新疆和西藏为重点,实施住院医师规范化培训西部支援行动和专科医师规范化培训中西部地区支持计划。通过专家支援、骨干进修、适宜医疗技术推广等多种形式,提升中西部地区、贫困地区、农村基层医务人员的医疗卫生服务能力。

## 四、创新体制机制,加强医教协同管理

(十三)建立医学教育宏观管理协调机制。国家和各省(区、市)要分别建立教育、卫生计生、机构编制、发展改革、财政、人力资源社会保障、中医药等多部门共同参与的医学教育宏观管理协调机制,统筹医学教育改革发展,共同研究协商重大政策与问题。

(十四)强化医学教育统筹管理。教育部、国家卫生计生委、国家中医药局要进一步加强医学教育综合管理和统筹协调。成立医学教育专家委员会,充分发挥专家智库作用,为医学教育改革与发展提供智力支持。支持行业学(协)会参与学科专业设置、人才培养规划、标准制修订、考核评估等工作,相关公共服务逐步交由社会组织承担。教育部、国家卫生计生委与省级人民政府要共建一批医学院校,教育部、国家中医药局与省级人民政府要共建若干中医药院校,在人才培养、科学研究、经费投入等方面给予政策倾斜,提升共建院校办学能力和水平,更好地服务区域和全国卫生与健康事业发展。在世界一流大学和一流学科建设中对医学院校和医学学科予以支持。

(十五)深化综合性大学医学教育管理体制改革。遵循医学教育规律,完善大学、医学院(部)、附属医院医学教育管理运行机制,保障医学教育的完整性。加强对医学教育的组织领导,在现有领导职数限额内,逐步实现配备有医学专业背景的副校长分管医学教育或兼任医学院(部)院长(主任),有条件的高校可根据实际需要探索由常务副校长分管医学教育或兼任医学院(部)院长(主任),或由党委副书记兼任医学院(部)书记。实化医学院(部)职能,建立健全组织机构,

强化对医学教育的统筹管理,承担医学相关院系和附属医院教学、科研、人事、学生管理、教师队伍建设、国际交流等职能。教育部、国家卫生计生委要组织开展综合性大学医学教育管理体制改革试点,在国家改革建设重大项目上对试点高校予以倾斜支持。

## 五、完善人才使用激励政策

(十六)提升医疗卫生行业职业吸引力。深化医药卫生体制改革,理顺医疗服务价格,合理体现医务人员专业技术劳务价值,加快建立适应行业特点的人事薪酬制度,吸引优秀人才从事医疗卫生工作,特别是全科、儿科、精神科、公共卫生等紧缺专业。建立健全符合行业特点的人才评价机制,坚持德才兼备,注重凭能力、实绩和贡献评价人才,克服唯学历、唯资历、唯论文等倾向。完善职称晋升办法,拓宽医务人员职业发展空间。本科及以上学历毕业生参加住院医师规范化培训合格并到基层医疗卫生机构(新疆、西藏及四省藏区等艰苦边远地区可放宽到县级医疗卫生机构,下同)工作的,可直接参加中级职称考试,考试通过的直接聘任中级职称,增加基层医疗卫生机构的中高级专业技术岗位比例。对"定向评价、定向使用"的基层医疗卫生机构高级专业技术岗位实行总量控制、比例单列,不占各地高级岗位比例。

根据医疗卫生机构功能定位和工作特点,分层分类完善临床、公共卫生、护理、康复、医学技术等各类专业人才准入和评价标准。创新人才使用机制,落实公立医院用人自主权,对急需引进的高层次人才、紧缺专业人才以及具有高级专业技术职务或住院医师规范化培训合格证书、专科医师规范化培训合格证书的人员,可由医院采取考察的方式予以公开招聘。基层卫生计生事业单位招聘高层次和全科等急需紧缺专业技术人才,可直接考察聘用。

## 六、完善保障措施

(十七)加强组织实施。各地各有关部门要充分认识医教协同推进医学教育改革发展的重要意义,提高思想认识,加强组织领导,强化部门协同,明确责任分工,狠抓贯彻落实。各省(区、市)要在 2017 年 9 月底前出台具体实施方案。

(十八)保障经费投入。积极发挥财政投入的引导和激励作用,调动社会、医疗卫生机构、个人出资的积极性,建立健全多元化、可持续的医学教育经费保障机制和政府投入动态调整机制。根据财力、物价变动水平、培养成本等情况适时调整医学门类专业生均定额拨款标准、住院医师规范化培训补助标准,探索建立专科医师规范化培训补助机制,加大继续医学教育投入,合理确定医学门类专业学费标准,完善对贫困家庭医学生的资助政策。改革探索以培养质量、绩效评价为导向的经费拨款方式,提高资金使用效率。地方各级人民政府要按照规定落实投入责任,加大投入力度,中央财政予以适当补助。

(十九)强化追踪监测。建立健全追踪监测机制,制订部门分工方案和追踪监测方案,对实施进度和效果进行监测评估。实施常态化、经常化的督导考核机制,强化激励和问责。对各地在实施过程中好的做法和有效经验,要及时总结推广。

国务院办公厅

二〇一七年七月三日

# 附录十二　全国医学专业学位培养单位名单

（截至 2015 年 7 月）

| | | | |
|---|---|---|---|
| 1 | 安徽医科大学 | 24 | 吉林大学 |
| 2 | 蚌埠医学院 | 25 | 济南大学 |
| 3 | 北华大学 | 26 | 暨南大学 |
| 4 | 北京大学 | 27 | 佳木斯大学 |
| 5 | 北京协和医学院 | 28 | 江苏大学 |
| 6 | 滨州医学院 | 29 | 解放军医学院 |
| 7 | 大理学院 | 30 | 军事医学科学院 |
| 8 | 大连医科大学 | 31 | 昆明医科大学 |
| 9 | 第二军医大学 | 32 | 兰州大学 |
| 10 | 第三军医大学 | 33 | 辽宁医学院 |
| 11 | 第四军医大学 | 34 | 四川医科大学 |
| 12 | 东南大学 | 35 | 南昌大学 |
| 13 | 福建医科大学 | 36 | 南方医科大学 |
| 14 | 复旦大学 | 37 | 南华大学 |
| 15 | 广东医学院 | 38 | 南京大学 |
| 16 | 广西医科大学 | 39 | 南京医科大学 |
| 17 | 广州医科大学 | 40 | 南开大学 |
| 18 | 贵州医科大学 | 41 | 南通大学 |
| 19 | 哈尔滨医科大学 | 42 | 内蒙古科技大学 |
| 20 | 河北联合大学 | 43 | 内蒙古医科大学 |
| 21 | 河北医科大学 | 44 | 宁夏医科大学 |
| 22 | 河南科技大学 | 45 | 青岛大学 |
| 23 | 华中科技大学 | 46 | 青海大学 |

| | | | |
|---|---|---|---|
| 47 | 清华大学 | 75 | 中南大学 |
| 48 | 山东大学 | 76 | 中山大学 |
| 49 | 山东省医学科学院 | 77 | 重庆医科大学 |
| 50 | 山西医科大学 | 78 | 遵义医学院 |
| 51 | 汕头大学 | 79 | 北京中医药大学 |
| 52 | 上海交通大学 | 80 | 成都医学院 |
| 53 | 石河子大学 | 81 | 成都中医药大学 |
| 54 | 首都医科大学 | 82 | 承德医学院 |
| 55 | 四川大学 | 83 | 川北医学院 |
| 56 | 苏州大学 | 84 | 大连大学 |
| 57 | 泰山医学院 | 85 | 福建中医药大学 |
| 58 | 天津医科大学 | 86 | 甘肃中医学院 |
| 59 | 同济大学 | 87 | 赣南医学院 |
| 60 | 皖南医学院 | 88 | 广东药学院 |
| 61 | 潍坊医学院 | 89 | 广西中医药大学 |
| 62 | 温州医科大学 | 90 | 广州中医药大学 |
| 63 | 武汉大学 | 91 | 贵阳中医学院 |
| 64 | 西安交通大学 | 92 | 桂林医学院 |
| 65 | 新疆医科大学 | 93 | 海南大学 |
| 66 | 新乡医学院 | 94 | 海南医学院 |
| 67 | 徐州医学院 | 95 | 杭州师范大学 |
| 68 | 延安大学 | 96 | 河北北方学院 |
| 69 | 延边大学 | 97 | 河北大学 |
| 70 | 扬州大学 | 98 | 河北工程大学 |
| 71 | 浙江大学 | 99 | 河南大学 |
| 72 | 郑州大学 | 100 | 河南中医学院 |
| 73 | 中国疾病预防控制中心 | 101 | 黑龙江中医药大学 |
| 74 | 中国医科大学 | 102 | 湖北民族学院 |

| | | | |
|---|---|---|---|
| 103 | 湖北医药学院 | 119 | 沈阳医学院 |
| 104 | 湖北中医药大学 | 120 | 首都经济贸易大学 |
| 105 | 湖南师范大学 | 121 | 天津中医药大学 |
| 106 | 湖南中医药大学 | 122 | 潍坊医学院 |
| 107 | 吉首大学 | 123 | 武汉科技大学 |
| 108 | 江汉大学 | 124 | 武汉轻工大学 |
| 109 | 牡丹江医学院 | 125 | 武警后勤学院 |
| 110 | 南京中医药大学 | 126 | 西安医学院 |
| 111 | 宁波大学 | 127 | 西北民族大学 |
| 112 | 三峡大学 | 128 | 西藏大学 |
| 113 | 厦门大学 | 129 | 右江民族医学院 |
| 114 | 山西中医学院 | 130 | 云南中医学院 |
| 115 | 陕西中医学院 | 131 | 长春中医药大学 |
| 116 | 上海中医药大学 | 132 | 长江大学 |
| 117 | 深圳大学 | 133 | 长治医学院 |
| 118 | 辽宁中医药大学 | 134 | 浙江中医药大学 |

注:医学专业学位包括临床医学、口腔医学、公共卫生和护理专业学位

# 附录十三 全国住院医师规范化培训基地名录

（截至 2014 年 12 月）

## 一、北京(32 家)

| | | | |
|---|---|---|---|
| 1 | 北京医院 | 19 | 首都医科大学附属北京儿童医院 |
| 2 | 北京协和医院 | 20 | 首都儿科研究所附属儿童医院 |
| 3 | 中日友好医院 | 21 | 首都医科大学附属北京妇产医院 |
| 4 | 中国医学科学院肿瘤医院 | 22 | 首都医科大学附属北京口腔医院 |
| 5 | 中国康复研究中心北京博爱医院 | 23 | 首都医科大学附属北京安定医院 |
| 6 | 北京大学第一医院 | 24 | 北京回龙观医院 |
| 7 | 北京大学人民医院 | 25 | 中国人民解放军总医院 |
| 8 | 北京大学第三医院 | 26 | 中国人民解放军空军总医院 |
| 9 | 北京大学口腔医院 | 27 | 中国人民解放军海军总医院 |
| 10 | 北京大学第六医院 | 28 | 中国人民武装警察部队总医院 |
| 11 | 首都医科大学附属北京友谊医院 | 29 | 首都医科大学附属复兴医院（全科） |
| 12 | 首都医科大学附属北京同仁医院 | | |
| 13 | 首都医科大学附属北京朝阳医院 | 30 | 首都医科大学附属北京中医医院（中医） |
| 14 | 北京积水潭医院 | | |
| 15 | 首都医科大学附属北京天坛医院 | 31 | 北京中医药大学东直门医院（中医） |
| 16 | 首都医科大学附属北京安贞医院 | | |
| 17 | 首都医科大学附属北京世纪坛医院 | 32 | 中国中医科学院广安门医院（中医） |
| 18 | 首都医科大学宣武医院 | | |

## 二、天津(20家)

| | |
|---|---|
| 33　天津市第一中心医院 | 44　天津市宝坻区人民医院 |
| 34　天津市人民医院 | 45　天津医科大学总医院 |
| 35　天津市第三中心医院 | 46　天津医科大学第二医院 |
| 36　天津市南开医院 | 47　天津医科大学口腔医院 |
| 37　天津市天津医院 | 48　天津医科大学附属肿瘤医院 |
| 38　天津市环湖医院 | 49　武警后勤学院附属医院 |
| 39　天津市眼科医院 | 50　泰达国际心血管病医院 |
| 40　天津市口腔医院 | 51　天津中医药大学第一附属医院(中医) |
| 41　天津市胸科医院 | 52　天津市中医药研究院附属医院 |
| 42　天津市中心妇产科医院 | 　　(中医) |
| 43　天津市儿童医院 | |

## 三、河北(11家)

| | |
|---|---|
| 53　河北省人民医院 | 59　沧州市中心医院 |
| 54　河北医科大学第二医院 | 60　邯郸市中心医院 |
| 55　河北医科大学第三医院 | 61　秦皇岛市第一医院(全科) |
| 56　河北医科大学第四医院 | 62　河北省中医院(中医) |
| 57　河北大学附属医院 | 63　石家庄市中医院(中医) |
| 58　承德医学院附属医院 | |

## 四、山西(14家)

| | |
|---|---|
| 64　山西大医院 | 65　山西省人民医院 |

| | |
|---|---|
| 66　山西医科大学第一医院 | 72　临汾市人民医院 |
| 67　山西医科大学第二医院 | 73　运城市中心医院 |
| 68　太原市中心医院 | 74　长治市人民医院 |
| 69　大同市第三人民医院 | 75　晋城市人民医院 |
| 70　山西省汾阳医院 | 76　山西省中医院（中医） |
| 71　阳泉市第一人民医院 | 77　山西中医学院附属医院（中医） |

## 五、内蒙古（9家）

| | |
|---|---|
| 78　内蒙古自治区人民医院 | 83　包头医学院第一附属医院（全科） |
| 79　内蒙古医科大学附属医院 | 84　内蒙古自治区国际蒙医医院（中医） |
| 80　内蒙古包钢医院 | |
| 81　巴彦淖尔市医院（全科） | 85　内蒙古自治区中医医院（中医） |
| 82　赤峰市医院（全科） | 86　内蒙古民族大学附属医院（中医） |

## 六、辽宁（24家）

| | |
|---|---|
| 87　中国医科大学附属第一医院 | 98　本溪市中心医院 |
| 88　中国医科大学附属盛京医院 | 99　丹东市中心医院 |
| 89　大连医科大学附属第一医院 | 100　锦州市中心医院 |
| 90　大连医科大学附属第二医院 | 101　营口市中心医院 |
| 91　辽宁医学院附属第一医院 | 102　阜新市中心医院 |
| 92　辽宁省人民医院 | 103　辽阳市中心医院 |
| 93　中国医科大学附属第四医院 | 104　铁岭市中心医院 |
| 94　沈阳医学院附属中心医院 | 105　朝阳市中心医院 |
| 95　大连市中心医院 | 106　盘锦市中心医院 |
| 96　鞍山市中心医院 | 107　葫芦岛市中心医院 |
| 97　抚顺矿务局总医院 | 108　中国人民解放军沈阳军区总医院 |

109　辽宁中医药大学附属医院(中医)　　110　大连市中医医院(中医)

## 七、吉林(14家)

111　吉林大学第一医院

112　吉林大学第二医院

113　吉林大学中日联谊医院

114　吉林大学口腔医院

115　延边大学附属医院

116　北华大学附属医院

117　吉林省人民医院

118　吉林省肿瘤医院

119　长春市中心医院

120　吉林市中心医院

121　四平市中心人民医院

122　长春市儿童医院

123　长春中医药大学附属医院(中医)

124　吉林省中医药科学院第一临床医院(中医)

## 八、黑龙江(13家)

125　黑龙江省医院

126　哈尔滨医科大学附属第一医院

127　哈尔滨医科大学附属第二医院

128　哈尔滨医科大学附属第三医院

129　哈尔滨医科大学附属第四医院

130　大庆市人民医院

131　齐齐哈尔市第一医院

132　齐齐哈尔医学院附属第二医院

133　牡丹江医学院红旗医院

134　佳木斯大学附属第一医院

135　黑龙江省中医医院(中医)

136　黑龙江中医药大学附属第一医院(中医)

137　黑龙江中医药大学附属第二医院(中医)

## 九、上海(30家)

138　上海交通大学医学院附属瑞金医院

139　上海交通大学医学院附属仁济医院

| 140 | 上海交通大学医学院附属新华医院 | 154 | 复旦大学附属华东医院 |
| 141 | 上海市第六人民医院 | 155 | 同济大学附属口腔医院 |
| 142 | 上海交通大学医学院附属第九人民医院 | 156 | 上海市东方医院 |
| 143 | 上海市第一人民医院 | 157 | 上海市第一妇婴保健院 |
| 144 | 上海交通大学医学院附属上海儿童医学中心 | 158 | 同济大学附属同济医院 |
| 145 | 上海市儿童医院 | 159 | 上海市第十人民医院 |
| 146 | 中国福利会国际和平妇幼保健院 | 160 | 第二军医大学第一附属医院 |
| 147 | 上海市精神卫生中心 | 161 | 第二军医大学第二附属医院 |
| 148 | 复旦大学附属中山医院 | 162 | 复旦大学附属金山医院(全科) |
| 149 | 复旦大学附属妇产科医院 | 163 | 上海市第五人民医院(全科) |
| 150 | 复旦大学附属眼耳鼻喉科医院 | 164 | 闸北区中心医院(全科) |
| 151 | 复旦大学附属华山医院 | 165 | 上海中医药大学附属龙华医院(中医) |
| 152 | 复旦大学附属肿瘤医院 | 166 | 上海中医药大学附属曙光医院(中医) |
| 153 | 复旦大学附属儿科医院 | 167 | 上海中医药大学附属岳阳中西医结合医院(中医) |

## 十、江苏(38家)

| 168 | 江苏省人民医院 | 176 | 无锡市人民医院 |
| 169 | 南京医科大学第二附属医院 | 177 | 无锡市第二人民医院 |
| 170 | 苏州大学附属第一医院 | 178 | 无锡市第四人民医院 |
| 171 | 南通大学附属医院 | 179 | 徐州市中心医院 |
| 172 | 徐州医学院附属医院 | 180 | 常州市第一人民医院 |
| 173 | 东南大学附属中大医院 | 181 | 常州市第二人民医院 |
| 174 | 南京市鼓楼医院 | 182 | 苏州市立医院 |
| 175 | 南京市第一医院 | 183 | 苏州大学附属第二医院 |

| 184 | 南通市第一人民医院 | 195 | 江苏省肿瘤医院 |
|---|---|---|---|
| 185 | 连云港市第一人民医院 | 196 | 苏州大学附属儿童医院 |
| 186 | 淮安市第一人民医院 | 197 | 南京市儿童医院 |
| 187 | 淮安市第二人民医院 | 198 | 江苏省口腔医院 |
| 188 | 盐城市第一人民医院 | 199 | 南京市口腔医院 |
| 189 | 盐城市第三人民医院 | 200 | 江苏省中医院(中医) |
| 190 | 江苏省苏北人民医院 | 201 | 江苏省中西医结合医院(中医) |
| 191 | 扬州市第一人民医院 | 202 | 南京市中医院(中医) |
| 192 | 江苏大学附属医院 | 203 | 苏州市中医医院(中医) |
| 193 | 镇江市第一人民医院 | 204 | 盐城市中医院(中医) |
| 194 | 泰州市人民医院 | 205 | 扬州市中医院(中医) |

## 十一、浙江(34家)

| 206 | 浙江医院 | 220 | 宁波市第一医院 |
|---|---|---|---|
| 207 | 浙江省人民医院 | 221 | 宁波市第二医院 |
| 208 | 浙江大学医学院附属第一医院 | 222 | 温州市中心医院 |
| 209 | 浙江大学医学院附属第二医院 | 223 | 温州市人民医院 |
| 210 | 浙江大学医学院附属妇产科医院 | 224 | 湖州市中心医院 |
| 211 | 浙江大学医学院附属儿童医院 | 225 | 嘉兴市第一医院 |
| 212 | 浙江大学医学院附属邵逸夫医院 | 226 | 嘉兴市第二医院 |
| 213 | 浙江大学医学院附属口腔医院 | 227 | 绍兴市人民医院 |
| 214 | 温州医科大学附属第一医院 | 228 | 舟山医院 |
| 215 | 温州医科大学附属第二医院 | 229 | 金华市中心医院 |
| 216 | 温州医科大学附属眼视光医院 | 230 | 衢州市人民医院 |
| 217 | 杭州市第一人民医院 | 231 | 浙江省台州医院 |
| 218 | 杭州师范大学附属医院 | 232 | 台州市中心医院 |
| 219 | 宁波市李惠利医院 | 233 | 丽水市中心医院 |

234　丽水市人民医院

235　浙江省中医院(中医)

236　浙江省立同德医院(中医)

237　杭州市中医院(中医)

238　浙江中医药大学附属第三医院 (中医)

239　浙江省新华医院(中医)

## 十二、安徽(17家)

240　安徽省立医院

241　安徽医科大学第一附属医院

242　安徽医科大学第二附属医院

243　蚌埠医学院第一附属医院

244　皖南医学院弋矶山医院

245　合肥市第一人民医院

246　蚌埠市第三人民医院

247　阜阳市人民医院

248　淮南市第一人民医院

249　六安市人民医院

250　马鞍山市人民医院

251　芜湖市第二人民医院

252　铜陵市人民医院

253　安庆市立医院

254　亳州市人民医院(全科)

255　安徽省中医院(中医)

256　芜湖市中医医院(中医)

## 十三、福建(18家)

257　福建省立医院

258　福建医科大学附属协和医院

259　福建医科大学附属第一医院

260　福建医科大学附属第二医院

261　厦门大学附属第一医院

262　漳州市医院

263　泉州市第一医院

264　福州市第一医院

265　莆田市第一医院

266　龙岩市第一医院

267　宁德闽东医院

268　南平市第一医院

269　三明市第一医院

270　厦门大学附属中山医院

271　南京军区福州总医院

272　福建中医药大学附属人民医院(中医)

273　福建省福州中西医结合医院 (中医)

274　福建中医药大学附属第二人民医院(中医)

## 十四、江西(19家)

275　江西省人民医院

276　南昌大学第一附属医院

277　南昌大学第二附属医院

278　江西省儿童医院

279　南昌市第一医院

280　九江市第一人民医院

281　九江学院附属医院

282　景德镇市第一人民医院

283　萍乡市人民医院

284　新余市人民医院

285　鹰潭市人民医院

286　赣州市人民医院

287　赣南医学院第一附属医院

288　宜春市人民医院

289　上饶市人民医院

290　吉安市中心人民医院

291　抚州市第一人民医院

292　江西中医药大学附属医院(中医)

293　南昌市中西医结合医院(中医)

## 十五、山东(27家)

294　山东省立医院

295　山东大学齐鲁医院

296　山东省千佛山医院

297　青岛大学附属医院

298　山东大学第二医院

299　潍坊医学院附属医院

300　滨州医学院附属医院

301　泰山医学院附属医院

302　济宁医学院附属医院

303　济南市中心医院

304　青岛市市立医院

305　淄博市中心医院

306　烟台毓璜顶医院

307　潍坊市人民医院

308　济宁市第一人民医院

309　泰安市中心医院

310　威海市立医院

311　临沂市人民医院

312　聊城市人民医院

313　德州市人民医院

314　滨州市人民医院　　　　　　　　　　　（中医）

315　菏泽市立医院　　　　318　潍坊市中医医院（中医）

316　山东中医药大学附属医院（中医）　319　泰安市中医医院（中医）

317　山东中医药大学第二附属医院　320　青岛市中医医院（中医）

## 十六、河南（20 家）

321　河南省人民医院　　　　332　洛阳市中心医院

322　郑州大学第一附属医院　　333　濮阳市人民医院

323　河南科技大学第一附属医院　334　焦作市人民医院

324　新乡医学院第一附属医院　335　南阳市中心医院

325　河南大学淮河医院　　336　濮阳市安阳地区医院

326　郑州市中心医院　　337　河南大学第一附属医院（全科）

327　开封市中心医院　　338　河南中医学院第一附属医院

328　新乡市中心医院　　　　　（中医）

329　漯河市中心医院　　339　河南省中医院（中医）

330　周口市中心医院　　340　郑州市中医院（中医）

331　安阳市人民医院

## 十七、湖北（28 家）

341　华中科技大学同济医学院附属　345　武汉大学口腔医院

　　协和医院　　　　346　广州军区武汉总医院

342　华中科技大学同济医学院附属　347　武警湖北总队医院

　　同济医院　　　　348　湖北省妇幼保健院

343　武汉大学人民医院　　349　湖北省中山医院

344　武汉大学中南医院　　350　武汉市第一医院

351　武汉市中心医院

352　黄石市中心医院

353　十堰市太和医院

354　宜昌市中心医院

355　襄阳市中心医院

356　荆门市第一人民医院

357　孝感市中心医院

358　荆州市中心医院

359　黄冈市中心医院

360　恩施州中心医院

361　武汉市第三医院（全科）

362　襄阳市第一人民医院（全科）

363　鄂州市中心医院（全科）

364　湖北省中医院（中医）

365　武汉市中医医院（中医）

366　襄阳市中医医院（中医）

367　宜昌市中医医院（中医）

368　荆州市中医医院（中医）

### 十八、湖南（19家）

369　中南大学湘雅医院

370　中南大学湘雅二医院

371　中南大学湘雅三医院

372　湖南省人民医院

373　南华大学附属第一医院

374　南华大学附属第二医院

375　长沙市中心医院

376　衡阳市中心医院

377　株洲市中心医院

378　湘潭市中心医院

379　邵阳市中心医院

380　常德市第一人民医院

381　郴州市第一人民医院

382　娄底市中心医院

383　怀化市第一人民医院（全科）

384　张家界市人民医院（全科）

385　湖南中医药大学第一附属医院（中医）

386　湖南中医药大学第二附属医院（中医）

387　湖南省中医药研究院附属医院（中医）

### 十九、广东（45家）

388　中山大学附属第一医院

389　中山大学孙逸仙纪念医院

| | | | |
|---|---|---|---|
| 390 | 中山大学附属第三医院 | 412 | 珠海市人民医院 |
| 391 | 中山大学附属肿瘤医院 | 413 | 汕头大学医学院第一附属医院 |
| 392 | 中山大学中山眼科中心 | 414 | 汕头市中心医院 |
| 393 | 中山大学附属口腔医院 | 415 | 佛山市第一人民医院 |
| 394 | 暨南大学附属第一医院 | 416 | 粤北人民医院 |
| 395 | 广东药学院附属第一医院 | 417 | 惠州市中心人民医院 |
| 396 | 南方医科大学南方医院 | 418 | 东莞市人民医院 |
| 397 | 南方医科大学珠江医院 | 419 | 中山市人民医院 |
| 398 | 广东省人民医院 | 420 | 江门市中心医院 |
| 399 | 广东省第二人民医院 | 421 | 阳江市人民医院 |
| 400 | 广东省妇幼保健院 | 422 | 广东医学院附属医院 |
| 401 | 广东省口腔医院 | 423 | 湛江中心人民医院 |
| 402 | 广州医科大学附属第一医院 | 424 | 茂名市人民医院 |
| 403 | 广州医科大学附属第二医院 | 425 | 清远市人民医院 |
| 404 | 广州医科大学附属第三医院 | 426 | 揭阳市人民医院 |
| 405 | 广州市第一人民医院 | 427 | 顺德区第一人民医院 |
| 406 | 广州市红十字会医院 | 428 | 广东省中医院(中医) |
| 407 | 广州市妇女儿童医疗中心 | 429 | 广州中医药大学第一附属医院 |
| 408 | 广州市精神病医院 | | (中医) |
| 409 | 北京大学深圳医院 | 430 | 中山市中医院(中医) |
| 410 | 深圳市人民医院 | 431 | 广东省第二中医院(中医) |
| 411 | 深圳市第二人民医院 | 432 | 佛山市中医院(中医) |

## 二十、广西(10家)

| | | | |
|---|---|---|---|
| 433 | 广西医科大学第一附属医院 | 435 | 桂林医学院附属医院 |
| 434 | 广西壮族自治区人民医院 | 436 | 右江民族医学院附属医院 |

437　南宁市第二人民医院

438　柳州市人民医院

439　玉林市第一人民医院

440　广西中医药大学第一附属医院(中医)

441　广西中医药大学附属瑞康医院(中医)

442　桂林市中医医院(中医)

## 二十一、海南(5家)

443　海南省人民医院

444　海南医学院附属医院

445　海南省农垦总医院(海南省农垦
　　　三亚医院)

446　海口市人民医院

447　海南省中医院(中医)

## 二十二、重庆(12家)

448　重庆医科大学附属第一医院

449　重庆医科大学附属第二医院

450　重庆医科大学附属儿童医院

451　重庆医科大学附属口腔医院

452　重庆医科大学附属永川医院

453　第三军医大学第一附属医院
　　　(西南医院)

454　第三军医大学第二附属医院
　　　(新桥医院)

455　第三军医大学第三附属医院
　　　(大坪医院)

456　重庆市第四人民医院(全科)

457　重庆三峡中心医院(全科)

458　重庆市中医院(中医)

459　北碚区中医院(中医)

## 二十三、四川(37家)

460　四川大学华西医院

461　四川大学华西第二医院

462　四川大学华西口腔医院

463　四川省医学科学院·四川省人民
　　　医院

464　四川省肿瘤医院

465　泸州医学院附属医院

466　川北医学院附属医院

467　成都医学院第一附属医院

468　成都大学附属医院

469　成都市第二人民医院

470　成都市第三人民医院

471　成都市第五人民医院

472　自贡市第一人民医院

473　自贡市第四人民医院

474　攀枝花市中心医院

475　德阳市人民医院

476　绵阳市中心医院

477　绵阳市第三人民医院

478　广元市中心医院

479　遂宁市中心医院

480　内江市第一人民医院

481　内江市第二人民医院

482　乐山市人民医院

483　南充市中心医院

484　宜宾市第一人民医院

485　宜宾市第二人民医院

486　广安市人民医院

487　达州市中心医院

488　雅安市人民医院

489　巴中市中心医院

490　简阳市人民医院

491　凉山州第一人民医院

492　成都中医药大学附属医院(中医)

493　泸州医学院附属中医医院(中医)

494　内江市中医医院(中医)

495　泸州市中医医院(中医)

496　成都市中西医结合医院(中医)

## 二十四、贵州(13家)

497　贵州省人民医院

498　贵阳医学院附属医院

499　遵义医学院附属医院

500　贵阳市第一人民医院

501　遵义市第一人民医院

502　六盘水市人民医院

503　安顺市人民医院

504　铜仁市人民医院

505　黔东南州人民医院

506　黔南州人民医院

507　兴义市人民医院

508　贵阳中医学院第一附属医院(中医)

509　贵阳中医学院第二附属医院(中医)

## 二十五、云南(8家)

| | | | |
|---|---|---|---|
| 510 | 云南省第一人民医院 | 514 | 西双版纳州人民医院(全科) |
| 511 | 云南省第二人民医院 | 515 | 玉溪市人民医院(全科) |
| 512 | 昆明医科大学第一附属医院 | 516 | 云南省中医医院(中医) |
| 513 | 昆明医科大学第二附属医院 | 517 | 昆明市中医医院(中医) |

## 二十六、西藏(4家)

| | | | |
|---|---|---|---|
| 518 | 西藏自治区人民医院 | 520 | 日喀则地区人民医院(全科) |
| 519 | 西藏军区总医院 | 521 | 西藏自治区藏医院(中医) |

## 二十七、陕西(12家)

| | | | |
|---|---|---|---|
| 522 | 西京医院 | 527 | 宝鸡市中心医院 |
| 523 | 唐都医院 | 528 | 西安医学院附属医院(全科) |
| 524 | 西安交通大学医学院第一附属医院 | 529 | 延安大学附属医院(全科) |
| 525 | 西安交通大学医学院第二附属医院 | 530 | 渭南市中心医院(全科) |
| | | 531 | 陕西中医学院附属医院(中医) |
| 526 | 陕西省人民医院 | 532 | 陕西省中医医院(中医) |
| | | 533 | 西安市中医医院(中医) |

## 二十八、甘肃(8家)

| | | | |
|---|---|---|---|
| 534 | 甘肃省人民医院 | 535 | 兰州大学第一医院 |

| | |
|---|---|
| 536　兰州大学第二医院 | 539　平凉市人民医院 |
| 537　兰州军区兰州总医院 | 540　甘肃省中医院(中医) |
| 538　天水市第一人民医院 | 541　甘肃中医学院附属医院(中医) |

## 二十九、青海(4家)

| | |
|---|---|
| 542　青海省人民医院 | 544　青海红十字医院 |
| 543　青海大学附属医院 | 545　青海省中医院(中医) |

## 三十、宁夏(3家)

| | |
|---|---|
| 546　宁夏医科大学总医院 | 548　宁夏回族自治区中医医院(中医) |
| 547　宁夏回族自治区人民医院 | |

## 三十一、新疆(9家)

| | |
|---|---|
| 549　新疆维吾尔自治区人民医院 | 554　克拉玛依市中心医院 |
| 550　新疆医科大学第一附属医院 | 555　伊犁州友谊医院 |
| 551　新疆医科大学第二附属医院 | 556　新疆医科大学附属肿瘤医院 |
| 552　新疆医科大学第五附属医院 | 557　新疆维吾尔自治区中医医院(中医) |
| 553　喀什地区第一人民医院 | |

## 三十二、兵团(2家)

| | |
|---|---|
| 558　石河子大学医学院第一附属医院 | 559　新疆生产建设兵团总医院(全科) |

# 后记  在教育教学改革的征程中不断创新

　　大家好！在庆祝第 30 个教师节的喜庆日子里，作为高校教师代表和国家级教学成果奖获奖代表发言，我感到十分的荣幸，心情也特别激动。

　　复旦大学牵头的项目"我国临床医学教育综合改革的探索和创新"今年获得国家级教学成果特等奖。我们探索以服务国家医改为目标的医学教育综合改革，聚焦人才培养模式这一"瓶颈"问题，联合在沪所有高校医学院，通过大量实证研究和实地调查，先行先试，大胆创新，逐步探索建立了以培养临床实践能力为核心的"5＋3"人才培养模式，即 5 年临床医学本科教育加 3 年住院医师规范化培训。

　　"5＋3"培养模式的突出作用体现在：一是临床医学专业学位教育和住院医师规范化培训有机结合，避免了临床重复培训，减少了医生培养成本，规范了医学生临床技能训练；二是医学院校教育和毕业后教育有效衔接，从根本上解决了医学临床实践与执业医师之间的制度矛盾；三是"政府、行业、高校、医院"协同创新，大大促进了我国住院医师规范化培训制度的建立健全。

　　通过 5 年的试点实践，复旦大学等 5 所高校通过"5＋3"模式招收并培养了 2 000 余名医学生。用人单位评价这些学生在医院"一上手就派大用场"。在上海，"医学硕士、博士不会看病"正在成为历史，"优质高中生源不愿学医"状况也在逐渐改变。"5＋3"模式目前已在全国 64 所医学院校推广应用。2014 年 2 月，国家卫生计生委和教育部等 7 部门在上海召开工作会议，明确 2015 年我国全面启动"5＋3"模式的住院医师规范化培训。

　　为更主动地服务医改，复旦大学还推出了多项医学教育改革举措，包括建立了全科医学教学体系,并成为全国首家区域性全科医学师资培训示范基地;构建了以问题为导向、基于疾病的多学科整合式课程新体系;创建了医学人文和职业精神教育的新模式等。一系列教学改革的"组合拳"为加快构建具有复旦特色的高水平现代医学教育体系,培养一流的医学人才打下了坚实的基础。

作为一名高校教育工作者,我在高等医学教学岗位上已经奋斗了28个年头,深深地体会到"医学教育,德育为先",应该更加注重对医学生的价值观教育和健全人格的培养,更加强调在日常教育实践中不断培育和践行社会主义核心价值观。

"正其谊,不谋其利;明其道,不计其功。"多年来,我和我的同事们始终坚持"正谊明道"的育人传统,努力让自己既成为传授知识的学问之师,又成为学生成长路上的品行之师。我们希望通过自己的绵薄之力,不仅能为人民群众培养更多医德高尚、医术精湛、富有责任的医务工作者,也为国家培养更多具有人文情怀、科学精神、专业素质、国际视野的优秀医学人才。

当前,我国已经进入全面深化教育领域综合改革的关键期,我们也将在医学教育改革的征途上继续前行。我们一定会深入贯彻党的十八大和十八届三中全会精神,始终坚持立德树人,努力当好医学教育改革的排头兵,不断提高人才培养质量,为办好人民满意的教育,努力实现中华民族伟大复兴的中国梦,贡献智慧和力量。

谢谢大家!

(2014年9月9日汪玲教授在庆祝第30个教师节暨全国教育系统先进集体和先进个人表彰大会上的发言)

**图书在版编目(CIP)数据**

临床医学"5+3"模式的构建与实践/汪玲等著. —上海:复旦大学出版社,2018.5
ISBN 978-7-309-13661-6

Ⅰ.临…  Ⅱ.汪…  Ⅲ.临床医学-人才培养-研究-中国  Ⅳ.R-4

中国版本图书馆 CIP 数据核字(2018)第 093477 号

临床医学"5+3"模式的构建与实践
汪 玲 等著
责任编辑/王 瀛

复旦大学出版社有限公司出版发行
上海市国权路 579 号   邮编:200433
网址:fupnet@ fudanpress.com   http://www.fudanpress.com
门市零售:86-21-65642857      团体订购:86-21-65118853
外埠邮购:86-21-65109143      出版部电话:86-21-65642845
常熟市华顺印刷有限公司

开本 787×1092   1/16   印张 29.25   字数 423 千
2018 年 5 月第 1 版第 1 次印刷

ISBN 978-7-309-13661-6/R · 1687
定价:78.00 元